奇跡のこども病院

沖縄にこども医療センターができるまで

「奇跡のこども病院」編集委員編

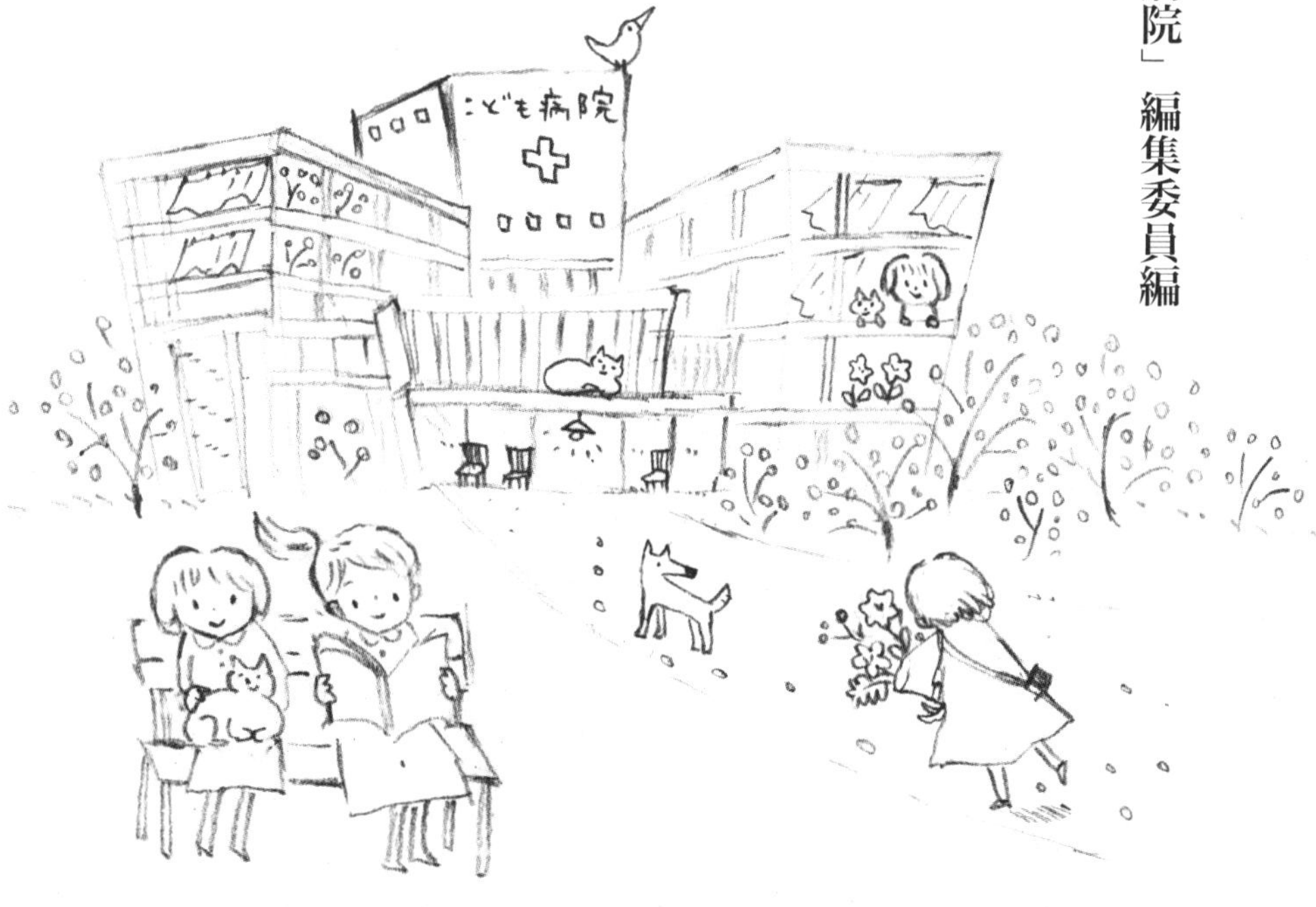

こども病院とは、
子どもたちのための総合病院で、専門分化した医療ばかりでなく、看護も含め、病院に足を踏み入れた途端から、すべてが子どもたちのためにできている病院。

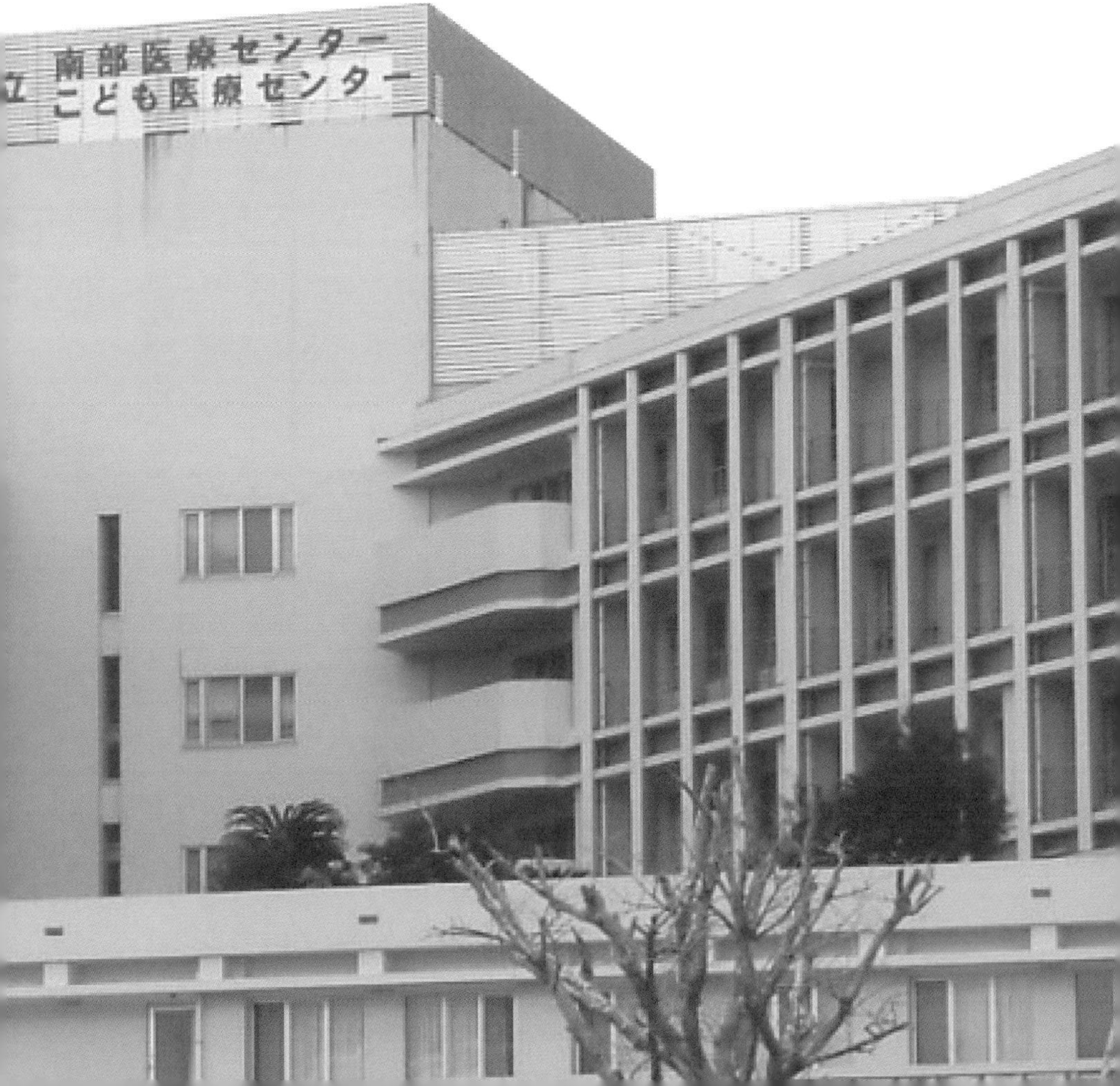

「近年小児難病に対する医療はますます高度になり、先進化しており、そのような治療法を行えるのがこども病院である。わが国では1965年に国立小児病院が設立され、1980年代に入って、産科を取り組んだ周産期医療を含めて母子医療センターが多くなり、現在は25の施設がある」(参照・1995年11月、記念講演会・国立小児病院院長　小林登氏)

「最新の小児の心臓手術は小児も大人も一緒に手術を行っている病院より、こども専門病院の方が成績は良い。小児の先天性心臓病は複雑で難しい手術になる。最近の手術は低年齢化して、手術は難しいが術後の回復や健康状態がよい」(参照・1996年10月、第三四回全国心臓病の子どもを守る会総会講演会・国立循環器病センター長　川島康生氏)

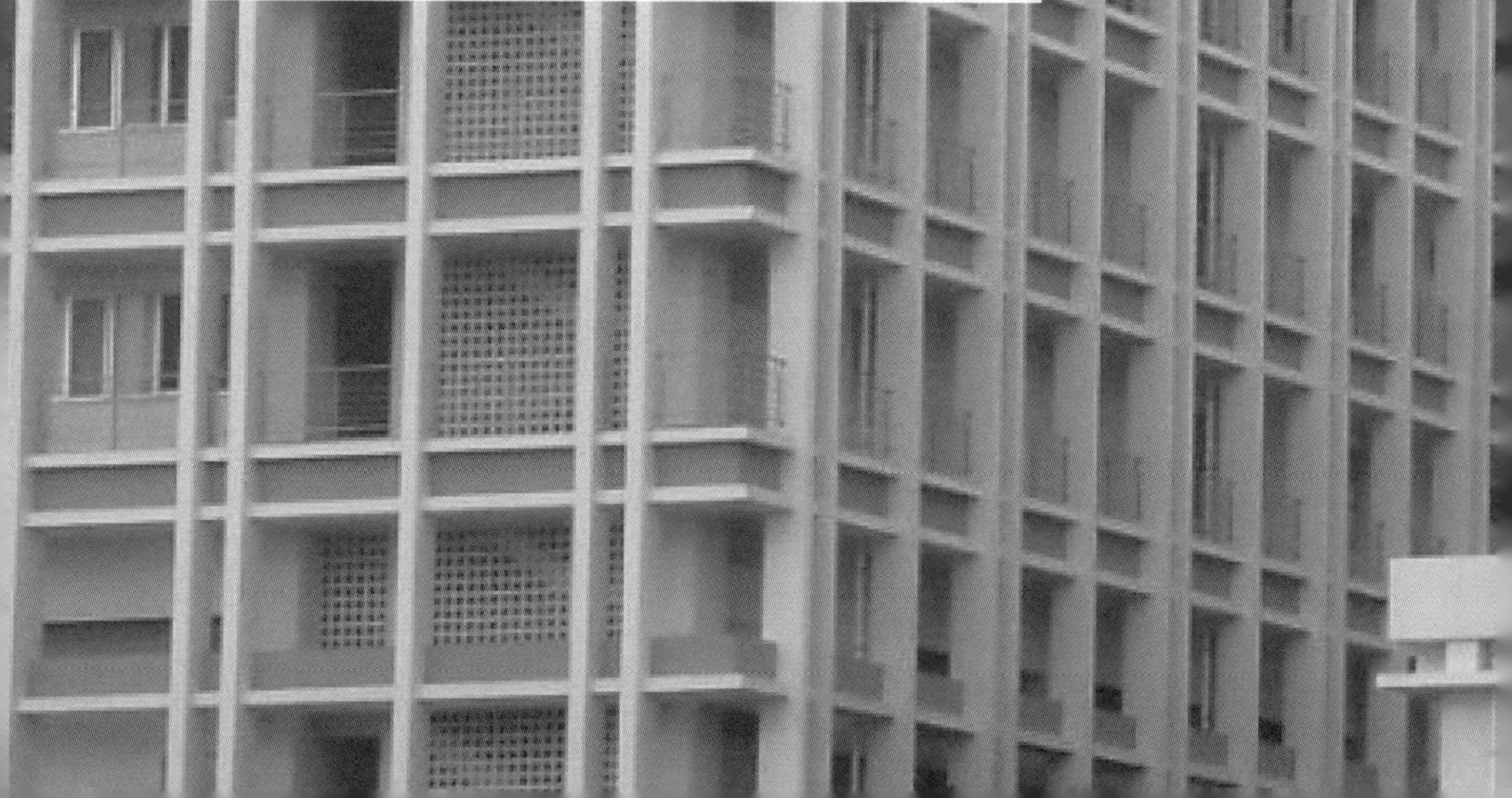

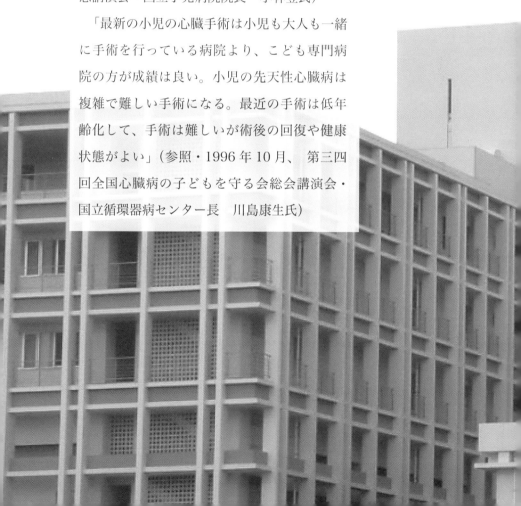

第三章　ついにこども病院が現実に　117

はじめに

二〇〇六年（平成一八）四月に沖縄県立南部医療センター・こども医療センターが開院してから早や九年が経とうとしています。こども医療センターは沖縄県立南部医療センターに併設された、全国で二七番目の「こども病院」になります。総病床数四三四床（内こども医療センター分一一〇床）、敷地面積五万七〇〇〇㎡、建築面積一万二四三六㎡、延べ床面積三万六五〇〇㎡（八四㎡／床）総工費二五〇億円の大規模な医療施設として建設されました。一般の総合病院にある小児科病棟とは全く違う、こども病院が沖縄県にも誕生したのです。

一九九五年「全国心臓病の子どもを守る会沖縄支部」の総会講演で、小児外科医からの「こども病院があれば重症のこどもも助けられる」の言葉に衝撃をうけ、「沖縄にこども病院を」の運動への取り組みが始まりました。他の病児、障がい児団体へ呼び掛けて「母子総合医療センター設立推進協議会」を結成して、一二年に及ぶ運動とマスコミによる沖縄の小児医療の現状報告、二〇万人の県民の署名、そして県トップの英断によって実現した大切な宝です。

以前に県立那覇病院の将来計画検討委員会の委員のお一人が「この機会を逃しては、県内に母子総合医療センター（こども病院）の設立は不可能であり、もし実現できたら沖縄県母子医療の歴史的な偉業として後世に残るものとなるであろう」と書き記しておられます。また県の担当者に「最初にして最後の奇跡」と言わしめた病院なのです。

この奇跡の「こども病院」がどのような経緯でできたのか、なぜ「奇跡」なのか、多くの方が長い時間をかけ、力を合わせて歩んできた運動の記録を残しておかねばとの思いで、運動当初から関わってきた三人が編集委員として、わかる範囲で綴ることにしました。

母子総合医療センター推進協議会主催でシンポジウムを四回開催致しましたが、そのシンポジウムにおいて多くの方々が現実的な壁の前で苦しみながらも将来への期待を込めて語って下さった内容を皆様に知っていただきたいと思い、当時の記録に基づいて本書に掲載させていただきました。

また、こども病院に関わった多くの方に呼びかけてメッセージを書いていただきました、原稿を依頼しながら本当に多くの方の期待と苦悩の中で誕生した事を実感しました。

開院前年（二〇〇五年）の沖縄は、県人口一三六万人余、こども人口二五万四千人、県の総予算六四〇〇億円で、所得水準は全国最下位でした。その沖縄県で県立病院の赤字が危惧されている中、こども病院が開院したことは、行政の担当者にとってはまさに「奇跡」の一言だったのだと思います。そして開院後数年で「こども病院は赤字」の大きな壁が取り払われたこともまた「奇跡」だと思います。

編集を通して、これからの病院（医療）は医療者と患者（家族）と地域社会とでつくりあげていくものではないかとの思いを強くしました。これまで協力してくださった多くの方々、これからこども病院を支えていく方々、子育て中の方々にも是非読んでいただきたいと願っております。

第1部
こども病院ができるまで

2006年（平成18）月に沖縄県立南部医療センター・こども医療センターが開院しました。この病院ができるまでを私たちの活動を中心にまとめてみました。

なお、本文中の肩書きや団体名などは当時のものを使用しています。

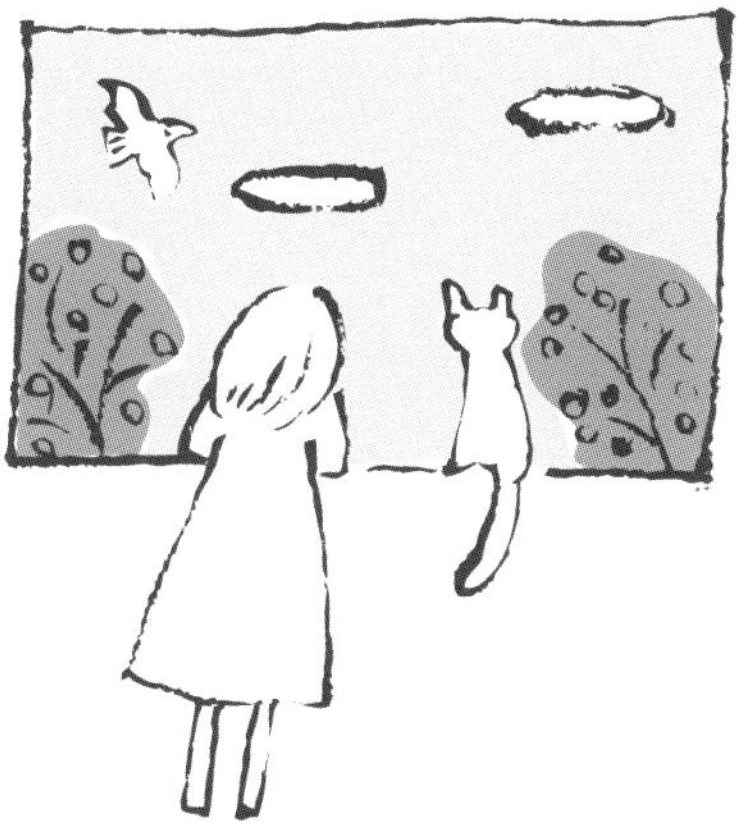

序章　全国心臓病の子どもを守る会　沖縄支部

「守る会」結成へ

さて、本題に入る前にお話しておきたいことがあります。それは私たちの所属する「全国心臓病の子どもを守る会沖縄支部」のことです。「守る会」ができた経緯、そしてその後の活動などです。それは「こども病院」設立運動の始まりの一つがここにあると考えるからです。

「心臓病の子どもを守る会」が東京に結成されて一〇年後の一九七三年（昭和四八）、三九番目の支部として沖縄のこどもは沖縄で守らねばとの思いで誕生したのが「心臓病の子どもを守る会　沖縄支部」（以後「守る会」と略す）でした。

以下「心臓病児の幸せを願って―沖縄支部の歩み―」田頭妙子（「第43回全国大会沖縄大会」（平成一七年）より守る会結成の様子を一部抜粋して紹介します。

一九六六年（昭和四一）、誕生した子が「心臓に雑音があります。」と医師から告げられました。当時、沖縄に循環器の専門医がいなかったため十分な措置が行えず、日に日にチアノーゼが強くなり、今にも呼吸が止まるのではという不安に耐えられず、大阪への引っ越しを決心しました。

その後治療を受けていた大阪大学の病院待合室で渡されたパンフレットで「心臓病の子どもを守る会」の存在を初めて知りました。同じように病児を抱えながらみんなで力を合わせて頑張っているお母さんたちがいることを知り感動しました。そんななか、成功の確信を持って臨んだ手術でしたが、子どもは天国へ旅立ってしまいました。その後は何をする気力もなく、何日も家に閉じこもっていました。しかしある日、何かの力に押し出されるように、沖縄への思いが湧いてきました。

「沖縄の医療はどうなっているのだろうか?」

沖縄にいる重症の先天性心臓病児はどうしているだろうか。手術の時、夜中にもかかわらず、輸血のことを心配して病院に駆けつけてくれた大阪支部の方たちのように、私たちは何かをすべきではないだろうか。そんな思いにかられ、沖縄へ帰郷しました。そして一九七三年八月、新聞に「沖縄の心臓病児の幸せのために力を合わせよう」と投稿し、準備会への参加を呼びかけたところ同じ悩みを持つ約三〇名の方が集まりました。「病院の先生から早く手術をしなければ助からないと言われたが、沖縄には手術してくれる病院がないのでどうしてよいか途方にくれている」、「県外のことはぜんぜんわからず、知人もいないのでどこの病院に行ったらよいかわからない」などとお母さんたちの必死の訴えを聞きながら、六年前となんら状況が変わっていないことを知りました。

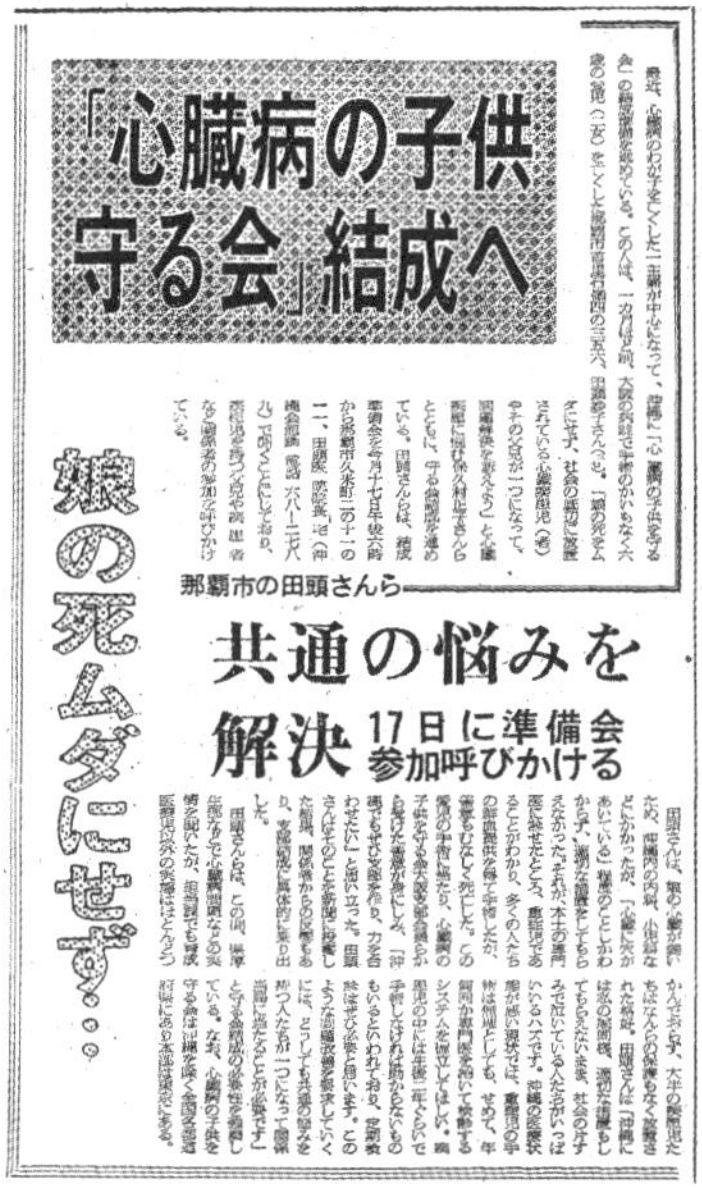
「心臓病の子供守る会」結成へ

娘の死ムダにせず…

那覇市の田頭さんら

共通の悩みを解決

17日に準備会参加呼びかける

「心臓病の子どもを守る会」参加を呼びかける新聞記事（『琉球新報』1973年8月9日）

初めての署名活動

ちょうどその頃、アメリカで循環器内科の勉強を終えて帰郷された知念正雄先生（中部病院）のご協力をいただいて毎月集まりを持つようになりました。新しい方がどんどん増え、一体心臓病児がどのくらいいるのか、手術の必要な子は何人いるのか予想もつかない状況でした。

守る会で最初に取り組んだのは①沖縄で先天性心臓病の手術ができるようにする。②手術が可能になるまでは県外への送り出しをスムーズに行うようにする、その二点にしぼり行った署名活動でした。集まった三〇〇〇名の署名を持って沖縄県に陳情に行きました。しかし「心臓病の患者だけが困っているのではない」、「守る会が受け入れ病院と交渉をしたら県としても働きかける」という返事でした。

そこで支部長の田頭政三郎（医師）が直接国へ訴えに行くことになりました。厚生省（当時）へは守る会本部の梅崎会長ご夫妻も同行して下さいました。しかし、厚生省から「沖縄だけが大変ではない。ベッドの確保もできるかどうか」という取り付くしまもない返事。道が閉ざされ、絶望感で目の前が真っ暗になる思いだったそうです。同行した本部の会長ご夫妻がその足で案内してくれた庁内の記者クラブで沖縄の実情を訴えました。

翌日『毎日新聞』に社会面のトップで「沖縄の心臓病児を救え」と沖縄の悲惨な状況が大きく取り上げられました。さらに続いて沖縄のマスコミが一斉に報道し始めました。これで様子が一変しました。国会で取り上げられ沖縄選出の国会議員もいろいろと協力して下さり、厚生省は心臓病の専門医師団による検診団の派遣を約束してくれました。また支部長がお願いに廻った病院では真剣に検討され、五つの公立病院が沖縄の先天性心臓病のこどもの手術の受け入れが決定しました。

一九七五年（昭和五〇）一月、手術の受け入れ病院の医師による「手術送り出しのための無料検診」が始まりました。医師団によると「沖縄の医療の遅れは一〇年、一二〇名は早急に手術が必要」との診断でした。その頃の沖縄県の先天性心臓病の子どもたちの状況はもはや猶予できない沸騰寸前にあったことがうかがえます。

手術のための送り出し

手術費用は育成医療制度が適用されましたが、移送費の件は証明書が必要でしたし、宿泊のことも大変でした。特に当時は手術には保存血のほかに新鮮血が必要でしたから、親戚のいないところで新鮮血を準備することは並大抵のことではありません。支部では県の学生寮に協力依頼をしました。現に夜中に輸血が必要になり、学生さんが駆けつけて下さって助かった子どももいます。また、産経新聞社が鹿児島県の明美ちゃんの心臓手術のために寄せられた寄付をもとに設立した「明美ちゃん基金」で

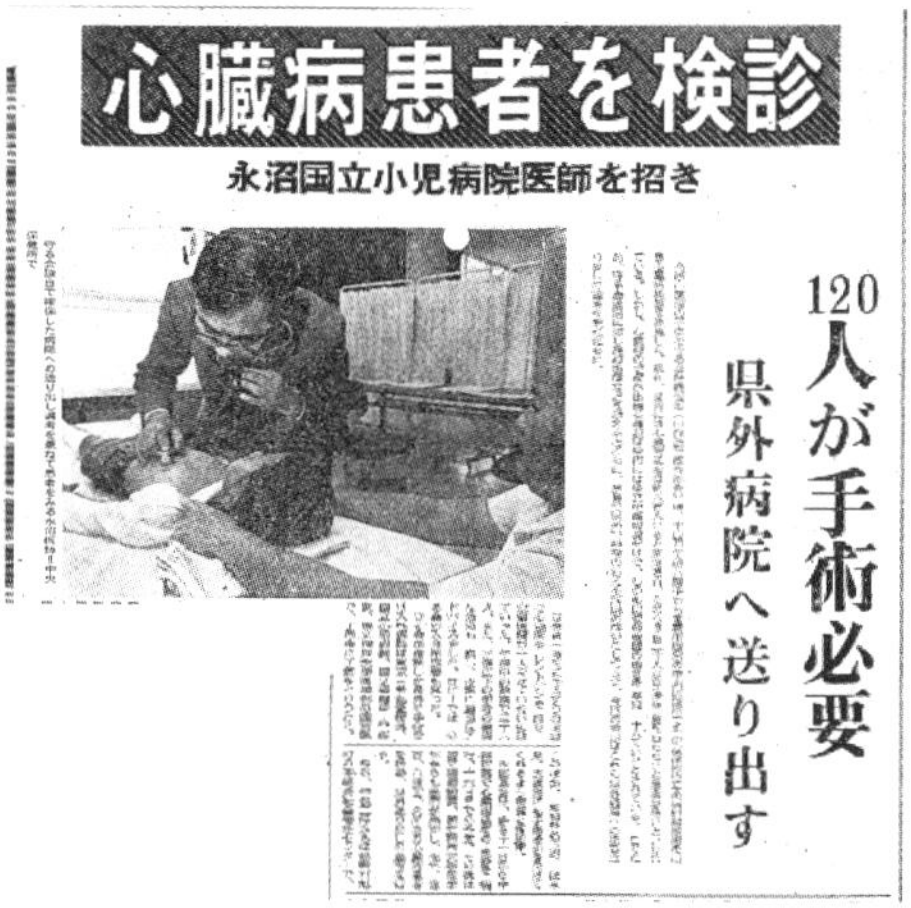
心臓病患者を検診
永沼国立小児病院医師を招き
120人が手術必要
県外病院へ送り出す

県外への送り出しための検診（『沖縄タイムス』1974年12月1日）

沖縄の子どもたちの先天性心臓病手術に役立てたいとの嬉しい申し出があり、二五人の子どもたちの命を助けていただきました。

手術の送り出しは順調に進むと思っていたのですが、適用後九か月後に厚生省は出張費の高騰を理由に医師の派遣を中止し、県も財政難を理由に継続困難となりました。そのため守る会独自で国立小児病院の永沼万寿喜先生を招いて無料検診をし、送り出しを続けました。先生はハードなスケジュールにも関わらず、丁寧に診察をし、親の不安にも納得ができるまで説明をして下さり、皆すっかり先生に頼っておりました。その後、しばらくして、先生が急に倒れ、亡くなったとの知らせを受けたのです。大きな柱を失ったような思いでした。まだ四〇代の若い先生に、沖縄のためにずいぶんご無理をお願いしたのではと思うと申し訳ない気持ちになります。

沖縄での手術始まる

一九七六年（昭和五一）四月には、琉球大学付属病院に念願の循環器外科が開設され、千葉大学から古謝景春先生が赴任されました。また中部病院での心臓手術も再開され、私たちの最初の運動「沖縄のこどもは沖縄で守らねば」は一応実現し、県内での手術が大きく改善されました。

ある新聞記者が「要求を県に訴えるだけの団体が多いなか、心臓病の子どもを守る会は自分たちで動く会なのですね。」と言っていたことが思い出されます。

そしてその活動から「こども病院」設立運動へと発展していくことになるのです。

第一章
こども病院があれば
重症の子どもも助けられる

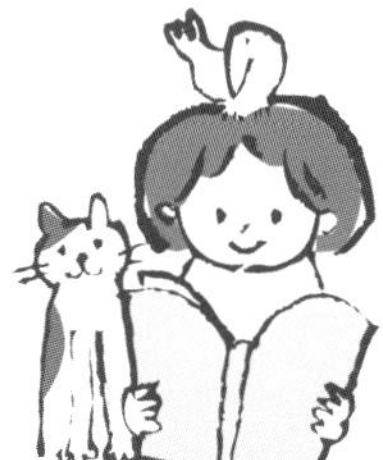

第一節　小児専門病院の必要性〈一九九四年〉

福岡市立こども病院の見学

それは今から二一年前の一九九四年（平成六）五月、守る会九州ブロック会が福岡で開催された時のことです。会終了後、九州各県の役員と共に沖縄支部の役員二人が福岡市立こども病院を見学しました。

初めての「こども病院」見学でしたが、病院の玄関に足を踏み入れた時、なんとなく心の和む思いがしました。病棟の廊下から病室の様子を見たのですが、病児への優しい配慮がいたるところで感じられました。病棟の入口近くにプレイルームがあり、ベビーベッドの中でお母さんと遊んでいる病児がいました。いろいろなおもちゃ、絵本、壁やカーテンは子どもたちが喜びそうな可愛らしさに溢れていました。このようなすばらしい「こども病院」がある福岡をとてもうらやましく思いました。

しかし「市立病院なのに県外からの入院、手術が多く、福岡市の病児は手術日を予約しても県外の重症児が先になってしまうので不満もあります。こども病院は患者が増えれば増えるほど赤字が増すという仕組みになっていて、それを市の予算で補っている状況にあるのです」との福岡支部役員のお話に少なからず衝撃を受けました。

当時、沖縄の重症の先天性心臓病児の多くのこどもが、琉大病院や県立病院からの紹介によって福岡での手術を受けておりました。東京や大阪の病院へ行っていた時に比べると、福岡は沖縄から近く、航空運賃も安いので家族にとっては経済的にも精神的にもとても助かっていたのです。しかし、お話を聞いて沖縄の子どもたちを受け入れて下さっている福岡市に感謝すると共に福岡市民の皆様に申し訳ない気持ちになりました。

そして沖縄県の行政担当者はこの現状を知っているのだろうかと不安になりました。

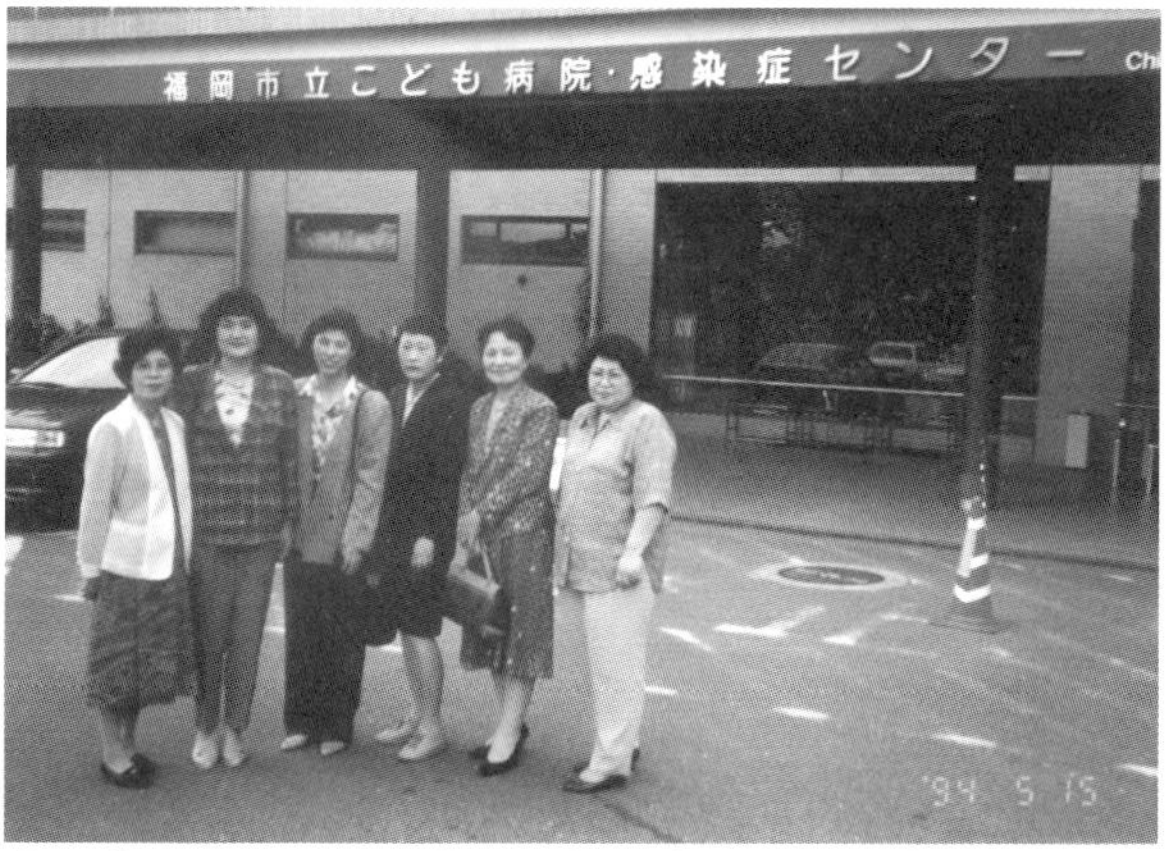

守る会メンバーで見学した福岡市立こども病院
（1994年5月）

小児専門病院の必要性を確認

そのような思いで福岡から帰って間もなく、毎年夏に開催されている守る会の一泊二日のサマー療育キャンプがありました。

この年の療養キャンプに同行して下さった県立那覇病院の小児心臓外科医の細川裕平先生が、「保護者研修会」で小児専門病院の必要性を語られました。細川先生は一九九一年四月に兵庫県立こども病院から県立那覇病院に着任された待望の小児心臓外科の医師で、守る会の事務所（沖縄県社会福祉センター内）へも何度も足を運んで下さり、私たちの話に耳を傾けて下さいました。病院でのハードな勤務でお疲れにもかかわらず、私たちの無理なお願いや相談にいつも快く応えて下さるとても温和で優しい先生でした。

先生は小児専門病院ではチーム医療により医療成績が向上することや、沖縄の重症児は県外で治療や手術をしなくてもいいように改善しなければと語られました。沖縄の子どもたちを病気から救いたいという先生の熱い思いが感じられ、私たちも沖縄にこども病院があったら安心して病児を育てることができるということ、そのために私たちは何をすべきかを考えなければいけないとの思いを強くしました。

心臓病児者の県外での手術に関するアンケート

沖縄の先天性心臓病児に必要な専門病院の実現にむけて、私たち守る会が最初に取り組んだのは細川先生と共同で県外での手術の実態を把握するためのアンケート調査でした。

アンケートは一九九四年一一月に実施、三五五名の守る会会員と元会員に質問票を郵送しました。そのうち一〇〇名の方の回答が得られました（回答率二八％）。

アンケート内容と回答は次のようなものでした。

★複雑心奇形（二個以上の病名を有する）がありますか。病名を書いてください。

五一名が「あり」と回答（詳細は資料1参照）

★県外で受診（手術を含めて）しましたか。どこの病院で受診しましたか。

四八名が「受診した」と回答（詳細は資料2参照）

★県外受診の際、個人での負担金額はおよそどれほどですか。

（外来、検診、手術時を含めての出費）

平均九六・三万円（最低三〇万円、最高三〇〇〇万円）

★県外滞在期間

術前三〇日以下、手術時六〇日を超える例が最も多い。術後検診の滞在期間は短いが四回以上が多く、先天性心疾患は手術で治療が終了するのではなく術後検診や生涯にわたって経過観察が必要であることを示している。

★小児病院または循環器専門病院の設立を希望しますか。

希望する八八名

★手術病院を決めた理由はなんですか。

県内で診断をした医師に勧められて決定したのがほとんど。

★県外での手術でもっとも困ったことはなんですか。（自由回答）

①輸血のための新鮮血集め　②経済的な負担　③宿泊施設　④病児の教育

注・輸血のための血液集めは当時の手術では新鮮血液が必要であり、患者自身が集めなくてはいけなかった。

★病児のきょうだいへの影響はありますか。（自由回答）

①情緒不安定　②問題行動　③拒食　④不登校

県外受診時の、医療費外の総支出は？

回答総数＝ 37（うち 1 つは 300 万と記載：除外した）
記載最少額＝ 30 万円　最高額＝ 300 万円　平均＝ 96.3 万円

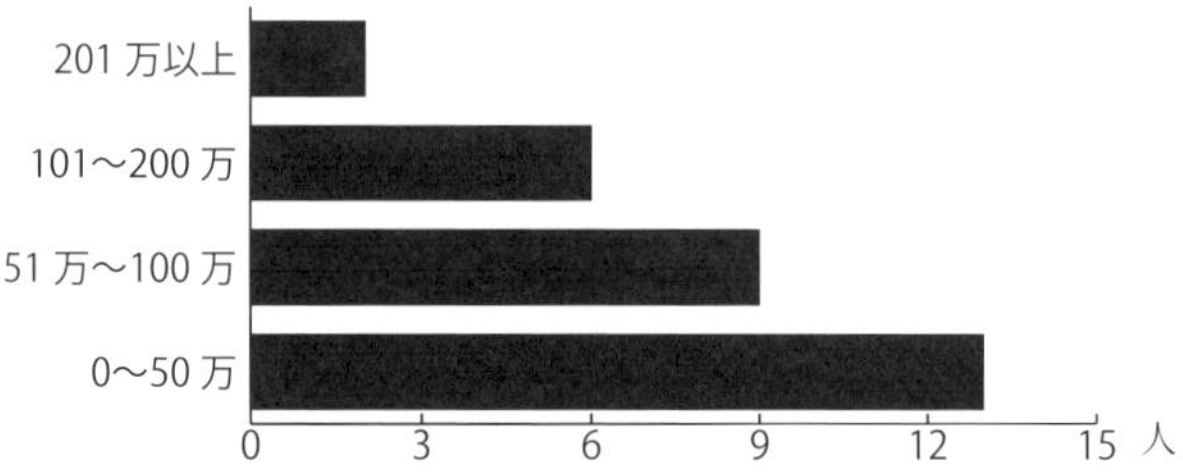

県外で手術を受けた時にもっとも困った事は

回答総数＝ 44

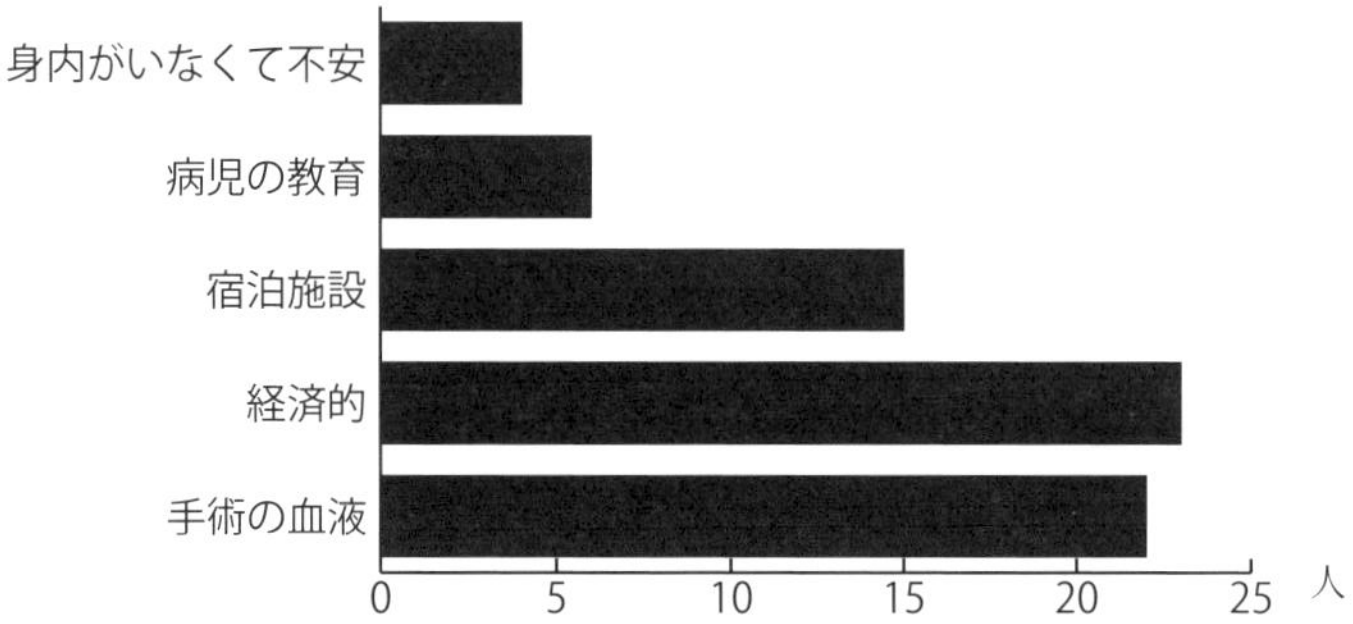

兄弟にどのような影響があったと思いますか？

回答総数＝ 38

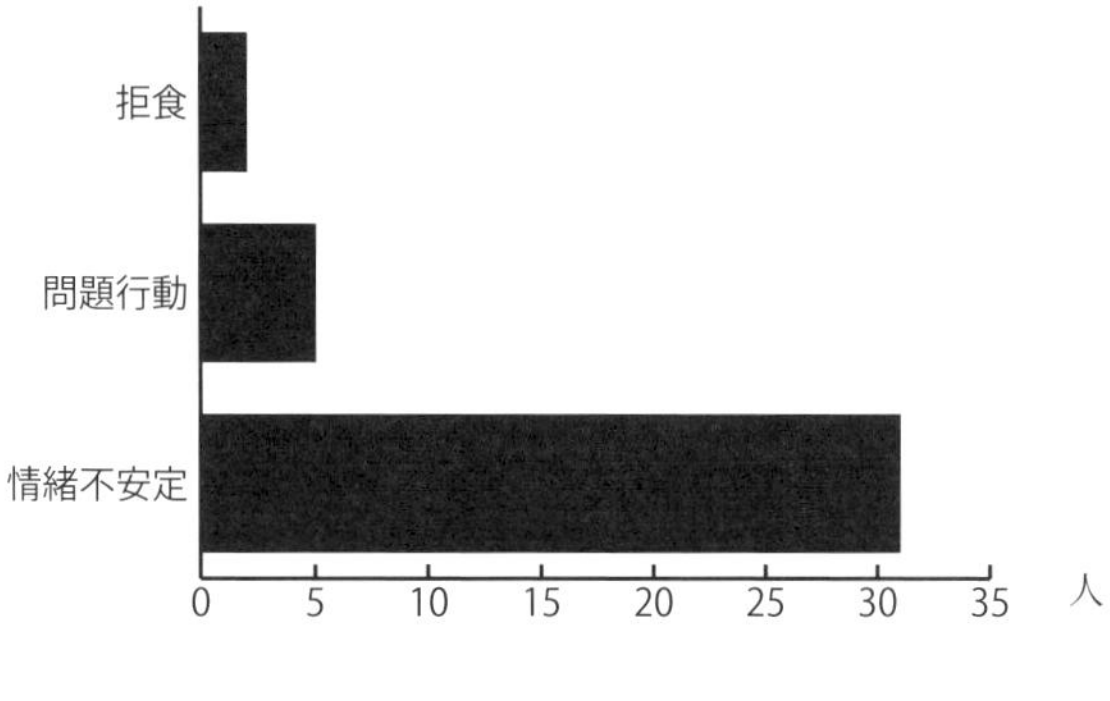

資料１〈複雑心奇形の病名（一人の病児がかかえる病名）〉

○ 三尖弁閉鎖症・肺動脈閉鎖症
○ 右胸心修正大血管転位症・肺動脈狭窄症
○ 完全大血管転位症・肺動脈狭窄・心内膜欠損症
○ 両大血管右室起始症・大動脈狭窄症
○ ファロー極型
○ 大血管転位症・単心房・単心室
○ 左心室低形成症・肺高圧・共通房室弁口症
○ 単心室・単心房・共通房室弁口症
○ 両大血管右室起始症・無脾症候群・三尖弁狭窄・VSD・ASD
○ エプスタイン症
○ 単心室・大血管転位症・肺動脈狭窄症
○ 単心房室・共通房室弁・大血管転位症
○ ダウン症・右心室肥大・肺動脈狭窄症
○ 大血管転位症・単心室・肺動脈閉鎖・動脈管開存症
○ 修正大血管転位症・肺動脈狭窄・単心室
○ アイゼンメンゲル症
○ 無脾症候群・右胸心・肺動脈閉鎖・心内膜欠損症
○ 単心室・大動脈狭窄症
○ 両大血管右室起始症・房室錯位・奇静脈接合・肺動脈閉鎖症
○ 無脾症候群・単心室・単心房・肺動脈閉鎖症
○ 単心室・単心房・共通房室弁口・肺動脈狭窄・肺高圧症
○ 両大血管右室起始症・心室中隔欠損症・肺動脈狭窄・大動脈閉鎖不全・三尖弁閉鎖不全症
○ 右心室単心室・完全心内膜欠損・両大血管右室起始症・肺動脈狭窄
○ 左室低形成症候群

資料２〈県外での受診病院〉

○ 東大病院小児科　○東京女子医大病院　○三井記念病院
○ 榊原記念病院　○聖マリアンヌ大学病院　○神戸大学病院
○ 国立循環器病センター　○岡山大学病院　○福岡市立こども病院
○ 京都赤十字病院　○国立小児病院　○九州大学病院　○福岡中央病院

アンケート結果から

アンケートの結果、実情を把握することができました。

心臓病児の約半数が二個以上の病名をかかえる複雑心奇形であること、そのためにより複雑な治療と長期の療養が必要であること、県外で手術を受けた場合、経済的に個人的負担が多大であるが、かなり無理をしてでも診断した医師の勧めに従って県外受診をしています。

本県の地理的特殊性からもっとも問題となるのは、自己負担による県外での受診と治療を受けている事実でした。沖縄県の県民所得が一九九一年で約一〇八万円と低いため（全国平均約三〇六万円）、かなりの経済的負担であることがうかがえます。また、家族（特に病児のきょうだい）への影響も大きく、県外に行くということは、単に経済的な問題だけでないということが明白になっています。この状況を考慮すると、全国レベルの治療を県内で完結できる施設を早急に設置する必要性を痛感させられました。

県外で一三回以上の治療（事例①）

たとえばある親子の事例では娘が二歳半の時に一回目のシャント手術、三歳半に二回目のシャント手術、五歳半の時にフォンタンの根治手術、そして一七歳に四回目の手術、それも含めて数えると一三回以上、大阪の病院へ行き来しています。病院の外来診察は小児科と外科の診察日が異なるため四泊五日の日程で、往復の航空運賃、ホテル宿泊費、交通費、食費などで最低一〇万円以上の出費でした。手術時には、両親の付き添いは不可欠条件で大人二人分の往復の航空運賃、ホテル滞在費、交通費、食費が必要です。入院は一か月～四、五か月またはそれ以上、病児の術後経過で異なり、最低五〇万円から一〇〇万円以上の出費でした。術後一か月目の検診は遠方からということで、エコー検査、バルーン検査などいろいろな検査のため二週間の日程で、二〇万円以上の出費となりました。

病児は六人きょうだいの末っ子で上には二歳ずつ違うきょうだい五人がいます。当時、高校受験生、大学受験生の子もいて、精神的にも、経済的にもかなり負担でした。家に残してきたこどもたちのことを思うと幾度となく心が折れそうになりました。そんな時はいつも「沖縄で手術ができたらこんな辛い思いをしないのに」と思い、涙したということです。

大変な飛行機での移動（事例②）

また、別の事例では赤十字病院で出生した息子が重症の心臓病でした。生後一週間目に県立那覇病院に転院。体も小さく、症状も重篤でしたから、担当医は本土の大学病院で手術を受けるよう紹介状を書いて下さいました。病状の安定するのを見計らって飛行機で東京へ向かうのですが、いつ発作が起こるかわかりません。飛行機に酸素を積んでもらうとして、やはり医師の同行が必要でした。忙しい中をやりくりして担当医がついて下さいましたのでひとまず安心でした。手術は東大病院で受けました。手術前後の付き添いの滞在費なども含めて二〇〇万円、日数も六か月かかりました。

その時は病児のことで頭が一杯でしたが、病児の上に三歳、四歳の兄がいましたので、それぞれ父方、母方の実家に預けました。沖縄に残されたきょうだいは、まだ母親の近くにいたい年齢でしたからさみしく不安な思いで過ごしたことでしょう。手術の後の経過はよく、「五歳になったら診せるように」という東大の医師の言葉も忘れるほど元気に育ちました。

九歳になって症状が出て、今度は東京女子医大へ二度目の手術を受けに行きました。費用は航空運賃、交通費、滞在費で一三〇万円、カテーテル検査や手術のために、四度も東京へ行き来しました。今回、きょうだいは小学校高学年と中学生になっていましたが、まだ幼い弟もふくめて両親のそれぞれの実家にお願いしました。二度目の手術でしたけれども病児の心配、家へ残していく子への不憫さは大きなものでした。経済的な困難と精神的な不安は、もし手術が県内でできればと思われてなりませんでした。

※県外の病院で受診する際、飛行機に乗る時には酸素ボンベが必要で、事前に航空会社に連絡を取り、酸素を機内に持ち込むための承認が必要でした。そのために守る会の役員が奔走したものです。また、成人の場合は二人分の料金が必要でした。

※現在ではさまざまな料金体制もありますが、当時の沖縄航空路線は鉄道などの競合する交通機関がないため、航空会社にとってはドル箱路線と言われ、一般航空運賃はとても高額で、県外で手術・治療を行う上で大変な負担でした。

第二節　患者の側からこども病院を〈一九九五年〉

「守る会」の活動として

一九九五年（平成七）五月「第二三回守る会支部総会」が開催されました。そこで前年の沖縄支部会員のアンケートの結果に照らしながら県立那覇病院の小児心臓外科医の細川裕平先生が「沖縄の小児医療の現状―少子化傾向をふまえて」と題してお話をして下さいました。

先生の「こども専門病院があれば重症の子どもも助けられる」との話は重症児の県外での治療は仕方のないことと思っていた私たちにとって大きな衝撃でした。

また、全国的にこども病院が開院されていることも知り、今まで見過ごしてきたような思いでした。この年の守る会沖縄支部の活動計画に「沖縄県にもこども病院を」という目標が掲げられました。それまで公立病院とは行政が必要

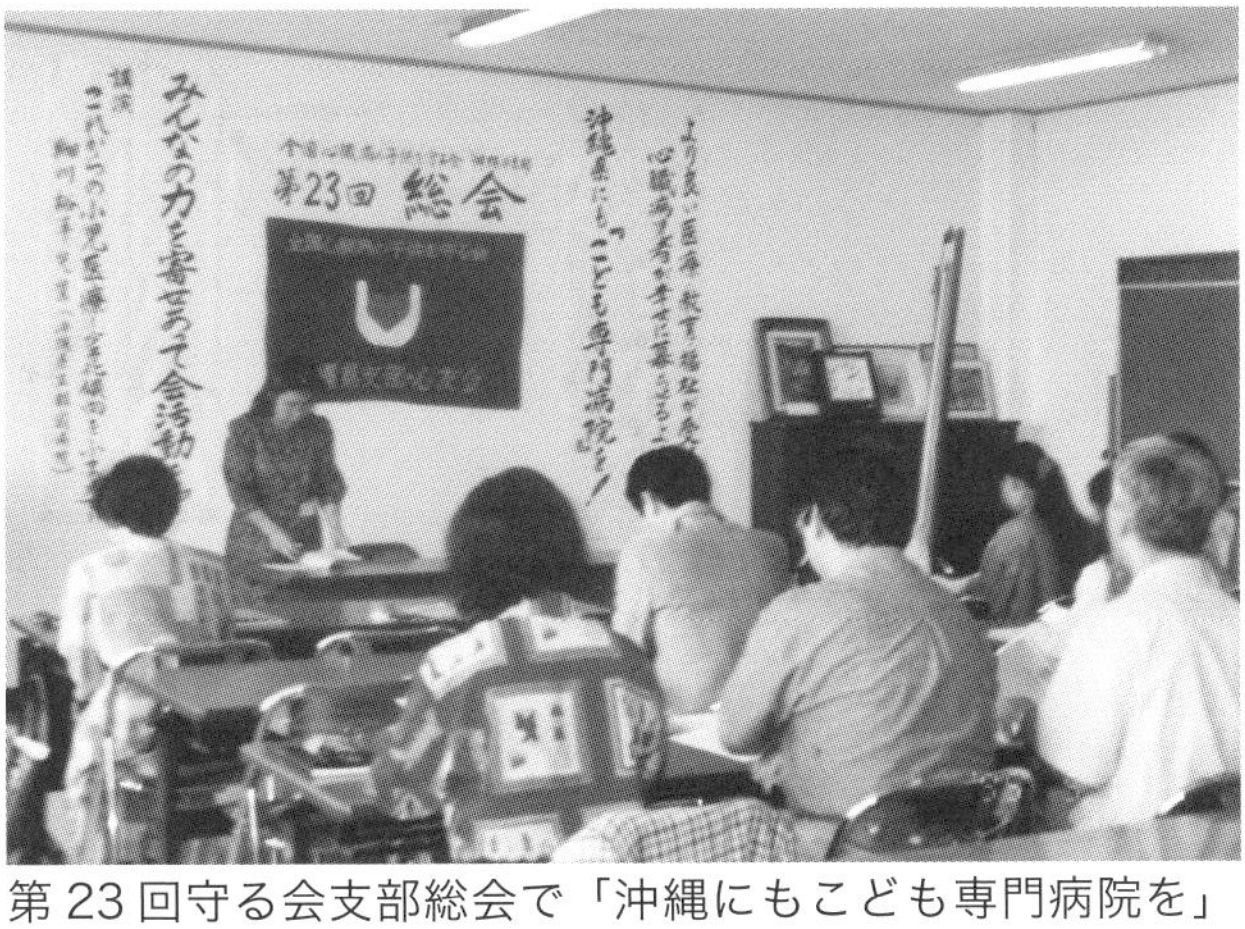

第23回守る会支部総会で「沖縄にもこども専門病院を」をという目標が掲げられた（1995年5月）

を認めた時に開設するものだと思っていましたが、私たちは患者の側からこども病院の必要を訴え、行政に働きかけていこうと決断したのです。

医療関係者からの助言

「こども病院」設立運動を進める上で、どうしても不可欠なのが専門的知識と経験を持った医師や医療関係者の皆様のご意見でした。私たちは多くの方にお話をうかがい、さまざまな助言をいただきました。

■知念正雄先生（知念小児科院長）は守る会沖縄支部発足時から指導を受けている先生です。いち早く相談にうかがうと、「県の第三次振興計画の時、県の要請を受けて小児保健協会で小児保健総合センターの要望書を出したことがある」というお話をうかがいました。さらに署名活動の際に沖縄県の特質である　①子ども人口割合全国一位　②出生率の高さ全国一位　③離島県（四〇余の島々）である地理的問題、を強く訴えるとよい、との助言をいただきました。

■仲里幸子先生（元那覇看護学校長）が私たちの事務所を訪ねて下さり、小児保健総合センター設立の構想がたてられた経緯（第三次沖縄振興計画）についてのお話をうかがうことができました。センター設立の構想は随分前から立てられており、その内容も検討され、沖縄県小児保健協会が一九八九年（平成元）一一月二九日環境保健部への報告書「子どもの健全育成と子どものための環境整備のために小児保健総合センターの設置が緊急課題である」を提出されたそうです。私たちのめざしている「こども病院」は小児難病に対する高度で先進化した医療を行えるようなこども専門総合病院であり、小児保健総合センター構想とは違うものでした。また先生から婦人連合会・医師会・議員・マスコミに働きかけてネットワークをつくるなどの貴重な提案をいただきました。

■古謝景春先生（琉大第二外科教授）からは「一番の問題は財政、今の健康保険制度では小児科は不利だが、県立病院に併設なら可能かもしれない。こども病院では対応が速いし、夜中でも緊急手術ができるので、切実に訴えることのできる人に経験を話してもらうとよい」との助言をいただきました。

医療現場のきびしい声

■我那覇仁先生（中部病院小児内科）との面談は、現場での状況を教えていただきました。「中部病院ではほとんどの先天性心臓手術は出来ているが、重症児は県外に送っている。小児病院を独立させることは、財源、患者数、医師数、スタッフ集め等が困難である」事を指摘されました。

■高良吉広先生（安謝小児クリニック院長）からは「少子化によってこどもの数が少なくなっているので赤字になるのではないか。未熟児を診る施設が少ないのでそれだとうまくいくと思う。小児病院を設立するよりも県外に行く交通費を予算化したほうがよいのでは」という厳しい話でした。

その他、沖縄県小児保健協会、県立中部病院、県立那覇病院、琉大病院、沖縄産婦人科学会会長の上村先生を訪問、運動の趣旨を説明し、理解をお願いしました。

■中部病院では「小児科医師は、厳しい勤務の中でより良い医療を目指して頑張っている。先天性の心臓の手術でも多くの子どもたちを救っている」とのお話でした。

■産婦人科学会では、「こども病院は無理ではないか。病院をつくるより県外で治療をうける場合に補助をするほうが現実的だ」とのことでした。

子どもの教育と同じように

前述のように小児医療関係者を訪ねてお話を伺うと、財政的な厳しさをまず指摘されました。実際、どの県のこども病院も県からの補助を受けていることがわかりました。沖縄の行政担当者や県立病院の管理者が、こども病院の必要性は認めても現実にこども病院を開設することに躊躇する気持ちはよくわかる気がしました。

しかし、病児の親の立場からすると、子どもの教育と同じように子どもの医療は将来への投資と考えて欲しいと思うのです。そう考えることは決して間違っていないという確信を持って、私たちはこの運動に取り組みました。

小林登先生（国立こども病院院長）が「小児科の発展、小児医療技術の進歩により、小児難病の子どもたちは教育を受け、成人して社会で活躍できる事例が多くなっている。先天性心奇形、胆道閉鎖で幼児期に手術を受けた子ども、糖尿病、てんかんの子どもたちも治療を続けながら社会人として活躍し、家庭を持っている人たちも多くなり、女性なら妊娠、出産をする事例も出ている」と述べておられました。（「こども医療センター医学誌　第25巻　第2号」より）

次世代を担う子どもたちにベストな医療環境を準備してあげることは大人として当然の責務だと思うのです。私たちが今、声を上げなければ、今行動しなければ、沖縄のこども病院はこれから先四〇年は実現しないのではないかという危惧感を持って、いろいろな方の意見を聞き、県で無理なら国の事業の中に組み込むことはできないのか、あるいは、その他の解決の道はないだろうか、と不退転の決意を持って動き出しました。

細川先生からの励まし

一九九五年七月に開催された守る会定例の中部研修会で、こども病院設立運動について細川先生より助言をいただきながら話し合いを持ちました。その時、細川先生はご自身の娘さんを一歳三カ月の時腎臓病で亡くしておられ、自分の立場からもこの運動に協力していきたいと話され、「どんな病院をつくるかは患者さん、医療現場、設置者（県）の三者で決まります」と激励されました。これからの活動として請願書を作成、署名運動を展開、議員を通して県知事に訴えていってはどうか、また話題になれば県は動きやすいので、シンポジウムを開いたり、新聞に投稿したり広く広報活動を行うなど具体的なことを提言して下さいました。

また他県の例として一九七二年にできた兵庫県立こども病院はずっと赤字であること、こども病院を黒字にするのは難しいが、患者が集まり、医療のレベルが上がっていく様子を医師は県民に情報公開することにより、県民も納得するのではないか。また航空機を使っての重症心臓病児を搬送することは気圧の問題で危険なので県内で治療ができることが望ましい。県内にこども病院ができても県外に行く人もいると思う。情報開示とセカンドオピニオンの利用を勧めたいという先生のお話しでした。また、お母さんたちからは医師と患者とコミュニケーションのとれるこども病院ができてほしい等の意見がでました。

その後も総会や研修会においてはこども病院設立運動に向けて、多くの先生方に講演をお願いし、学んでいくことになります。

中でも細川先生は、小児医療のあるべき姿について考えるきっかけを与えて下さった先生でした。こども病院設立運動が大きく動き出した一九九六年（平成八）に那覇病院を退官されることになったのは、私たちにとって大きな痛手でした。総合病院の中でチーム医療を行う事は並大抵のことではないのでしょうか。先生は兵庫県保健所長として赴任されましたが、その後も細川先生には兵庫こども病院を案内していただいたり（一九九八年）、年賀状の交換などの交流が続きました。「沖縄こども病院について皆様が主張しなければその必要性を言える人はいません」との励ましの言葉がしたためられた年賀状をいただき、身の引き締まる思いがしたものです。

小児心臓外科医・長田医師の招聘

私たちは細川先生の後任を求めて県立那覇病院の院長先生をお訪ねし、県出身で県立神奈川医療センター心臓外科医の長田信洋先生の招聘を要請しました。守る会の全国総会で神奈川県支部のお母さん方から先生のことをたびたび耳にしていたので「是非とも沖縄のこどもたちを助けて下さい」と直接間接にラブコールを送っていました。ところが先生の勤務する病院の心臓外科部長が急死なされ、先生は沖縄へ赴任できなくなりました。平成一五年先生が県立那覇病院に着任された時、私たちはとても心強く思いました。神奈川県支部のお母さんたちから「先生を返してくれ！」と冗談まじりに言われましたが、八重山出身の先生の沖縄への思いは強く、とても感謝でした。

第三節　署名運動、そして県への要請〈一九九六年〉

署名運動に取り組む

一九九六年（平成八）五月、守る会第二四回総会において今年の重点活動として「こども病院設立に向けての署名活動および、県知事、県議会への要請を行うこと」を掲げました。

総会では宮城雅也先生（県立那覇病院小児科）が「周産期医療を含めた母子医療センターの必要性について」講演されました。その時初めて私たちは「周産期医療」という言葉を知り、その重要性を学びました。宮城先生は守る会の事務所にもジョギング姿でたびたび訪ねて、私たちに小児医療現場のいろいろな情報を提供して下さいました。その後も他の障害児者団体の情報をはじめ、私たちがなかなか入手できにくい医療制度や、県や国の情報の提供など、絶えず私たちの運動をリードして下さり、後に母子総合医療センター設立推進協議会の副会長を引き受けて下さいました。

「周産期」とは妊娠二二週から生後満七日未満までの期間をいい、その期間は母胎・胎児や新生児の生命に関わる事態が発生する可能性があり、周産期を含めた前後の期間における医療を「周産期医療」と呼び、突発的な緊急事態に備えて産科、小児科双方からの一貫した総合的な体制が必要であると言われています。

この「周産期医療」と「こども病院」は非常に密接な関係にあることから、その後「周産期医療」の問題についても関わっていくことになります。

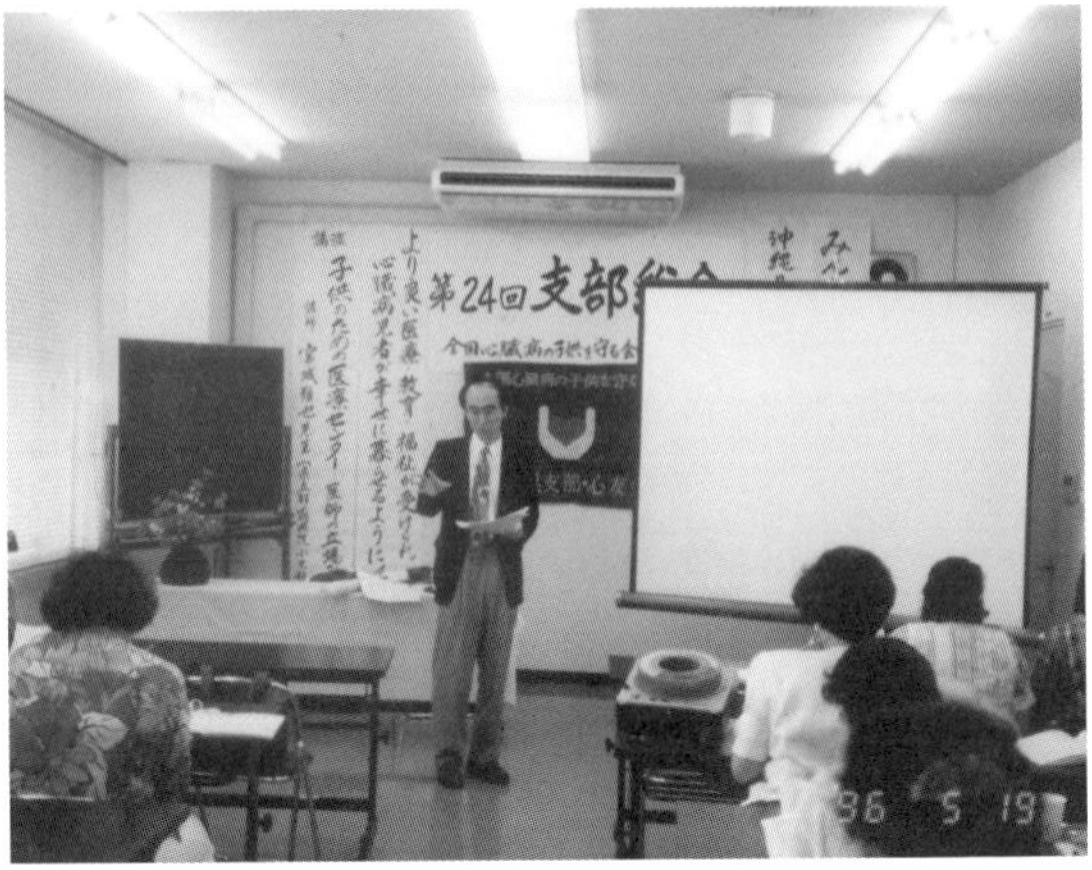

第 24 回守る会支部総会で講演を行う宮城雅也先生（1996 年 5 月）

街頭署名活動

署名活動の準備は以前から始まっており、運動の進め方、呼びかけの文章検討など、毎週土曜日の午後一時から一〇時近くまで役員、会員が集まり、検討に検討を重ねていました。

四月に署名活動の拡大を目指して、他の障害児者団体へも呼びかけることになり、電話や直接訪問による説明を行い、協力を呼びかけました。守る会（全国心臓病の子どもを守る会沖縄県支部）が代表団体となり、沖縄県肢体不自由児者父母の会連合会、沖縄難聴児（者）を持つ親の会、沖縄小児発達センター父母の会、骨形成不全友の会、日本ダウン症協会小鳩会沖縄県支部、沖縄自閉症児者親の会、沖縄小児在宅医療基金「てぃんさぐの会」、全国バクバクの会沖縄支部、沖縄県重症心身障害（児）者を守る会・沖縄療育園父母の会、日本てんかん協会沖縄県支部「波の会」が参加しました。

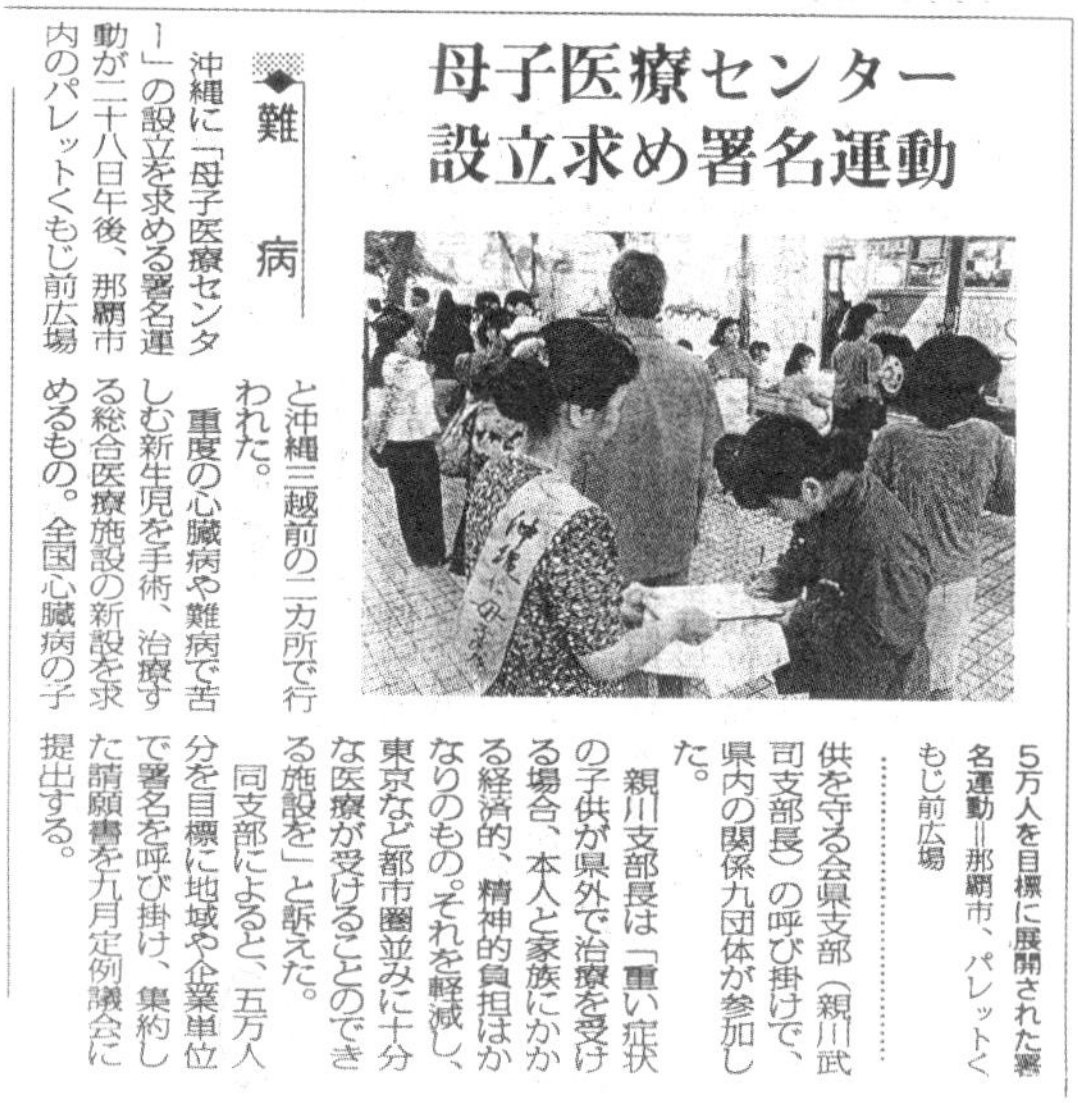

◆難病

母子医療センター設立求め署名運動

5万人を目標に展開された署名運動＝那覇市、パレットくもじ前広場

沖縄に「母子医療センター」の設立を求める署名運動が二十八日午後、那覇市内のパレットくもじ前広場と沖縄三越前の二カ所で行われた。

重度の心臓病や難病で苦しむ新生児を手術、治療する総合医療施設の新設を求めるもの。全国心臓病の子供を守る会県支部（親川武司支部長）の呼び掛けで、県内の関係九団体が参加した。

親川支部長は「重い症状の子供が県外で治療を受ける場合、本人と家族にかかる経済的、精神的負担はかなりのもの。それを軽減し、東京など都市圏並みに十分な医療が受けることのできる施設を」と訴えた。

同支部によると、五万人分を目標に地域や企業単位で署名を呼び掛け、集約した請願書を九月定例議会に提出する。

第一回署名運動の様子を報じる新聞
（『沖縄タイムス』1996年6月29日）

署名活動の協力者も増え、六月二八日（土）と二九日（日）の二日間、沖縄三越前とパレットくもじ前にて街頭署名活動を行いました。当日は障害者団体、三〇名の参加者が集まり、二日間で一六〇七名の署名が集まりました。

当日は「沖縄にこども病院を」と墨で手書きした紫のタスキを掛け、道行く人に声をかけました。まだ「こども病院」というものが認識されていない時期でしたが、多くの方が呼びかけに快く署名して下さいました。また沖縄タイムス、琉球新報

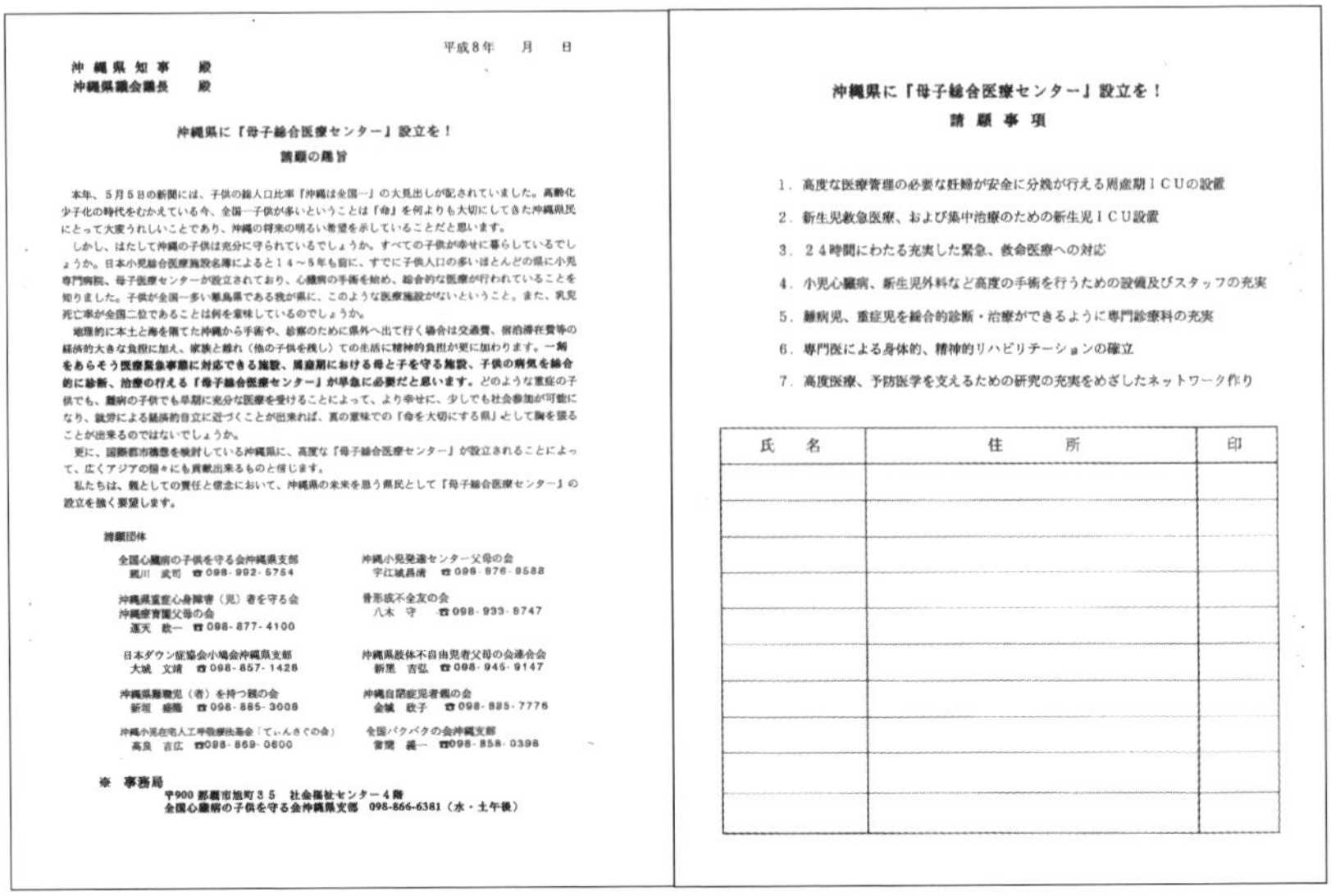

平成8年　月　日

沖縄県知事　殿
沖縄県議会議長　殿

沖縄県に『母子総合医療センター』設立を！
請願の趣旨

本年、5月5日の新聞には、子供の総人口比率『沖縄は全国一』の大見出しが記されていました。高齢化少子化の時代をむかえている今、全国一子供が多いということは『命』を何よりも大切にしてきた沖縄県民にとって大変うれしいことであり、沖縄の将来の明るい希望を示していることだと思います。

しかし、はたして沖縄の子供は充分に守られているでしょうか。すべての子供が幸せに暮らしているでしょうか。日本小児総合医療施設名簿によると14～5年も前に、すでに子供人口の多いほとんどの県に小児専門病院、母子医療センターが設立されており、心臓病の手術を始め、総合的な医療が行われていることを知りました。子供が全国一多い離島県である我が県に、このような医療施設がないということ。また、乳児死亡率が全国二位であることは何を意味しているのでしょうか。

地理的に本土と海を隔てた沖縄から手術や、診察のために県外へ出て行く場合は交通費、宿泊滞在費等の経済的大きな負担に加え、家族と離れ（他の子供を残し）ての生活に精神的負担が更に加わります。**一刻をあらそう医療緊急事態に対応できる施設、周産期における母と子を守る施設、子供の病気を総合的に診断、治療の行える『母子総合医療センター』が早急に必要だと思います。**どのような重症の子供でも、難病の子供でも早期に充分な医療を受けることによって、より幸せに、少しでも社会参加が可能になり、就労による経済的自立に近づくことが出来れば、真の意味での「命を大切にする県」として胸を張ることが出来るのではないでしょうか。

更に、国際都市構想を検討している沖縄県に、高度な『母子総合医療センター』が設立されることによって、広くアジアの国々にも貢献出来るものと信じます。

私たちは、親としての責任と信念において、沖縄県の未来を思う県民として『母子総合医療センター』の設立を強く要望します。

請願団体

全国心臓病の子供を守る会沖縄県支部
親川　武司　☎098-992-5754

沖縄県重症心身障害（児）者を守る会
沖縄療育園父母の会
運天　政一　☎098-877-4100

日本ダウン症協会小鳩会沖縄県支部
大城　文靖　☎098-857-1426

沖縄県難聴児（者）を持つ親の会
新垣　盛隆　☎098-885-3008

沖縄小児在宅人工呼吸療法基金「てぃんさぐの会」
高良　吉広　☎098-869-0600

沖縄小児発達センター父母の会
宇江城昌清　☎098-876-9588

骨形成不全友の会
八木　守　☎098-933-8747

沖縄県肢体不自由児者父母の会連合会
新里　吉弘　☎098-945-9147

沖縄自閉症児者親の会
金城　鉄子　☎098-885-7776

全国パクパクの会沖縄支部
宮城　義一　☎098-858-0398

※　事務局
〒900 那覇市旭町35　社会福祉センター4階
全国心臓病の子供を守る会沖縄県支部　098-866-6381（水・土午後）

沖縄県に『母子総合医療センター』設立を！
請願事項

1．高度な医療管理の必要な妊婦が安全に分娩が行える周産期ＩＣＵの設置
2．新生児救急医療、および集中治療のための新生児ＩＣＵ設置
3．２４時間にわたる充実した緊急、救命医療への対応
4．小児心臓病、新生児外科など高度の手術を行うための設備及びスタッフの充実
5．難病児、重症児を総合的診断・治療ができるように専門診療科の充実
6．専門医による身体的、精神的リハビリテーションの確立
7．高度医療、予防医学を支えるための研究の充実をめざしたネットワーク作り

氏　名	住　所	印

表が請願書、裏が請願事項と署名欄となっている署名用紙

両新聞紙上でも取り上げられたことは大きな反響となりました。

また、大量の署名用紙は請願の趣旨にご賛同下さった丸正印刷株式会社が無料で印刷提供して下さいました。予算の少ない手弁当での活動だけに非常にありがたいことでした。

署名四万三千名を大田知事へ

その後、それぞれの団体の会員を中心に職場、地域、ＰＴＡ、労働組合など沢山の方々の協力をいただいて署名活動は続けられ、請願書を提出する九月までに最終的に四万三七四七名の署名が集まりました。

一九九六年九月一三日、役員六名は九月二〇日開会の定例県議会に先立ち、ずっしり重たい四万三千名余の署名を県議会議長の友寄信助氏に提出しました。また請願の趣旨を説明するため各会派の議員、文教厚生委員に面会し、請願の趣旨を説明し、実現

への協力をお願いしました。

さらに九月一九日には県知事への請願書を県環境保健部平良健康次長と古堅宗伝予防課長に提出しました。席上で守る会の親川支部長は重症児の現状を訴え、母子総合医療センターの実現を強く働きかけました。

請願書の内容は「沖縄県に『母子総合医療センター』設立を！」というもので、請願の趣旨について「一刻をあらそう医療緊急事態に対応できる施設、周産期における母と子を守る施設、こどもの病気を総合的に診断、治療の行える『母子総合医療センター』が早急に必要だと思います。」というものでした。

請願団体は守る会をはじめ、趣旨に賛同していただき共に署名運動を行った一一団体でした。

第四節　新聞投稿―県民へ訴えるために

新聞投稿で署名活動の呼びかけ

街頭署名活動の一方、力を入れた活動がありました。それは新聞への投稿でした。現在の状況を多くの県民に知ってもらえるように、そして署名活動に賛同してもらえるように新聞投稿を行いました。

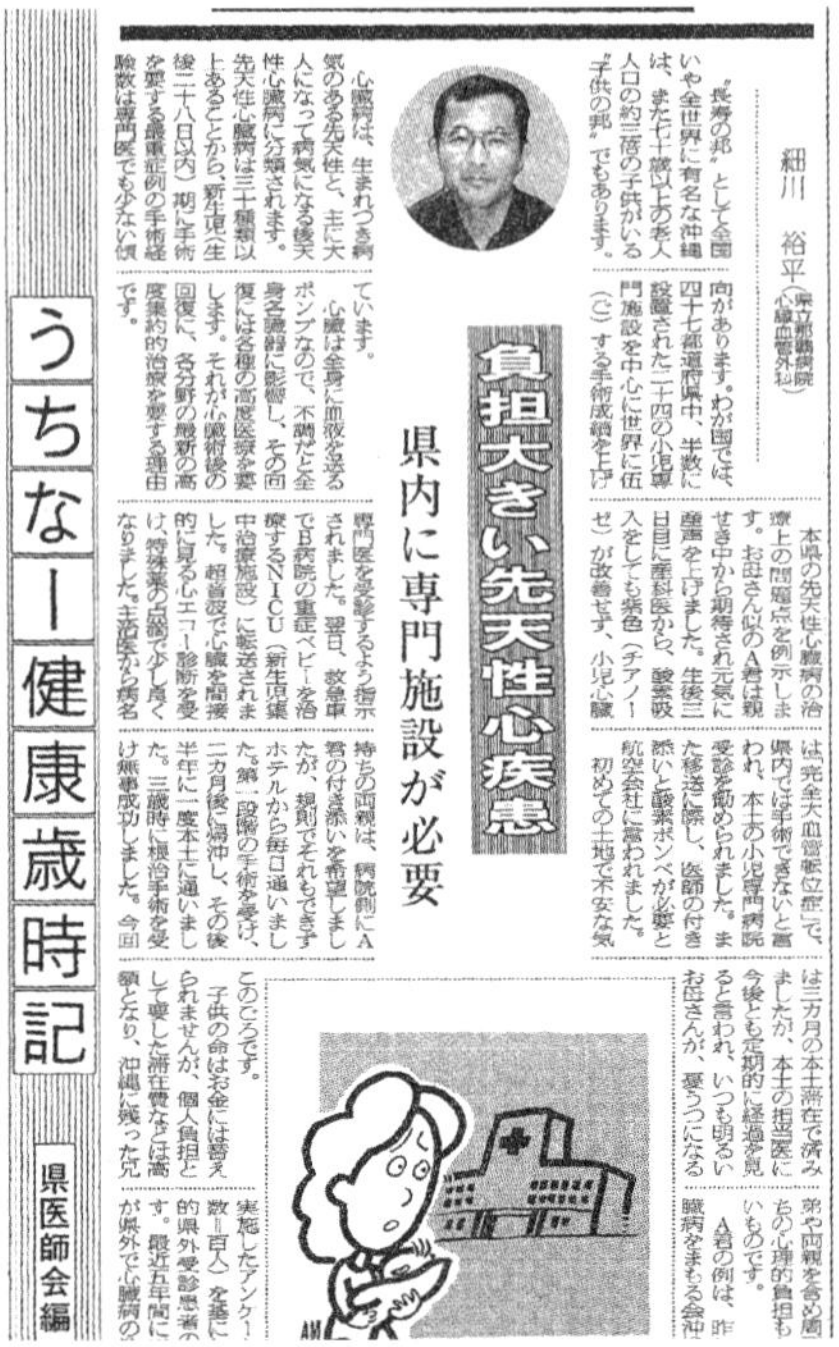

うちなー健康歳時記

県医師会編

負担大きい先天性心疾患

県内に専門施設が必要

細川　裕平（県立那覇病院心臓血管外科）

“長寿の邦”として全国いや全世界に有名な沖縄は、また七十歳以上の老人人口の約三倍の子供がいる“子供の邦”でもあります。

心臓病は、生まれつき病気のある先天性と、主に大人になって病気になる後天性心臓病に分類されます。先天性心臓病は三十種類以上あることから、新生児（生後二十八日以内）期に手術を要する最重症例の手術経験数は専門医でも少ない傾向があります。わが国では、四十七都道府県中、半数に設置された二十四の小児専門施設を中心に世界に伍（ご）する手術成績を上げています。

心臓は全身に血液を送るポンプなので、不調だと全身各臓器に影響し、その回復には各種の高度医療を要します。それが心臓術後の回復に、各分野の最新の高度集約的治療を要する理由です。

本県の先天性心臓病の治療上の問題点を例示します。お母さん似のA君は親せき中から期待され元気に産声を上げました。生後三日目に産科医から、酸素吸入をしても紫色（チアノーゼ）が改善せず、小児心臓専門医を受診するよう指示されました。翌日、救急車でB病院の重症ベビーを治療するNICU（新生児集中治療施設）に転送されました。超音波で心臓を間接的に見る心エコー診断を受け、特殊薬の点滴で少し良くなりました。主治医から病名は「完全大血管転位症」で、県内では手術できないと言われ、本土の小児専門病院受診を勧められました。また移送に際し、医師の付き添いと酸素ボンベが必要と航空会社に言われました。初めての土地で不安な気持ちの両親は、病院側にA君の付き添いを希望しましたが、規則でそれもできずホテルから毎日通いました。第一段階の手術を受け、二カ月後に帰沖し、その後半年に一度本土に通いました。三歳時に根治手術を受け無事成功しました。今回は三カ月の本土滞在で済みましたが、本土の担当医に今後とも定期的に経過を見ると言われ、いつも明るいお母さんが、憂うつになるこのごろです。

子供の命はお金には替えられませんが、個人負担として要した滞在費などは高額となり、沖縄に残った兄弟や両親を含め周

りの心理的負担も

いものです。

A君の例は、昨

臓病をまもる会沖

実施したアンケート

数＝百人）を基に

的県外受診患者の

す。最近五年間に

が県外で心臓病の

沖縄県医師会編「うちなー健康歳時記」に細川裕平先生が掲載（『琉球新報』1996年3月4日）

まず街頭署名の前日、六月二十七日の『沖縄タイムス』に守る会の田頭妙子が「母子医療センター（こども病院）設立を—難病の子が県外へ行く現実—」という見出しで、沖縄の小児医療の現状と運動への協力を呼びかけました。続いて七月一日、守る会の儀間小夜子が「母子医療センター設立を—乳児死亡率全国二位の汚名晴らせ—」として署名運動の趣旨に賛同して下さるように訴えました。

これらの新聞で記事を読み、何か協力できる事はないかとの問い合わせがあり、署名運動に協力して下さった方もおりました。署名には快く応じて下さる方が多く、本人はもとより家族にも署名をしていただいたり、「私に（用紙を）十枚預からせて下さい」「私は五枚」などと申し出て下さる方がいてとてもうれしい思いでした。

また患者側だけでなく、実際の病児の診療にあたっている医師の方の声も掲載されました。一九九六年三月四日、沖縄県医師会のコーナー「うちなー健康歳時記—県医師会編」に「負担大きい先天性心疾

患―県内に専門施設が必要」と細川裕平先生（県立那覇病院小児外科医）の原稿が掲載されました。

同年八月一四日『沖縄タイムス』「落ち穂」欄に高良吉広先生（安謝小児クリニック院長）の「母子総合医療センター」、九月一四日には、「母子総合医療センター設置を―県政に弱者への視点を期待」運天政一氏（沖縄重症心身障害児者を守る会）が掲載されました。

請願書の採択

一〇月二五日、県議会の文教厚生委員会にて環境保健部長、守る会役員（田頭妙子・オブザーバー儀間小夜子）が参考人として参加して、集中審議が行われ、母子総合医療センター設立と県立基幹病院構想問題に対する陳情六件について審議・処理されました。周産期医療を含む母子医療センター（こども病院）について共産党の新垣米子氏は「出生時の異常や周産期にハンディを持ったこどもたちの一貫した医療のため独立したセンターが必要ではないか」と質問。それに対して比嘉政昭環境保健部長は「センターは必要だと考える

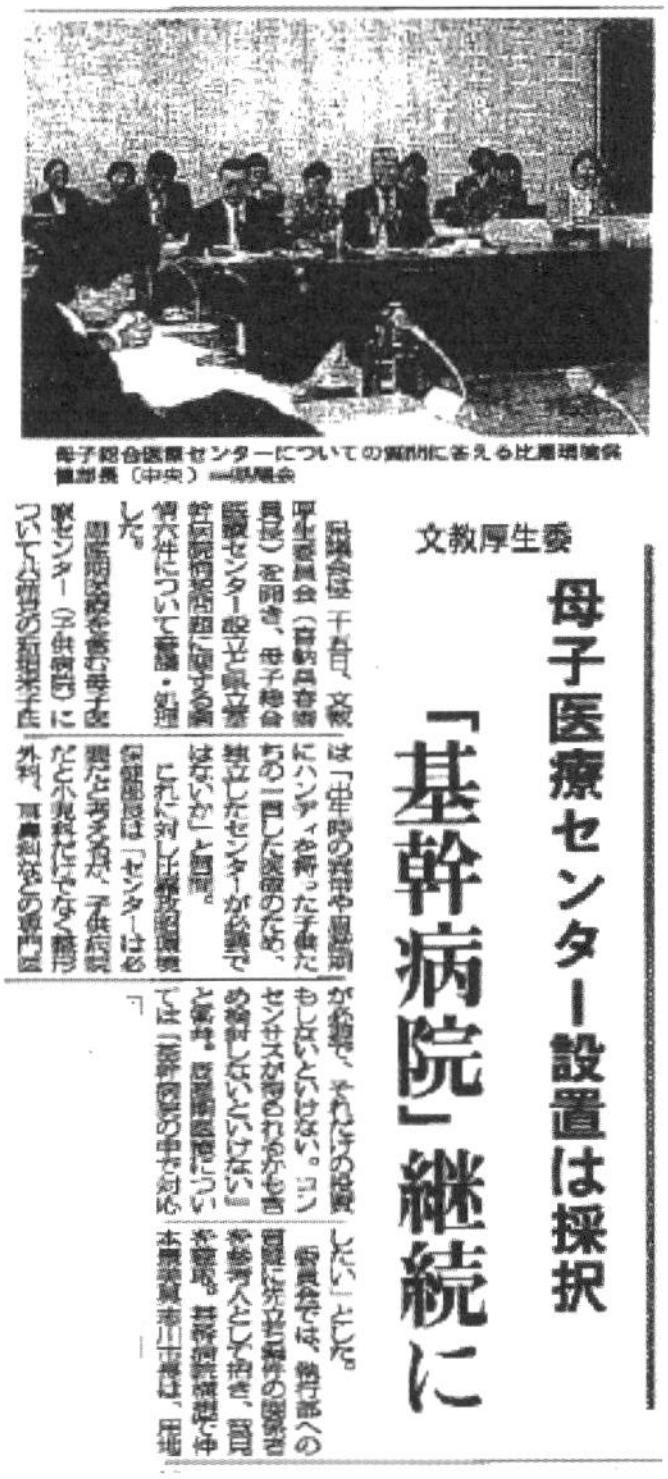
文教厚生委
母子医療センター設置は採択
「基幹病院」継続に

県議会で陳情書が審議され、「母子医療センター設置が採択」を伝える記事（『沖縄タイムス』1996年10月26日）

が、こども病院だと小児科だけでなく整形外科、耳鼻科などの専門医が必要で、それだけの投資もしないといけない。県民のコンセンサスが得られるかも含め検討しないといけない」と答弁されました。しかし全会一致で「母子総合医療センター設立の請願書」については採択されました。

請願後も続く投稿

年が明けても新聞投稿は続きました。翌一九九七年一月四日、守る会の玉城よし子が「母子総合医療センター設立を―医療の地域格差解消に貢献」という見出しで『沖縄タイムス』論壇に投稿。署名活動のお礼や報告とともに、中核医療施設として、県と国の事業としてぜひ、積極的に進めていただきたいと訴えました。

同年四月一八日、守る会支部長である親川武司が『琉球新報』論壇へ投稿、「『母子総合医療センター』設立を―離島県・沖縄にこそぜひ必要」とこどもの出生率が全国一で小児人口比率が高く、かつ離島県である沖縄県にこども専門病院がないことを訴えました。七月五日『琉球新報』では「なぜ、母子総合医療センターか―離島県に必要―、五日にシンポ」西江悦子（守る会）が掲載とたびたび紙面にとりあげられました。

読者の反応

これらの記事はそれぞれの立場でこども病院の必要性を訴えたもので、新聞投稿に対して、読者から次のような文章が寄せられました。

私はこどもが福岡市立こども病院で手術をした母親です。私は琉大医学部付属病院で手術ができると思っていましたが、急に県外へ行きなさいと言われた時には戸惑いました。県外には親戚もきょうだいもいないところでどうしようとすごく心配で、毎日不安でした。カテーテル検査の時から先生方も技術が未熟でできないと言われていました。まだまだ沖縄ではそういうことがあるので、病人が安心して任せられる病院や医療ができるようにして欲しいです。

また、別の病児のお母さんからの新聞投稿を紹介します。

「沖縄県にこども病院を」との新聞の見出しが目につくようになりました。二六年前、三歳の息子の心臓手術を思い出します。先天性心室中隔欠損症と肺高圧症で、当時沖縄では手術ができず、東京三井記念病院に行きました。手術は成功し、喜びもつかの間、夜十時過ぎ、主治医から「出血がひどくて今、新鮮血を輸血しないと明け方までは保たない」と言われ、目の前が真っ暗になりました。心臓病の子どもを守る会の方からいただいたメモ書きを頼りに沖縄県の学生寮の南灯寮と沖英寮に電話、当山哲司さん、仲間清さん、大城忠さん、玉城久義さんが電車で駆けつけてくれ、すぐ輸血をしたおかげで命を取り留めました。その時の四人は今どこにおられるのか知りませんが、息子は福祉大学を卒業して今は知的障害者の指導者として元気に働いています。見も知らぬ人に助けていただき、紙面をお借りして深く感謝申し上げます。もしあの当時沖縄に各専門分野の小児科の先生がチームを組んで診られる小児総合病院ができていれば、どんなに安心なことだったでしょう。

このような声を受けて私たちはさらに勇気をもって活動を進めて行きました。

第二章
こどもの医療は将来への投資

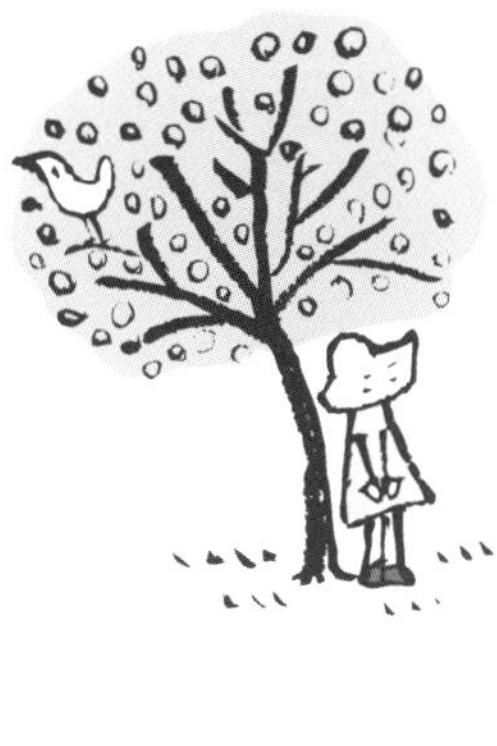

第一節　新たな一歩「夢を語ろう」の集い〈一九九七年〉

医師らが動き出した

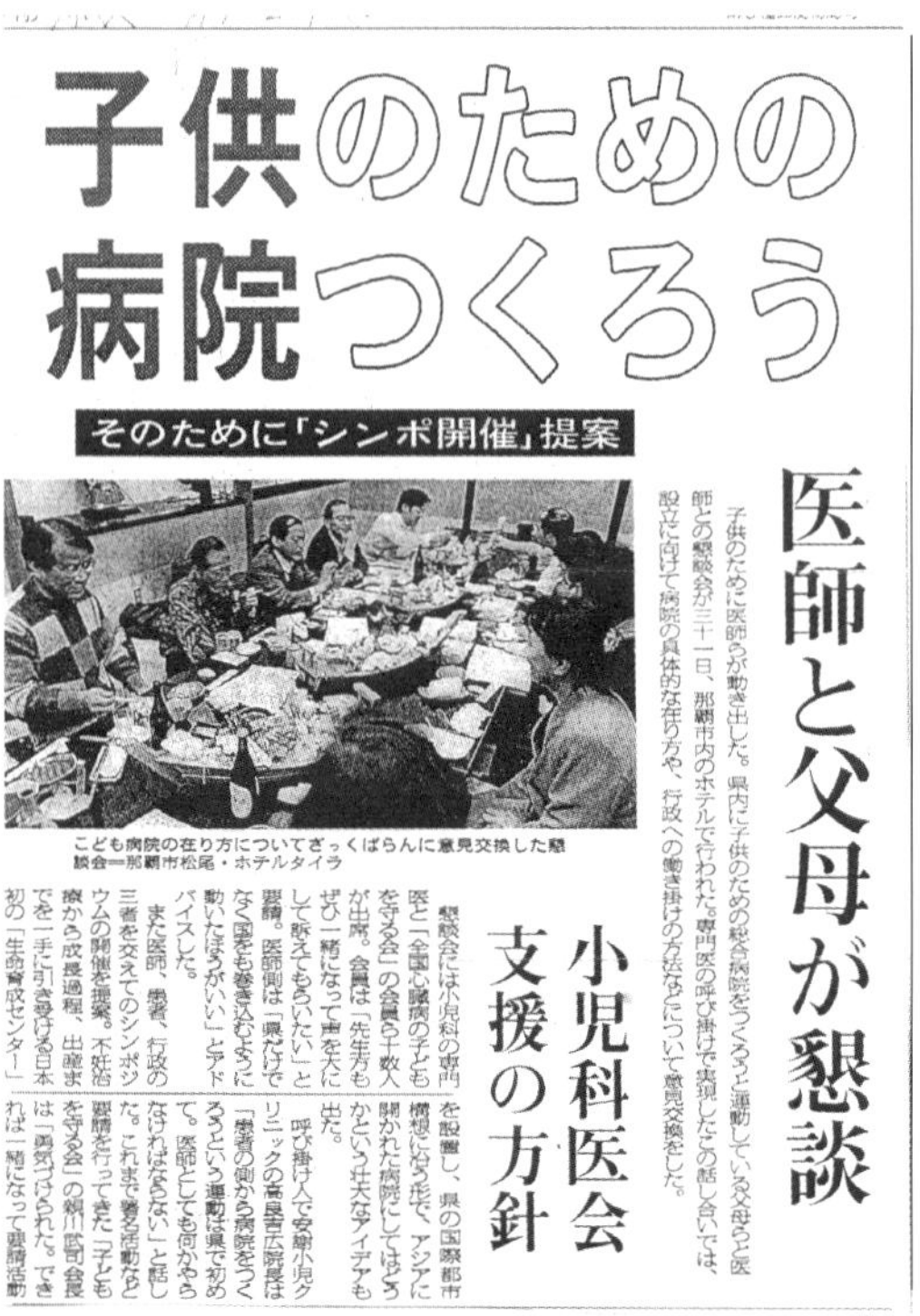
子供のための病院つくろう

そのために「シンポ開催」提案

医師と父母が懇談

小児科医会支援の方針

子供のために医師らが動き出した。県内に子供のための総合病院をつくろうと運動している父母らと医師との懇談会が三十一日、那覇市内のホテルで行われた。専門医の呼び掛けで実現したこの話し合いでは、設立に向けて病院の具体的な在り方や、行政への働き掛けの方法などについて意見交換をした。

こども病院の在り方についてざっくばらんに意見交換した懇談会＝那覇市松尾・ホテルタイラ

懇談会には小児科の専門医と「全国心臓病の子どもを守る会」の会員ら十数人が出席。会員は「先生方もぜひ一緒になって声を大にして訴えてもらいたい」と要請。医師側は「県だけでなく国をも巻き込むように動いたほうがいい」とアドバイスした。

また医師、患者、行政の三者を交えてのシンポジウムの開催を提案。不妊治療から成長過程、出産までを一手に引き受ける日本初の「生命育成センター」を設置し、県の国際都市構想に沿う形で、アジアに開かれた病院にしてはどうかという壮大なアイデアも出た。

呼び掛け人で安謝小児クリニックの高良吉広院長は「患者の側から病院をつくろうという運動は県で初めて。医師としても何かやらなければならない」と話した。これまで署名活動など要請を行ってきた「子どもを守る会」の親川武司会長は「勇気づけられた。できれば一緒になって要請活動

那覇市内のホテルで「夢を語ろう」の集いが開催された（『沖縄タイムス』1997 年２月１日）

県議会で採択はされましたが、行政側が即動き出すわけではなく、実現に至る道はまだまだ厳しいものでした。そんな時に私たちを奮い立たせてくれるような出来事がありました。それは一九九七年（平成九）一月三〇日、小児科医の高良吉広先生の呼びかけで実現した「夢を語ろう」の集いです。

この集まりは小児科、産婦人科の専門医と守る会会員ら十数人が出席して開催されました、これまでの患

者の側からの声だけでなく、医師らのアクションで開催された会であることが画期的でした。こども病院の具体的な在り方や行政への働きかけの方法の意見交換が行われ、以前県外のこども病院で勤務していた医師たちの話に勇気を与えられました。

呼び掛け責任者の高良先生は「患者の側から病院をつくろうという運動は沖縄県が初めて。医師としても何かやらなければならない」と、積極的に語って下さいました。シンポジウムの計画や、今回のチャンスを逃したらどうなるかわからないので国への働きかけは必要であり、国会議員に協力要請をしたほうが良い等、語られました。

この頃、こども病院は現実問題というよりまだまだ夢のような話で、それぞれのこども病院によせる多くの夢を語る会でした。そして、その夢が実現に向けて動き始めるきっかけであったと思っております。

宮城県のこども病院

沖縄県と同時期にこども病院設立運動を行っていたところがあります。それは宮城県です。一九九六年時点で全国でこども病院がない県は沖縄など二八県のみとなっていました。その中の一つであった宮城県では東北大学教授らが中心となって「こども病院をみやぎにも！」というシンポジウムが仙台市で開催されました。

その後、一九九八年一二月二二日付の『河北新聞』の記事によると、こども病院建設地が仙台圏を軸に調整が行われ、来月上旬にも運営委員会が設置されるということでした。基本計画を策定する「建設運営委員会」は東北大学医学部教授や県幹部ら十人程度で構成されるとのことでした。

宮城のこども病院は二〇〇五年（平成一七）に開設されますが、沖縄のこども病院設立運動もこの宮城のこども病院設立運動を大いに参考にさせていただきました。

全国のこども病院（1995年現在）

病院名	所在地
北海道立小児総合保健センター	北海道小樽市
茨城県立こども病院	茨城県水戸市
群馬県立小児医療センター	群馬県北橘市
埼玉県立小児医療センター	埼玉県岩槻市
千葉県こども病院	千葉県千葉市
東京都立母子保健院	東京都
国立小児病院	東京都
東京都立清瀬小児病院	東京都
東京都立八王子小児病院	東京都
神奈川県立こども医療センター	神奈川県横浜市
静岡県立こども病院	静岡県静岡市
長野県立こども病院	長野県豊科町
愛知県心身障害者コロニー中央病院	愛知県春日井市
名古屋第一赤十字病院小児医療センター	愛知県名古屋市
滋賀県立小児保健医療センター	滋賀県守山市
国立療養所三重病院	三重県津市
京都府立医大付属小児疾患研究施設	京都府京都市
大阪府立母子保健総合医療センター	大阪府和泉市
大阪市立総合医療センター（小児保健医療センター）	大阪府大阪市
兵庫県立こども病院	兵庫県神戸市
国立岡山病院小児医療センター	岡山県岡山市
県立広島病院母子総合医療センター	広島県広島市
国立療養所香川小児病院	香川県善通寺市
福岡市立こども病院・感染症センター	福岡県福岡市
聖マリア病院母子総合医療センター	福岡県久留米市

第二節　国への要請―小泉厚生大臣と面会〈一九九七年〉

衆議院議員下地幹郎氏の尽力

当時、お世話になった方に衆議院議員の下地幹郎氏がいます。下地氏は多忙の中、私たちの声に耳を傾けて下さり、実際に精力的に動いて下さいました。県への請願書が採択された後の一九九六年一一月四日に下地氏を訪問し、県の財政状況では厳しいので、国への働きかけの要請を行いました。

下地氏によると「厚生省は基幹病院の中で考えるという。しかし県医師会は基幹病院の必要はないと考えていたため、県の基幹病院構想がなかなか挙がってこない。先生方の意見は小児科にはいろいろな機材が必要で、医師看護師の数も他の科の四倍を必要とし、赤字は目に見えている。病院を国につくってもらったとしても維持費が問題。那覇市立病院の分院か国立沖縄病院を小児病院にすることはどうか」との提案でした。また、小児循環器外科医の不在を心配して下さり、厚生省から短期の専門医派遣の確約も取って下さいました。

十二月には、下地氏の紹介で来沖中の山中貞則初代沖縄開発庁長官との面会が実現しました。鹿児島出身の長官は鹿児島にもこども病院はないよと言われましたが、沖縄県は海を隔てた離島県なので鹿児島とは違いますよ、と私たちが訴えますと、真剣に耳を傾けて聞いて下さいました。

そのように下地氏には貴重な提言や情報をいただいたり、いろいろな人との橋渡しなど大変お世話になりました。私たちも下地氏に面談するために直接空港まで出かけたこともありました。

その下地氏の橋渡しで実際に実現したのが、当時の厚生大臣小泉純一郎氏との面会でした。

小泉厚生大臣を訪問

一九九七年（平成九）二月二〇日、私たちは上京、小泉厚生大臣を訪問し、要請文を手渡すことになりました。沖縄からは衆議院議員の下地氏、高良吉広医師、守る会沖縄支部より田頭、玉城、守る会本部より小林会長、落合副会長、事務局下堂前氏が出席しての会見でした。下地衆議院議員のご尽力、高良先生の医師の立場からの発言、そして守る会本部からの応援と、多くの方が力を貸して下さいました。

会見ではアジアへの医療的貢献という機能も含めたセンターの設立を「直訴」したところ、小泉大臣からは「地域医療計画の中で考えるので県から挙がってこなければ何もできない。県が動けば、国としてそれなりのことは考えたい。国立は無理だが県立にして国が四分の三を補助することは可能である」との返答をいただきました。

同日、稲垣実男沖縄開発庁長官を訪問、再び要請を行いました。稲垣氏によると予算の獲得には知事か副知事の要請が不可欠だが、国は沖縄不信になっているとのお話しでした。

一九九五年に起こった「米軍人による少女暴行事件」そして「日米地位協定の見直しを要求する」総決起大会には会場の宜野湾海浜公園を埋め尽くす八万五〇〇〇人もの人が詰めかけました。そして大田

小泉厚生大臣を訪問し要請文を手渡す守る会メンバーと下地衆議院議員、高良医師（『琉球新報』1997 年 2 月 26 日）

母子医療センター建設を

心臓病の子供を守る会県支部 厚相に実現訴え

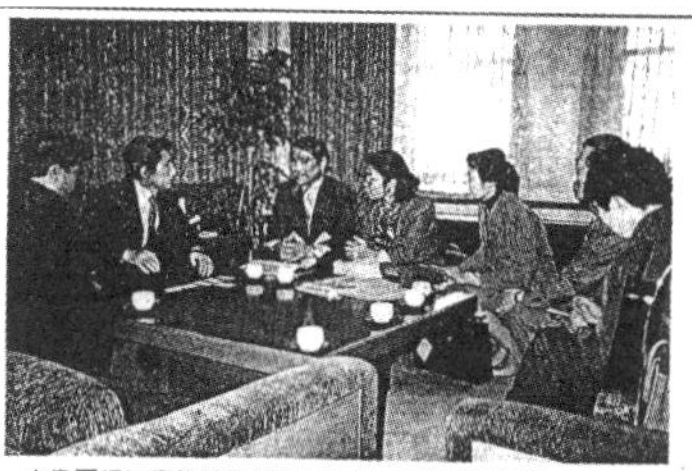

小泉厚相に母子総合医療センターの設置を要望する全国心臓病の子供を守る会県支部の代表ら（97年2月20日）

高度医療が必要な妊婦の安全な出産から新生児や小児の難病治療、専門的なリハビリテーションなど、母親と子供たちを総合して高度医療の対象にする「母子総合医療センター」の県内設置に向けた運動を展開している全国心臓病の子供を守る会県支部（親川武司支部長）らは、小児を専門にする現場医師らとタイアップして今年七月にシンポジウムを開催。行政への要請行動と併せて病院建設への全県的な機運づくりを進めたい考えだ。

同支部は今月二十日、副支部長の玉城よし子さんや運営委員の田頭妙子さんらが上京、アジアへの医療的貢献という機能も含めたセンターの設立を求め、小泉純一郎厚生大臣に〝直訴〟した。田頭さんは「私たちの話をしっかり聞いてもらった。県が（設置へ）動けば、それなりのことは考えたい、と大臣から返事があった」と話す。

小泉厚相への要請は、支部をはじめ、障害や重度の疾病を持つ保護者らの団体十組織の連名。一方、昨年六―八月には県内で署名活動を展開し、四万三千七百四十七人分の「賛同」を得て県議会に設置を請願。それが十月二十五日の文教厚生委員会で全会一致で採択された。

国への直訴を受け、支部では県に対する要請行動が改めて必要になったと確認。シンポジウムの開催もその一環で、医療現場の専門家や疾患を持つ当事者の代表、研究者らがセンター設置の必要性を説く予定だ。

親川さんら支部の代表は「チーム医療で技術を蓄積できる独立した専門のセンターがどうしても必要。高齢化社会を支えるのもいまの子供たち。沖縄の将来もかかっている」と口々に設置実現を訴える。

支部らからの請願を採択した昨年の文教厚生委員会の質疑で、県環境保健部は周産期や小児の疾患、障害への「総合的な対応」の意義は認識したが、専門医の確保など課題を挙げている。

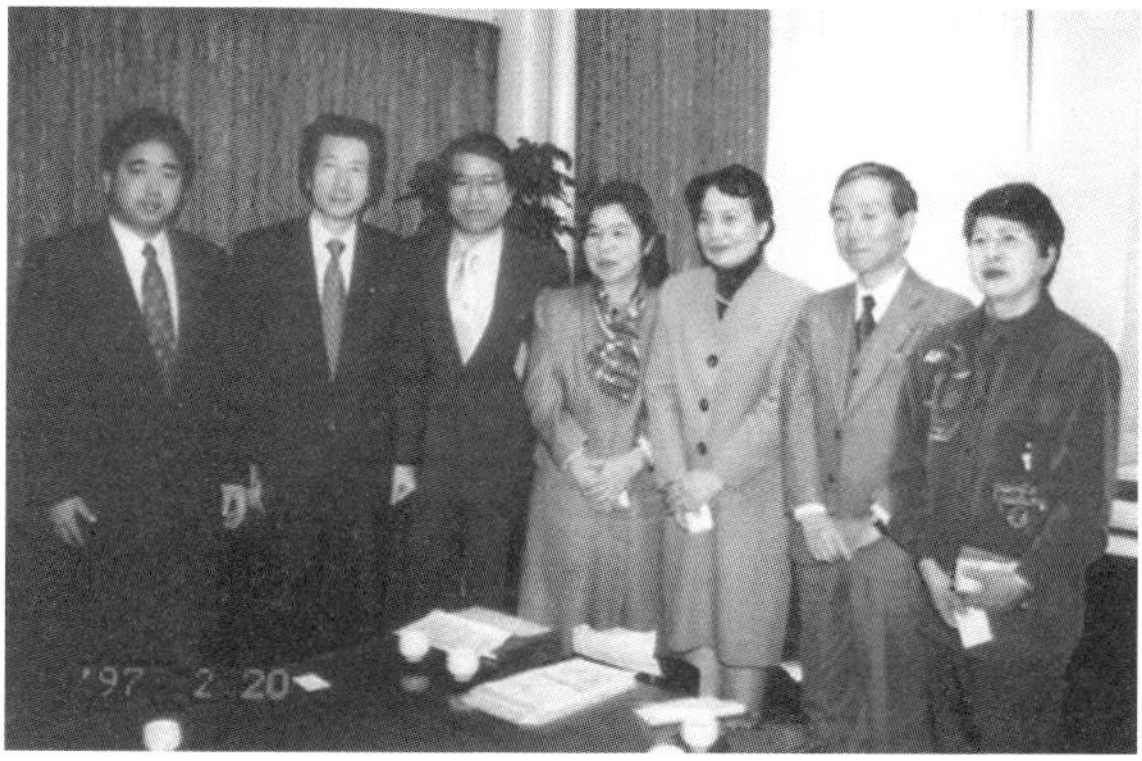

小泉厚生大臣との会見（1997 年 2 月 20 日）

昌秀沖縄県知事は米軍基地の土地強制使用の代理署名を拒否し、日米政府との確執が生まれていた時期でした。そのような激動の時代ではありましたが、私たちはひたすらこども病院設立に向けて動いていました。

私たちは国への直訴の結果、県に対する要請行動が改めて必要になったと確認できました。これらの要請と返答を持ち帰り、三月六日比嘉政昭環境保健部長を訪れ、報告しました。それに対して県は次年度予算にこども病院を検討するための調査費を計上するとの返事をいただきました。

基幹病院構想が頓挫

その直後の一九九七年三月三一日、県は第三次振興計画内で進めていた「基幹病院建設」を財政逼迫により見送ると発表しました。

沖縄県の第三次振興計画に盛り込まれた「基幹病院構想」とは、病院管理局は老朽化した県立中部病院と那覇病院を統合して県全体の医療の中枢となる「基幹病院」を建設し、高度多様化する医療ニーズに対応するという計画でした。沖縄における基幹病院構想は一九九〇年に「基幹病院構想検討会」が設置され、一九九五年に「基幹病院構想」に係る基本方針（案）が策定されていました。しかしその後、県医師会との調整、予定地整備の遅れにより第三次振興計画内での実現が困難となったため、中部病院改築は単独で行うことになったというものでした。

一九九七年三月六日の『沖縄タイムス』の記事によると「『中核的中部病院を存続させる議員連絡会議』

県立中部病院問題　（具志川市）

県が基幹病院構想断念

地元は依然警戒感残す

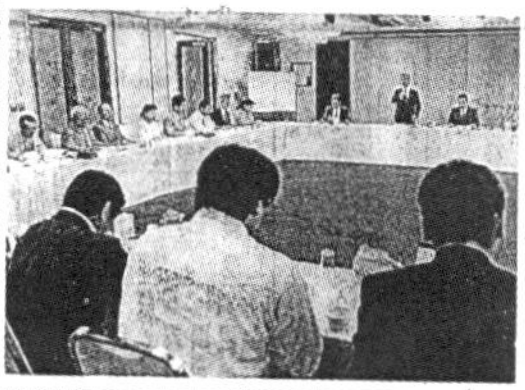

10日の対策会議では県の中部病院改築案などについて討論した＝具志川市内の宴会場

（具志川支局・玉城淳）

三次振計内で基幹病院構想を断念、県立中部病院の改築工事施工を明言（『沖縄タイムス』1997年5月25日）

が発足され、南部への基幹病院に反対せず、中部病院の機能維持を求めることで一致」というものでした。その後中部病院は二〇〇一年に改築移転が終了することとなります。実はこども病院建設に先立ってこの中部病院が改築したことにより、前例としていろいろ意見を聞く事ができ、こども病院建設に反映することができました。

一方、外務省は国際都市構想の中で母子医療センターをつくるよう動き出していました。また厚生省は全国的に周産期医療に力を入れ、沖縄には中部と那覇に周産期医療センターが必要であるとし、「母子保健医療検討対策委員会」を立ち上げる予定になっていました。

第三節　「母子総合医療センター設立推進協議会」〈一九九七年〉

「母子総合医療センター設立推進協議会」発足

一九九七年（平成九）四月一二日　守る会事務所にて一一障害者団体の代表者会議を開催し、母子総合医療センター設立推進協議会（以後「推進協」）が発足しました。これまで以上に結束し、より強力な運動を押し進めようと組織されました。

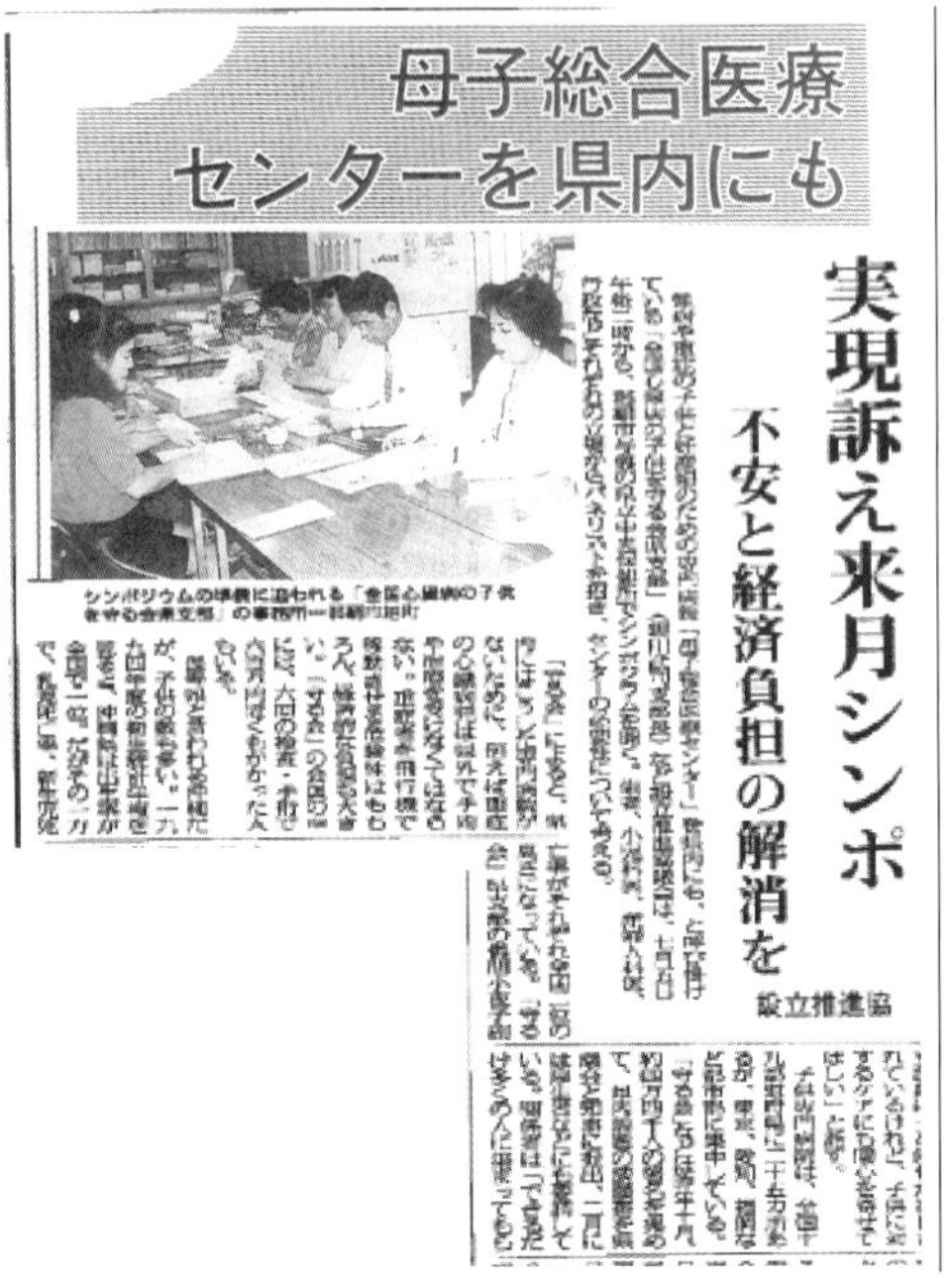
母子総合医療センターを県内にも

実現訴え来月シンポ

不安と経済負担の解消を

設立推進協

母子総合医療センター設立推進協議会主催の、初のシンポジウムの開催の告知記事（『沖縄タイムス』1997 年 6 月 2 日）

会長には親川武司が選出されました。

親川は守る会が「沖縄県にこども病院を」と掲げて活動をするため、長期間不在だった支部長を引き受けて下さり、さらに推進協の会長として、職場での忙しい責任のあるポストにいて、時間をやりくりしながら会を引っ張って下さいました。

これまでこども病院設立にむけて活動はしていたものの、ようやく一一の団体が「こども病院」という目標に向かって一つになりました。それぞれの団体の詳細は次の通りです。

●全国心臓病の子どもを守る会　沖縄県支部
心臓病児・者とその家族の苦しみをなくすために、会員が相互に連絡し、助け合い、みんなで医療制度の改善と社会保障の拡充のために運動する事を目的として一九七三年（昭和四八）九月に設立。

●沖縄県重症心身障害児（者）を守る会
県内五つの重症心身障害児施設にお世話になっている障害児者の親たちが、子等のＱＯＬの向上と相互の親睦を図り障害者福祉の向上を目指す。一九六九年（昭和四四）に設立。

●日本ダウン症協会沖縄県支部
「小鳩会沖縄県支部」として「ダウン症候群を持つ児童及び成人の福祉の向上と社会的自立を実現すること」を主目的にスタートし一九七八年（昭和五三）に設立された会。（一九九五年六月から「日本ダウン症協会」の沖縄県支部として活動）

●沖縄県難聴児（者）を持つ親の会
聴覚に障害を持った子どもたちに対する最適な教育と福祉及び社会生活の向上を図るための支援をし、会員相互の研修と親睦を深めることを目的に一九八四年（昭和五九）九月に設立。（二〇〇四年

会の名称を「沖縄県聴覚障害児を持つ親の会」へと変更）

●沖縄県小児在宅医療基金「てぃんさぐの会」

人工呼吸器をつけた子どもたちの在宅治療を支援する。医師、看護師、保健師、理学療法士、臨床心理士、栄養士、教師、ケースワーカー、ヘルパー、母子保健推進員で組織。一九九三年（平成五）に設立。

●沖縄小児発達センター父母の会

沖縄県内の発達障がいならびにその可能性のある方やそのご家族、それに関わる方々への支援や情　報提供。

●骨形成不全友の会

「骨形成不全友の会」は、難病である骨形成不全症の患者・家族とその人達を支援する人々の会です。

●日本てんかん協会沖縄県支部「波の会」

てんかんによって起こる悩みや苦しみを解消するため、患者・家族を中心に専門医・専門職・ボランティア市民参加と協力によって一九九〇年（平成二）十一月に設立。

●沖縄県肢体不自由児者父母の会連合会

肢体不自由児者の父母、本人、関係者が集い、抱えている諸問題や課題について、交流し、協力しあい問題解決に当たり、福祉の向上を図り、一人の人間として生きがいの持てる地域社会づくりを目指し一九八五年（昭和六〇）に設立されました。

●沖縄自閉症児者親の会

自閉症児者が安心して生活できる社会を求めて活動する会です。一九七四年（昭和四九）三月に設立されました。

●人工呼吸器をつけた子の親の会（バクバクの会）
人工呼吸器をつけたこどもたちのことを、愛情と親しみを込めて、「バクバクっ子」と呼んでいます。
バクバクの会は、人工呼吸器をつけた子どもたちの命と思いを何よりも大切に活動しています。

「推進協」設立時は以上の一一団体でしたが、後に次の四団体が加わりました。

●沖縄県訪問教育親の会
訪問教育を受けている子どもたちの、生活を豊かなものにするとともに、充実した教育環境の実現に向けて取り組むことを目的に一九九六年（平成八）十二月設立。
●沖縄ＬＤ児・者親の会「はばたき」
学習面や運動面、社会性など年齢のわりに落ち込みが見られ、学校や社会で理解されず悩んでいるＬＤ児を、適切な援助や理解によって、社会性と無限の可能性を引き出せるよう、一九九五年（平成七）十一月に設立。
●（財）がんの子どもを守る会「のぞみ財団」
小児がんで子どもを亡くした親たちによって小児がんが治る病気になって欲しい、また、小児がんの子どもを持つ親を支援しようという趣旨で設立。北海道支部、沖縄支部他全一八支部。一九六八年(昭和四三）設立。

●視覚障害児を持つ親の会

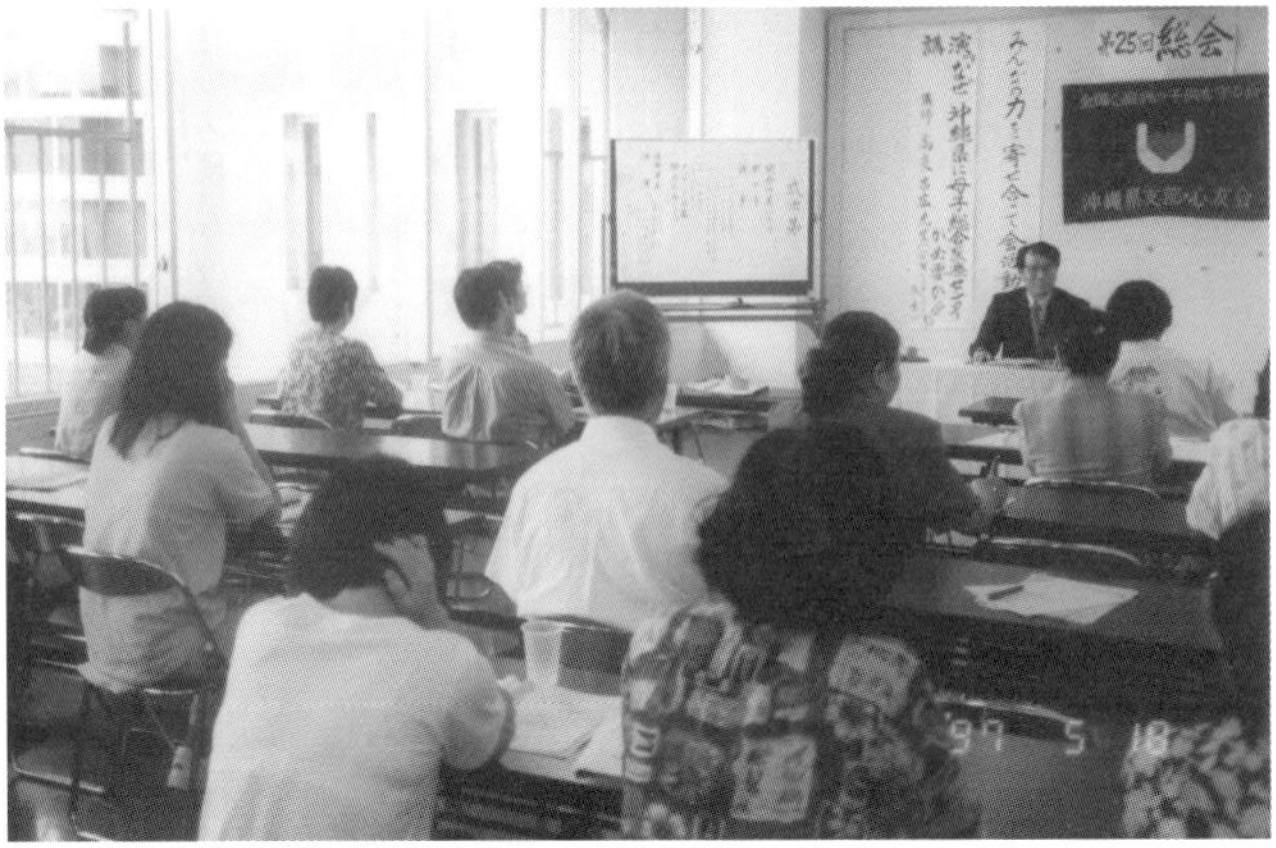

守る会第 25 回総会で講演する高良吉広先生
（1997 年５月）

推進協では計画していた第一回シンポジウムの開催に向けて、四月二四日、県福祉保健部（平良健康部長）と県立中部病院の安次嶺馨先生を訪問、シンポジストを依頼し、話し合いを行いました。

会員への勉強・広報のため、五月の「守る会」の第二五回総会では「てぃんさぐの会」会長で小児科医でもある高良吉広先生に「なぜ沖縄に母子総合医療センターが必要か」の講演を行ってもらいました。

第四節　第一回シンポジウム〈一九九七年〉「なぜ沖縄県に母子総合医療センターが必要か」

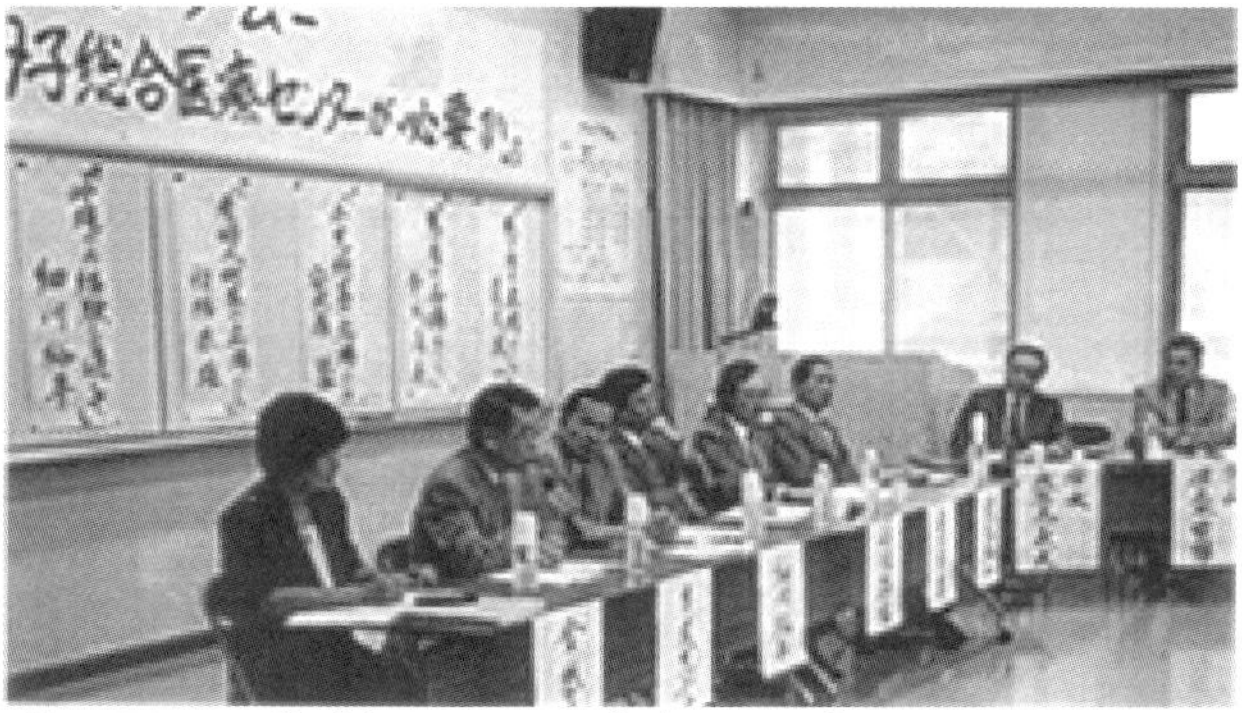

第一回シンポジウムのシンポジストの方々
（1997 年７月５日）

第一回シンポジウム開催

一九九七年（平成九）七月五日、推進協主催の第一回シンポジウムを開催しました。中央保健所大ホールで行われたシンポジウムには一八〇名が参加しました。

患者の側からの運天政一氏（沖縄重症心身障害児者を守る会、沖縄療養育園父母の会会長）と金城清美氏（全国心臓病の子どもを守る会沖縄県支部）、小児科医の立場から安次嶺馨氏（県立中部病院副院長）、産婦人科医の立場から稲福恭雄氏（日本母性保護産婦人科医会沖縄県支部理事）、沖縄での経験を通して細川裕平氏（兵庫県川西保健所所長）、国際貢献の立場から吉武克宏氏（国立国際医療センター国際協力局専門官）、行政の立場から金城マサ子氏（環境保健部次長）がそれぞれの立場から母子総合医療センターの必要性についてお話され、さまざまな意見が交わされました。座長は大宜見義夫氏（沖縄県小児科医会会長）、佐久本哲郎氏（県立那覇病院産婦人科）が担当しました。

以下、シンポジウムの概要は次の通りです。

県外病院での入院（金城清美）

私たちの心臓病の子どもを守る会は、一三〇名の会員がいますが、重症のこどもの多くは福岡、東京、大阪など本土のこども専門病院で手術を受けています。私もその一人で娘は二歳半の時初めて手術を受けるために大阪の病院に入院しました。親の付添はできず、面会は三時から六時半までの三時間半でした。私は大阪市内にある主人の姉の家からバスや電車を乗り継ぎ二時間かけて病院へ向かいました。

術後、ひどい不整脈が出て一時はどうなるのかと、とても心配しました。翌日はまたペースメーカーの電極を入れる手術。そのため傷口の縫合が困難になり、二か月も入院しました。ＩＣＵにいる一週間は面会時間も午前十時からたったの五分間だけの一回限り。いつも後ろ髪をひかれる思いで泣きながら病院を出たものでした。娘のことを心配しながら、いつもお世話になっている義姉の家まで大阪の夜の街を不安と恐怖と闘いながら必死に帰ったものでした。郷里を遠く離れ、面会するのは私一人。もし私の身に万が一のことがあったら、娘に面会する者は誰もいないのです。

それから一年後、二回目の手術。またもやシャント短絡手術。その時は一か月半の入院生活。そして娘が幼稚園生活に慣れたころ、また入院、今度は開胸しての根治手術です。いよいよ！と思うと不安だらけの毎日を過ごしました。

二歳から一三歳までに一三回大阪の病院を往復しました。四度も行われた手術の時は一か月半から二か月半、四か月等と長い入院生活となり、術後の回復が一進一退の状況の中、母親一人で病児と向き合う不安と辛さ、沖縄に残してきた幼い子どもたちへの思いや、交通費や滞在費の経済的負担などを考えると、沖縄に母子総合医療センターは必要であり、安心して子どもを生み育てることに繋がると思います。

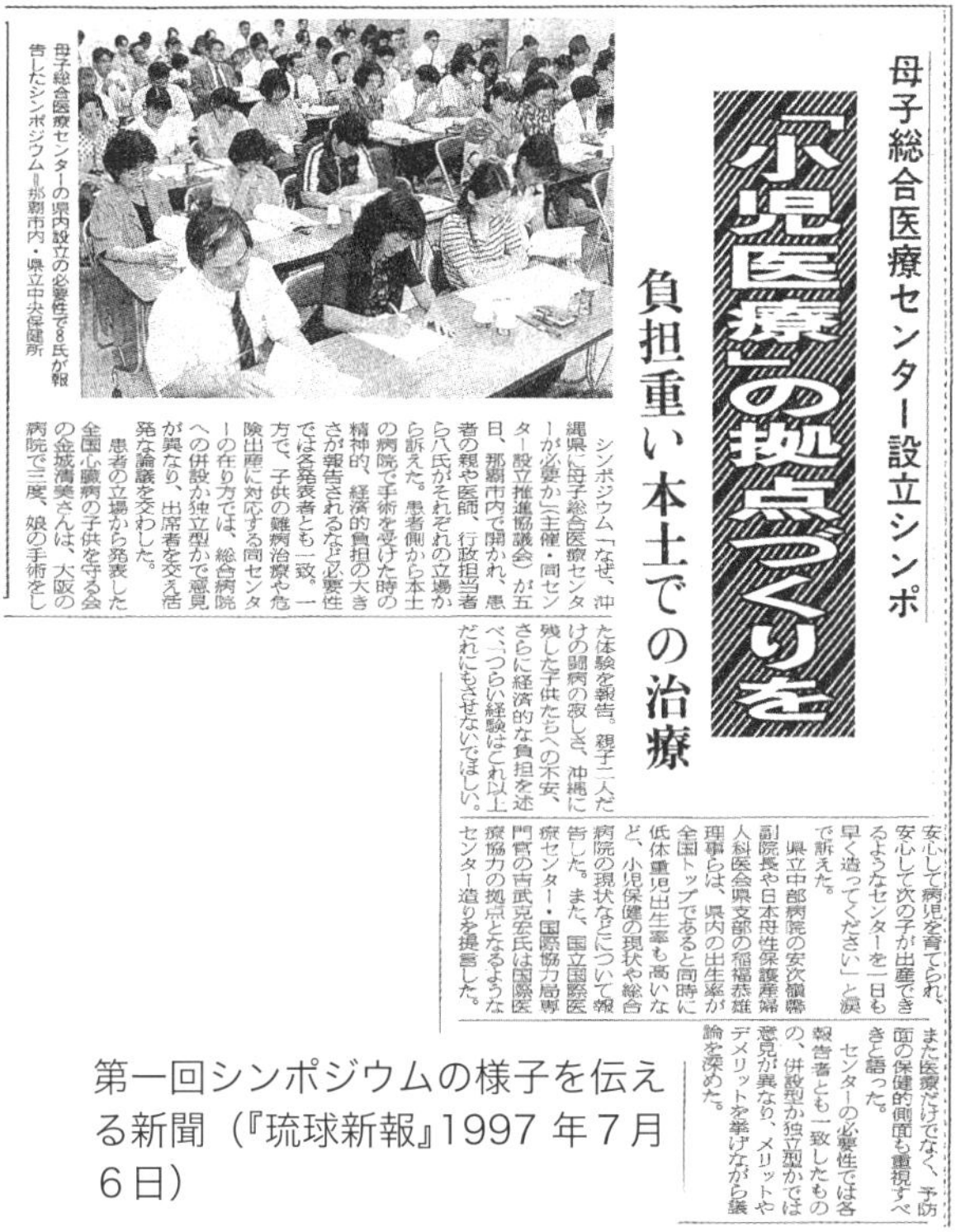

母子総合医療センター設立シンポ

「小児医療」の拠点づくりを

負担重い本土での治療

母子総合医療センターの県内設立の必要性で8氏が報告したシンポジウム＝那覇市内・県立中央保健所

シンポジウム「なぜ、沖縄県に母子総合医療センターが必要か」（主催・同センター設立推進協議会）が五日、那覇市内で開かれ、患者の親や医師、行政担当者ら八氏がそれぞれの立場から訴えた。患者側から本土の病院で手術を受けた時の精神的、経済的負担の大きさが報告されるなど必要性では各発表者とも一致。一方で、子供の難病治療や危険出産に対応する同センターの在り方では、総合病院への併設か独立型かで意見が異なり、出席者を交え活発な論議を交わした。

患者の立場から発表した全国心臓病の子供を守る会の金城清美さんは、大阪の病院で三度、娘の手術をした体験を報告。親子二人だけの闘病の寂しさ、沖縄に残した子供たちへの不安、さらに経済的な負担を述べ、「つらい経験はこれ以上だれにもさせないでほしい。安心して病児を育てられ、安心して次の子が出産できるようなセンターを一日も早く造ってください」と涙で訴えた。

県立中部病院の安次嶺馨副院長や日本母性保護産婦人科医会県支部の稲福恭雄理事らは、県内の出生率が全国トップであると同時に低体重児出生率も高いなど、小児保健の現状や総合病院の現状などについて報告した。また、国立国際医療センター・国際協力局専門官の吉武克宏氏は国際医療協力の拠点となるようなセンター造りを提言した。また医療だけでなく、予防面の保健的側面も重視すべきと語った。

センターの必要性では各報告者とも一致したものの、併設型か独立型かでは意見が異なり、メリットやデメリットを挙げながら議論を深めた。

第一回シンポジウムの様子を伝える新聞（『琉球新報』1997 年７月６日）

周産期医療の大切さ（運天政一）

昨年四月守る会の二人の女性が我々の定例会に来られて「母子総合医療センター」の説明をされ、署名活動への協力を呼びかけられました。五月には支援団体になってほしいといわれ、二の足を踏んだのですが、何しろ厚生大臣に直訴するようなパワーのある方々で全然ひるみません。最初は療育園の重症心身障害児とセンターとのように結びつくのか考えたのですが、今を去る三十余年前の我が長女のことが蘇ってきました。誕生一年足らずの娘が約一週間の高熱以後、発育を停滞、それから始まった病院の渡り歩き、時に「発育の遅い子もいますよ」の慰めを聞いているうちに、折から来島した鹿児島医大診療団による「脳性マヒ」の診断を受けました。以後は悶々とした苦悩と焦燥の日々、当時最先端を行く医療技術とマスコミにも登場した本土、奈良県立医大にワラにもすがる思いで嘆願、渡りをつけての脳外科手術と三か月の入院生活、思うほどの成果なく退院、そして以後療育生活に入ったわけですが、今思うと誕生後一〜二か年くらいの間の対応というものが、いかに大切か、改めて周産期医療の大切さを思い知らされた次第です。

母子総合医療センターが一日も早くできることを願うものの一人です。会員と話をしていくと周産期の医療状況や生後一年ぐらいの医療対応についていろいろと聞くことができ、センターの必要性を感じました。また支援団体に参加していろいろな団体があることを知り、わたしは自分の周囲しか見ていなかったと反省しています。

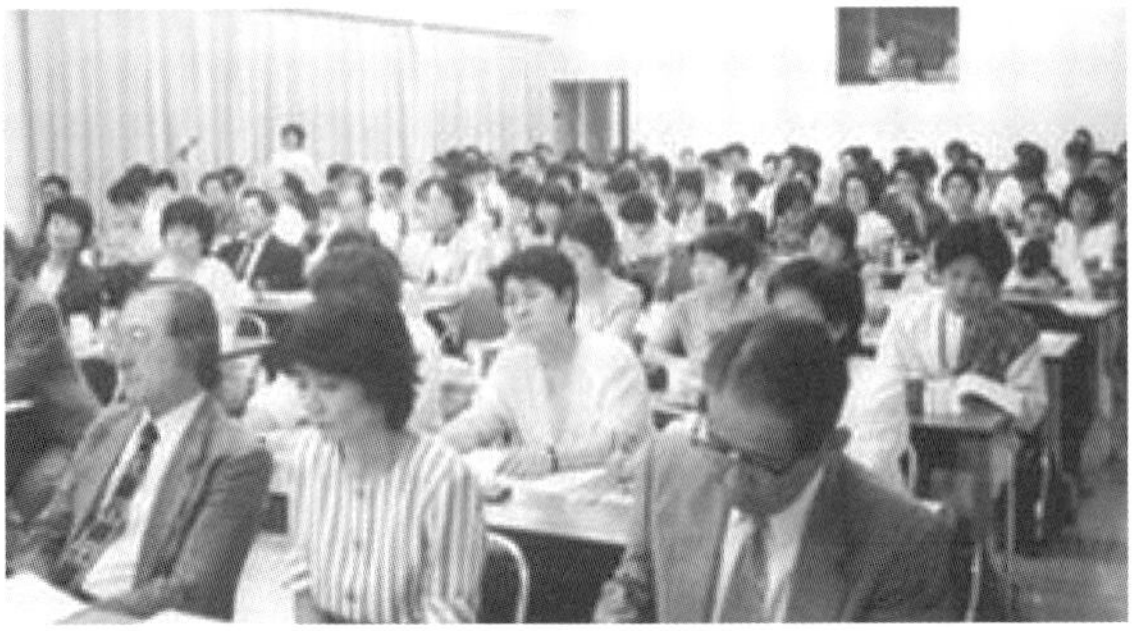

シンポジウムで熱心に聞き入る参加者
（1997年7月5日）

小児科医の立場から（安次嶺馨）

沖縄県は県民所得が低く失業率は高く、諸々の悪いデータが沖縄に集中しているが、出生率は全国トップにあります。しかし未熟児の割合が全国平均の二倍で、新生児ＩＣＵを持っている県立病院で専門医がチーム医療で頑張り全国並みのレベルに入っています。外科においても新生児の手術、開心術小児腎臓移植等成績を上げています。また教育病院として県内だけでなくＪＩＣＡを通して海外からの研修を引き受け国際協力に貢献しハワイ大学と提携しています。

今後の小児医療の体制を考えると、小児の高度医療専門施設が必要ということは誰もが認めることで、①県立病院に小児科をパワーアップした母子総合医療センターを設置する。②こども病院に近い形で新しい県立病院をつくる。③沖縄県は貧しいので国につくってもらい国際貢献も行う。の三つの中から選択されると思います。

沖縄のこれまでの小児医療にさらにスタッフを配置すれば皆さんの期待に応えられる高度医療が可能であります。

産婦人科医の立場から（稲福恭雄）

沖縄県も少子化は進んでいますが、全国的には出生率は一位であり、平成七年は一万六七五一人の子どもが生まれました。最近の傾向としては社会的、身体的にハイリスクの妊娠分娩が多く、産科だけでなく各科の医師が垣根を越えて総合的に医療を行う場合が多くなっています。

昨年から那覇、中部、北部、離島それぞれ周産期医療体制が整備され、新生児医療ネットワークが作られました。また、地域保健法の改正により各病院と地域中核病院と連携して問題解決にあたるが最終的には「母子総合医療センター」を考える必要があります。この場合独立型か併設型かの選択になります。財政的にも人員確保の上でも、また患者さんの成長後の医療管理を考えると併設型が適切と思います。救急救命、移植、癌、心臓血管等の各種センター機能を持った基幹総合保健医療センターとなるのでしょうか。

沖縄の小児外科（細川裕平）

昨年まで県立那覇病院で外科医として、こどもたちの治療に携わっておりました。今日はこの運動で何が問題で、その解決には将来どうすべきかを皆さんと一緒に考えていきたいと思います。現在の医療体制の中では患者さんが医療を選べるということが原則になっています。多くの情報の中で高度医療とか、全国レベルとかを調べて、または医師が情報を示して医師と患者が納得して治療を始めるのです。沖縄では年間一二〇名の心臓病の子どもが生まれ八〇名位が外科対応と思われます。

今回県内でアンケート（一〇〇名回答）をしたところ年間四、五人が信頼した医師に勧められて県外で手術を受けています。経済的に大変ですが病児のきょうだいにもかなりの影響があったこと、沖縄にもこども病院があって欲しいとの回答がほとんどでした。先天性の病気は多種複雑な種類があり、医療技術の向上のためにもこども専門病院に医師が集まり、他科の医師や看護、検査などのチーム医療によって日進月歩の医療を将来もつづけていけるシステムをつくることが必要です。日本の小児医療専門施設は国際基準でみて、ここ一〇年で非常に高いレベルにあります。沖縄県でも全国レベルの病院をつくってほしいし、さらに国際的で教育システムのある病院になってほしいと思います。

国際貢献の立場から（吉武克宏）

沖縄に母子総合医療センターをつくること、それも国際協力を目指したものにしていこうということに大変感動しております。人は適正なヘルスケア（保健、福祉、医療）を受ける権利があり、日本国憲法においても記されておりますが、世界中には半分以下の人しかこの基本的権利をうけておりません。

私は国際協力課に籍をおいていろいろな途上国のプロジェクトに参加しますが、貧困と劣悪な生活環境の中で乳幼児死亡率、妊婦死亡率が非常に高い。リュウマチによる心臓病も大変多く（沖縄でも最近までみられたが日本ではみられない）、破傷風で命をなくす子どもも多く低栄養、低蛋白からくる病気など医療以前の問題です。沖縄県が国際協力拠点に適しているという理由は、亜熱帯環境にあり気候風土が途上国に類似している、他県から隔絶され地理的にまとまっていて、途上国の開発のモデルになりやすい。専門家派遣や研修生の教育など国際貢献という世界的立場で評価されると思います。

行政の立場から（金城マサ子）

四月から環境保健部に参りました。今日は統計資料から簡単に本県の母子保健の実情をみますと出生率は平成七年全国九・六に対して一三・二と高く、低体重児、乳児死亡も高い状況が続いています。

若年妊娠、四〇歳以上の妊娠が多いことも問題です。平成七年度の医療費給付からみると育成医療費が九一七件、小児慢性疾患が五二二件、未熟児養育医療が五三一件で、育成医療では内臓五九三件、その内八七件が心臓疾患です。平成八年は九四人が心臓手術を受け、県外には六人が行っています。

本県の母子保健の実情は全国に比べて問題が多く、今後産婦人科と小児科が連携し集中管理医療の整備が必要と思います。県としては平成九年の早い時期に検討委員会を設置し周産期医療も含めた母子総合医療センターを考えていきます。また周産期医療協議会では、総合周産期医療センターを一か所、地域周産期センターを地域毎に指定してネットワークでつなぎます。母子医療センターについての本日の先生方からの提案も含めて慎重に検討し、沖縄の子どもが健やかに育つよう体制整備を進めてまいります。

中部病院の実績から（我那覇仁）

中部病院の過去五年半の心臓手術は二〇五例で、開心術一一六例、非開心術が八九例、生存は一九五例です。先天性心疾患にはたくさんの種類がありますが、心室中核欠損症、心房中核欠損症、ファロー四徴症は死亡率ゼロです。純型肺動脈閉鎖症、完全大血管転位症、総肺静脈還流異常、単心室など複雑な心奇形での死亡があります。最近ＮＩＣＵでの救命技術も向上して低体重児の手術も救命できていま す。本土に転送したのは新生児に限っていて幼児、学童期ではおりません。我々の施設ではほとんどの心疾患には対応できていると思っていますが、重症で複雑な心疾患の治療成績をあげることが今後の我々の課題です。沖縄県には離島の問題があります。昭和四九年に厚生省からの検診が行われ、昭和五〇年から中部病院の心臓専門医が定期的に診ています。当初はかなりの数の患者さんが本土で治療を受けていますが、ここ五年間は県内で対応しています。

ディスカッション

司会（佐久本） 今日問題になりました「母子総合医療センターが沖縄に必要か」という事に関しては皆さん必要だとのご発表だったと思いますが、それでよろしいですか。会場の方で必要性について疑問を持っている方はおられませんか。おられないようですので、皆さん御賛同ということで議論を進めます。

安次嶺 沖縄県で我々がやっている小児医療を、そのまま延長していってそれを充実発展させていくというかたちで「母子総合センター」を考えたいと思っていますが、細川先生は重症の心疾患もきちっと治すことのできるような小児医療施設を、とおっしゃっています。いろいろな意見を皆さんに知っていただいたことは良かった。県民が何を望んでいるかによって決まると思います。

細川 外科医としては小児病院が併設型か専門施設型になるかはとても大きな問題です。併設型だと大人の手術をしながら子どもの手術もするというかたちになるので、日本のトップレベルをめざすかどうかは別として、仕事のしにくい環境になります。内科に対して小児科がありますが、外科は小児も大人も診るということになるからです。

安次嶺 私の考えていることと少し違うのですが、私が現在の体制を発展させるというのは総合病院の中に小児の心臓手術を専門にやる小児外科医をつくっていくという意味です。独立したこども病院等から新しい人を寄せ集めると協調がとれるかどうか分からないので、今の総合病院の体制を発展させるということです。

稲福　理想的には小児専門施設が良いと思いますが、経済的には住民に全部負担しなさいということにつながります。住民の負担が少なくなるようにその中でハイレベルの医療をめざすべきです。

吉武　沖縄の場合、離島とどのように提携を図るかも問題。高度医療というだけのものではなくて積極的に外に出かけ予防措置をとることが効率的であり、病院もそういうことを考えなければならない時代だと思います。医療はどこの国でも持ち出しですから効率的で無駄のない、しかも患者の観点で医療をおこなうことが考え方の起点だと思います。

金城マサ子　行政の立場としてはいかに効率的に住民の立場に立って展開していくかということが大変重要です。予防も非常に大切で沖縄県では市町村が中心になって生まれる前から死ぬまでの母子保健体制が確立していますが、それを有効に活用していろいろな問題の予防に繋げたい。

司会　患者の視点から総合医療を考えていくべきとのご意見ですが、代表として運天さん一言。

運天　行政の立場からの効率、専門医の立場の問題、総合と専門とどう絡むかの問題は、これまで考えたことがなくて、コメントは難しいです。

司会（大宜見）　医療の問題は医療人同士では分かるのですが。患者さんの立場でどなたか発言を。

会場A　患者さんの立場でお話します。県立八重山病院の名城です。八重山の小児の現状は未熟児の発生率は全国七％に対して一〇％を超えており生存率は沖縄県の半分の二五％にすぎません。我々はどれだけのレベルの医療を提供してあげられるか。シンポジストの方は管理職の方ばかりなので、財政面を考えるのでしょうが、必要なものは何か、その為にはいくらお金がかかるという議論でないと一般の人には分からないと思います。

司会（大宜見）　八重山からの貴重なご意見に対してどなたか……。

会場B　元心臓病の子どもを守る会の一人として、今日シンポジウムに参加し、先生方のご協力に感激しています。今日の結論としては沖縄県に母子総合医療センターが絶対に必要であるというところは一致しています。どのような形にするかについて、安次嶺先生と稲福先生は中部病院、または高度医療センターの中で発展させて母子総合センターをつくりたいとし、細川先生は独立のかたちが良いと。財政面からは検査設備を共用できる方が早いうちにつくれるという意見は良く分かりますが、細川先生がおっしゃるチーム医療はチーム全体のレベルとか中部病院の中の職員配置、配置転換のなかでチームが構成できるのか疑問です。また、「子どもは小宇宙」という話があって、子どもには子どもの専門性があるわけですが総合病院の中で可能なのかどうか患者の立場からは疑問です。国家的な医療経済から沖縄にはつくれないとしたら東南アジアにむけて教育センターが論点になる気がします。

安次嶺　沖縄にどういう形の小児病院が必要なのか。東京や大阪にあるトップレベルのものをつくるのか。もっとローカルにプライマリーケアから高度医療までを診るのか。もちろん沖縄型の小児病院でも総肺静脈還流異常症や完全大血管転位症もできるようにすべきと思っています。現在の日本の小児病院は超専門家の集まりで、それだけをやるから最高の医療ができる。そういう中でセクショナリズムができます。現在の良さを残しつつ高度な専門医を加えていく形で沖縄型の小児医療センターを目指すというのが私の考えです。

会場C　那覇病院の久貝と言います。細川先生らと心臓をやっていますが、安次嶺先生の話は矛盾しているように聞こえます。高度医療ということで何でもできるというが、中部病院の心臓外科の成績をみると、開心術では心室、心房中隔欠損症とファロー四徴症がほとんどで、これは琉大病院や那覇病院でもほとんど助かっています。中部病院を小手先でいじって何でもできる病院にできるのかというと疑問です。専門医を一人いれて高度先進医療をするには無理がある。やっぱりファロー四徴症止まりだと思います。本土に行っている難しい症例は年間一〇例ぐらいなので、福岡に行ってもらう考えならいいと思いますが。

安次嶺　ひとつ誤解があります。中部病院が大きくなるというふうに考えてもらってはいけない。中部病院にちょっと人を加えてこども病院にしようという考えは全くありません。将来一〇年先になるかどうかわかりませんが、基幹病院となるものができた場合に、そのような構想のもとにやっていくというのが私の考えです。

司会（大宜見氏）　今日の討議は、センターが必要かどうかということがメインです。システムの問題、どういう機能を持たせるのか、併設型か独立型か、こども病院か母子病院かは具体的な専門家同士のディスカッションは日を改めて推進協の活動の参考にしていただきたいと思います。これで終了にいたします。

吉武　折角これだけの皆様がこの問題を考えられたので、この会で提言書を作って、関係機関等へ提出しませんか。

司会（大宜見氏）　はい、それは考えていきます。

参加者アンケートからの声

推進協構成団体の会員や、医療関係者、保健所関係、県議会議員、市町村議員はじめ一般の方が参加して下さり、熱心に聞き入っていた姿にこれから先の運動に勇気と力を与えられました。

ここで当日のアンケートの感想から参加者の声をいくつか掲げてみます。

★中部病院のようにスタッフのそろった病院に併設する形が望ましいと思う。母親も持病を持っていることも多いので常に管理できる体制がよいと思います。素晴らしい話を聞くには時間が短くて残念、もう少しゆとりを持って聞きたかった。私も脳性麻痺の重症児を抱えておりますが、ＮＩＣＵで命は助けることが可能になった現在、この子どもたちが無事元気ですごしているのかがすぐ頭に浮かびます。元気で育ってこそＮＩＣＵおよび手術の意味があると思います。これから先、障害を持った子どもたちが生まれてこないようスタッフと施設の整った医療センターの設立を心から祈ります。これからも頑張って下さい。応援しています。（施設入所児の母親）

★アジアの医療情勢についてのスライドを見て、アジアと日本本土との中間に位置している沖縄の医療を充実させ、国際協力をしていけたらいいなと感じた。今は学生だが、今後医療関係者として働く身として国際協力はとても興味深い。子どもは成長発達の中にあり、疾患によって身体的、精神的に発達が遅延することが多い。こども病院（小児医療）を充実させることで、少なくとも精神的な負担は軽減される。金城さんの話を聞いて精神的、経済的負担を軽減させるためにも是非、小児（母子）医療は充実させるべきだと考える。（二〇代学生）

★母子医療センターの設立はとても必要です。私も病児を育て、さらに健常児をも授かって育てています。私の体験を通して言いたいことは、家族ごとのケアのできるセンターをつくっていただきたいということです。病児のことも、さらによい医療をと求めるのは当然ですが、他のきょうだいの心のケアもとても必要で、また病児を抱えての出産のことも大切なことです。シンポジウムの中でもっと患者の家族の発言の時間が持てたらよかったと思います。（心臓疾患の娘を四年前に亡くした母親）

★沖縄県に母子総合医療センターは早急につくる必要があると考えます。NICU収容を必要とする小児は全国的に高い率であるにもかかわらず四〇床（県内）しかなく、稼働率は常に一〇〇％を超える現状ではスタッフは日々綱渡りをしているような業務をこなしているといえます。そのような医療を患者へ提供してよいのでしょうか。また、医療は早期発見、早期治療です。物理的に不利な立場では、適正な医療サービスを提供することができず、周産期死亡率、低出生体重児の改善は見られないと思います。行政的に小児科は赤字を抱えているといわれるが、今回のシンポジウムの中にあったように、長い目で見てこどもの成長を健やかに育んでいける沖縄県であってほしいと思います。今回は有意義なシンポジウムへの参加ができてよかったです。（看護婦）

★何のために母子総合医療センターが必要かという議論がされていないということを強く感じた。すべて県内で完治させたいという患者家族の声を最大の目的にするのならば、細川先生のおっしゃるように「高度」医療のレベルを目指すべきであり、乳児死亡率を下げるのを目的とするのであれば別の方向へ進むと思う。「県民がどのような形の医療を望んでいるかという意見」が重要と安次嶺先生が指摘されたように、もっと県民の声を集約させていった方がよいと思います。（国際協力の有無も含めて）そのあとで、併設か独立かの議論になっていくだろうし、お金の出どころも議論されていくべきでしょう。はじめの大きな目標を共有できないと、それにつながる議論も方向性がはっきりしないのではないでしょうか。今後の事務局の舵取りに期待します。微力ながら行政医の一人として協力させていただきたいと思いますのでよろしくお願いします。（医師）

第五節　突破口を求めて〈一九九七～一九九九年〉

母子総合医療センター

母子総合医療センターとは、周産期医療センターとこども病院を一つにした医療施設のことです。

一九九七年七月、県福祉保健部次長金城マサ子氏から、周産期医療検討委員会を立ち上げるので推進協から委員として入ってほしいとの要請を受けました。県は基幹病院ができるまでの間、周産期医療のなかで小児医療、高度医療を行う予定であるとのことでした。

一二月二四日、第一回シンポジウムでの意見をまとめ、大田昌秀県知事へ「母子総合医療センター設立について」の提言書を提出しました。それはセンターの具体的内容に関して提言したもので、資料として「全国のこども病院」の一覧表や新聞記事、シンポジウムの主な発言などをまとめたもので、提言書の中で母子総合医療センターの必要性を強く押し出したもので、次の様に記されています。「出生率、こどもの総人口比が共に全国一で、四方を海に囲まれ、多くの離島を有する島嶼県である沖縄県、そして歴史的にも「命（ぬち）」を宝物として大切に思ってきたわが県にこそ、他府県に重症の病児を移送しなくてすむような高度医療を行える機能を持った「母子総合医療センター」が是非とも必要なのです。」

当時、沖縄県はこども病院についてどのような見解を持っていたのでしょうか。県福祉保健部の金城マサ子氏から当時聞いたお話では「独立型なら毎年一〇億円の赤字になるので、財政面から見ると大きな問題である。機能的な面では見えない部分もあるので医師の協力のもと、実態を把握するために現在調査中である。三月いっぱいで報告書がでてくる。二一世紀全体をみて本当に必要であれば考えないといけない」というものでした

国際医療協力のあり方

この頃、よく話題になったのが全県自由貿易地域（ＦＴＺ）構想と国際都市形成構想でした。国際

都市形成構想とは国際都市として沖縄が東南アジアへの国際貢献拠点としての役割を担うというものです。沖縄特別振興策として国が設立し、県が運営する「高度技術医療支援センター」の計画がありました。その準備として一九九八年には調査費が予算計上されました。医療センター建設には多大な予算が必要とされるもので、アジア諸国へ貢献できる「母子総合医療センター」は県の推奨する国際都市形成構想にもかなうものであり、国の支援も得られるのではないかと思っておりました。

下地衆議院議員からも「小児科は採算性が悪いので、国際医療センターなら、人材も集めやすいし国からの予算も出るので可能性は高いのではないか」ということを聞き、大いに期待をしていました。

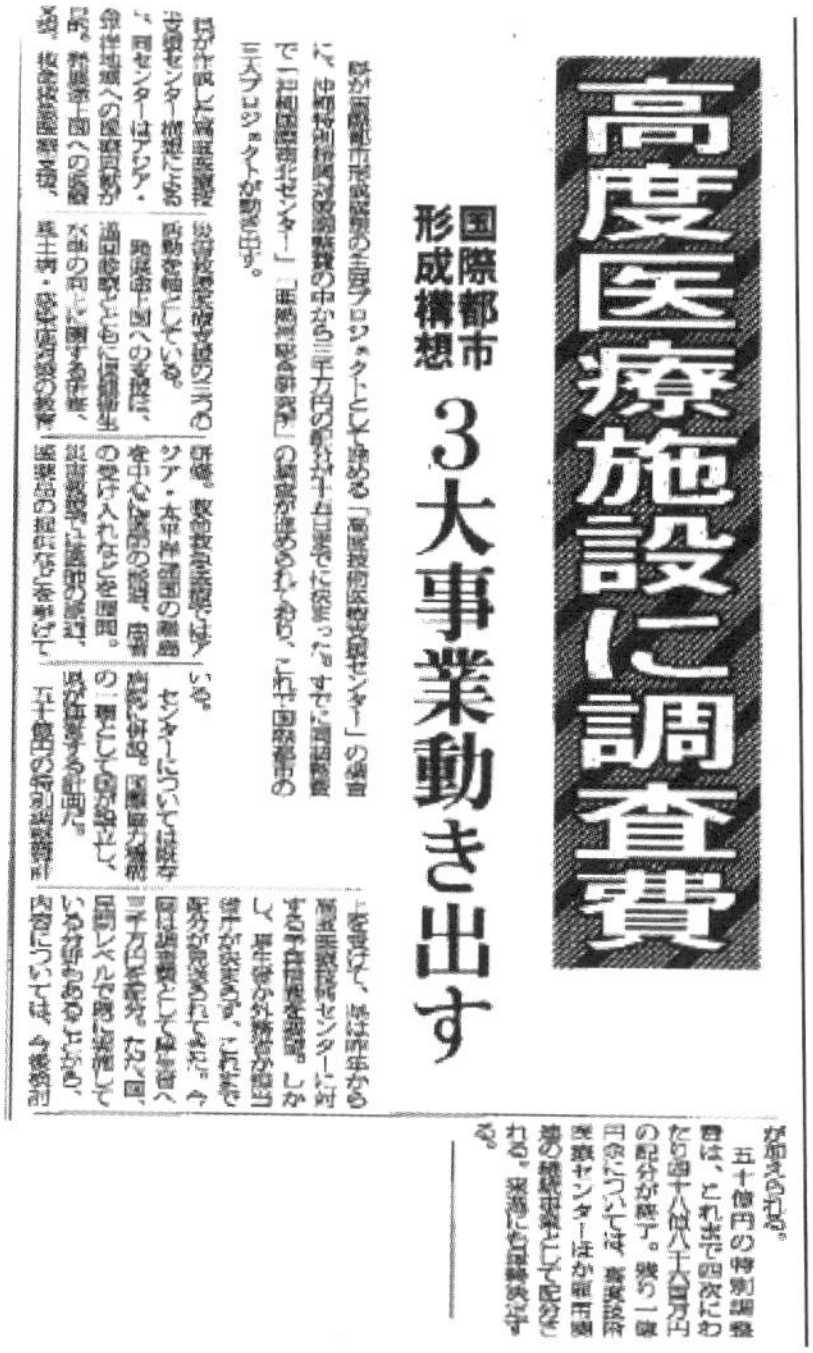
高度医療施設に調査費

国際都市形成構想　3大事業動き出す

国際都市形成構想と高度医療センターについて報じる新聞（『沖縄タイムス』1998年1月16日）

一九九八年（平成一〇）二月二一日、下地議員の提案で、県、県医師会主催の国際医療協力のあり方に関する意見交換会が開催されました。厚生省、外務省、郵政省、沖縄開発庁、県福祉保健部、医師会、下地幹郎衆議員ら各方面の方を交えたその会に、推進協五名が傍聴させていただきました。

意見交換会では国の各省庁、県や医師会などからの現状報告がありましたが、初めての意見交換会でもあり、将来への構想は見えませんでした。

一九九八年一月から『沖縄タイムス』では「こどものいる風景—沖縄社会を見つめて」として五四回にわたって特集記事を組んで下さり、その中で子ども医療（未熟児）の問題について広く世間に知らしめることができました。

周産期医療を考える

一九九八年一一月の沖縄県知事選挙で稲嶺惠一氏が沖縄県知事となりました。翌一九九九年は二〇〇〇年の沖縄サミットの開催が決まり、その準備に向けて県も慌ただしい年となりました。

一九九九年二月三日、県福祉保健部、推進協メンバーも参加して、下地沖縄政務次官、沖縄開発庁振興局と面談を行いました。そこで、「那覇病院に周産期医療と心臓手術ができるようにしたい」とのことで、県は先日行った「沖縄県母子保健医療実態調査」を基に検討委員会を発足させる計画で、その会には推進協からも参加して下さいとのことでした。

この頃、那覇病院に小児心臓外科医が不在だったため国の負担で小児心臓外科医を沖縄に派遣してくれることになっており、予算も計上されていました。しかし、それは一時的な措置であり、最終的にはあくまでも「こども病院」設置を望んでいました。

三月一六日、初の患者代表委員として推進協から田頭妙子が沖縄県周産期医療協議会に参加しました。この会は県立病院、県医師会、小児科医会、産婦人科医会、保健所、消防署のトップで構成される

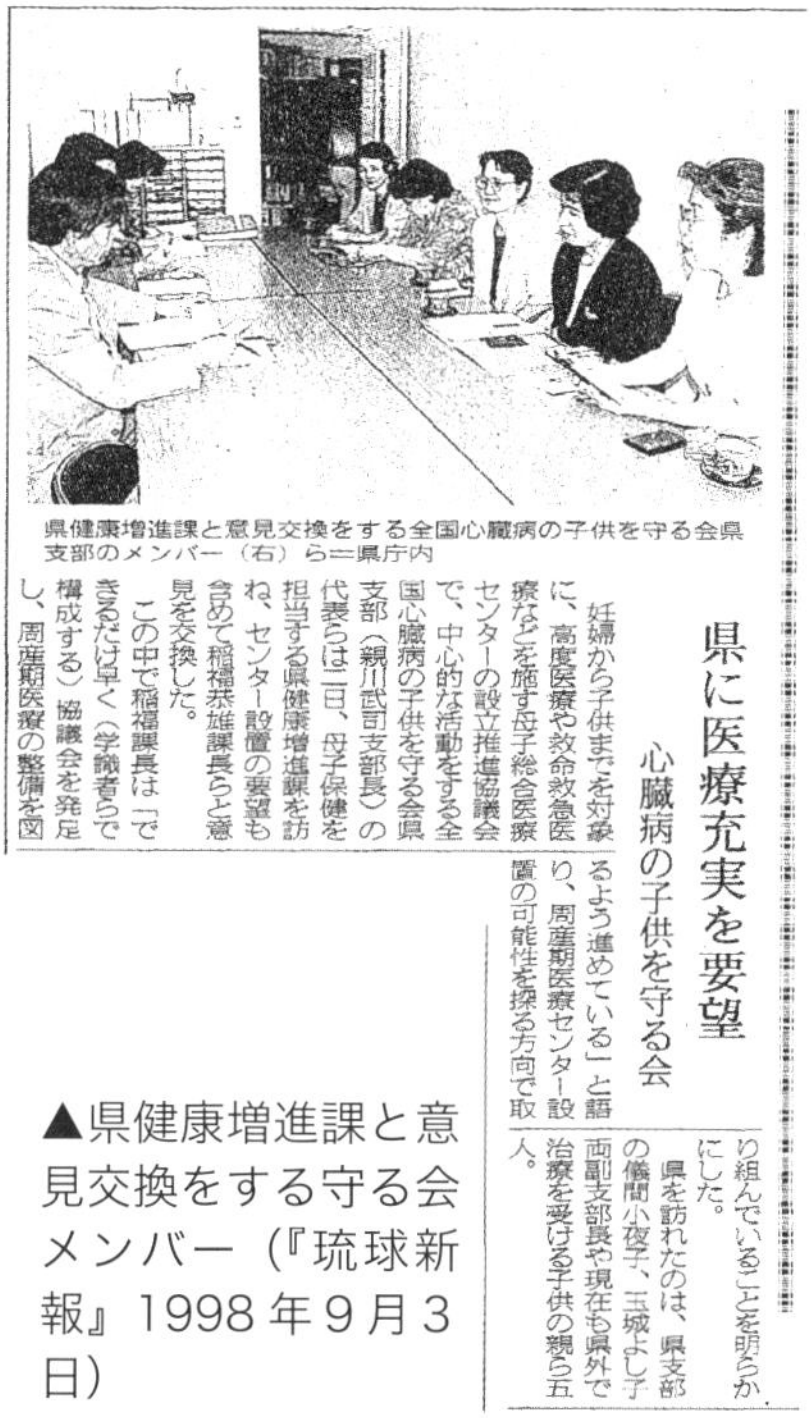

県に医療充実を要望

心臓病の子供を守る会

県健康増進課と意見交換をする全国心臓病の子供を守る会県支部のメンバー（右）ら＝県庁内

妊婦から子供までを対象に、高度医療や救命救急医療などを施す母子総合医療センターの設立推進協議会で、中心的な活動をする全国心臓病の子供を守る会県支部（親川武司支部長）の代表らは二日、母子保健を担当する県健康増進課を訪ね、センター設置の要望も含めて稲福恭雄課長らと意見を交換した。

この中で稲福課長は「できるだけ早く（学識者らで構成する）協議会を発足し、周産期医療の整備を図るよう進めている」と語り、周産期医療センター設置の可能性を探る方向で取り組んでいることを明らかにした。

県を訪れたのは、県支部の儀間小夜子、玉城よし子両副支部長や現在も県外で治療を受ける子供の親ら五人。

▲県健康増進課と意見交換をする守る会メンバー（『琉球新報』1998年9月3日）

委員会で、県立中部病院と県立那覇病院に中核周産期医療センターを、赤十字病院と琉大病院に地域周産期医療センターを設置することが検討、承認されました。

会議では中部病院、那覇病院の周産期の現状が報告されました。そこで一歩踏み込んで「周産期医療で助けられた病児をフォローするためにはこども病院が絶対に必要です」とこども病院の必要性をについて発言しました。しかしそのたびに「ここは周産期医療の会議です」と制止されました。それでも懲りずに毎回繰り返しているうちに制止されなくなりました。

九月二日、守る会県支部の代表が母子保健を担当する県健康増進課を訪ね、センター設置の要望を含めて意見交換を行いました。その際に稲福課長は「できるだけ早く学識者らで構成する協議会を発足させ、周産期医療の整備を図るよう進めていきたい」と語っていました。このことから県は周産期医療センター設置の方向で取り組んでいることが明らかになりました。稲福恭雄課長を訪問したのは、「母子総合医療センター（こども病院）」設立について運動の経過を説明し協力要請をしたことが最初で、その後幾度となく県庁へ足を運び、県知事への要請のためや情報収集などをお願いし、また、日母理事として第一回シンポジウムにはシンポジストとしてもご参加、ご指導下さいました。

稲嶺先生とは県議会文教厚生委員会を傍聴した後、議会棟の廊下の喫煙場所で、ゆっくりお話しする機会がありましたが、先生は率直で構想を熱く語る方で、私たちの設立への思い・ベターよりベストをとの訴えに対しても同調して下さいましたが、やはり、県職員としては厳しい県財政を考えざるを得ない苦しい立場であることを、語って居られました。

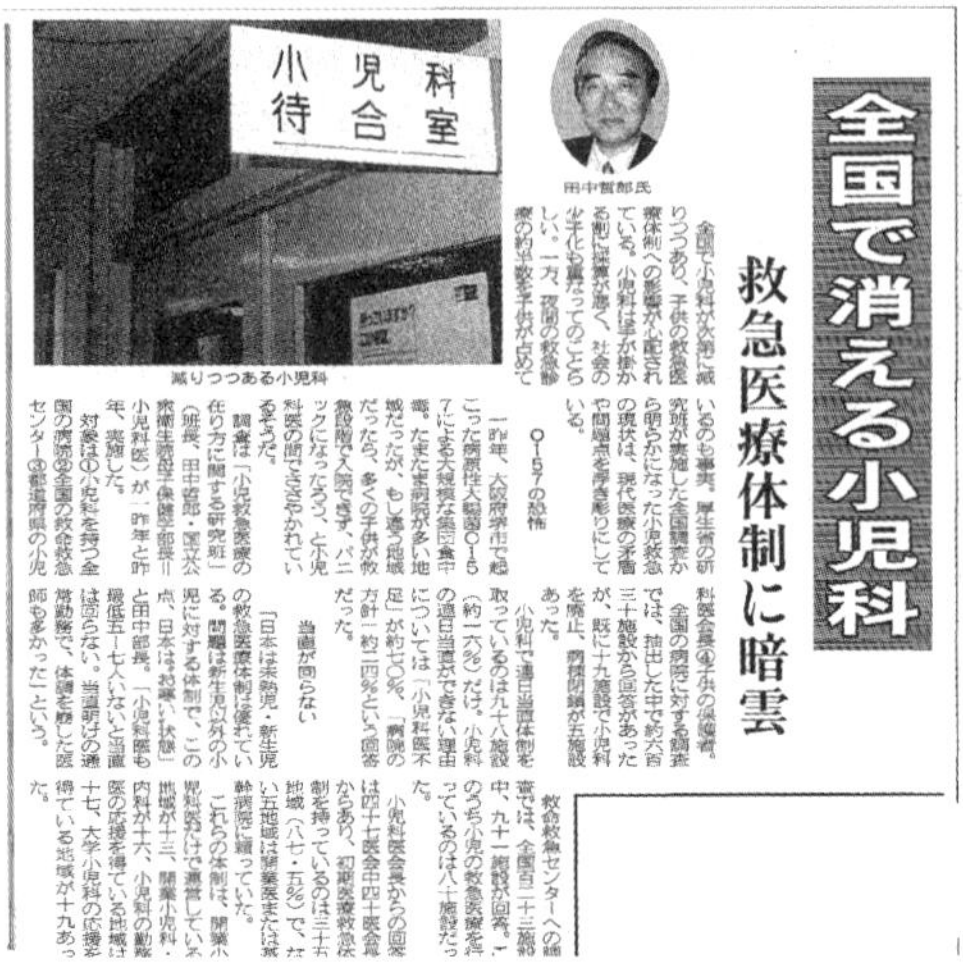
全国で消える小児科
救急医療体制に暗雲

小児科医療の窮状を報じる新聞
（『琉球新報』1998年6月9日）

■コラム■全国で消える小児科

沖縄でこども病院をつくろうと奔走していた頃、日本全体でも小児医療の窮状が話題となっていました。一九九八年六月九日『琉球新報』夕刊に「全国で消える小児科」の見出しで全国の小児科についての現状が報告されました。それによると小児科は手が掛かる割に採算が悪く、社会の少子化も重なって小児科の減少やこどもの救急医療体制への影響が懸念されているとのことでした。

沖縄県内でも二〇〇〇年五月中旬から県立中部病院の小児科一般外来が受付の制限を始めました。これは医師不足によるもので、七名いた小児科医の一人が二度に渡って過労で倒れ、退職することになるという背景がありました。絶対数が少なく、ギリギリのところで診療を行っていた中部病院でも苦渋の決断であったことと思われます。

実際に大学の医学部を卒業後、小児科を希望する研修生は全体の一割であるとの新聞記事（二〇〇一年）もあります。これは厚生労働省の研究班の意識調査の結果で「小児科医療体制は近い将来崩壊する」と現状の打破が問題とされています。

小児科のなり手が少なく医療現場は超多忙。しかも小児科は手間が掛かる割に、診療報酬が少なく、「不採算部門」と言われていました。

このことは県立中部病院を退職し埼玉こども医療センターへ赴任された吉村博先生のお話で実感しました。先生は二〇〇四年六月、推進協を訪ねて下さり、私たちの運動を励まして下さいました。先生が退職を決断したのはあまりにも忙しい勤務で精神的、身体的に追い込まれこの状況では、患者さんのための良い医療を行うことができないとの苦しい思いだったようです。

県立南部医療センター・こども医療センターが開院したとき、先生が戻ってこられたことを知り、大変嬉しく思いました。私たちがこども病院設立運動を進めていく中で、医療現場での過酷な状況もマスコミの取材、報道で見えるようになり。いい医療を受けるには、医療者のための環境も整わなければと切に思いました。

第六節　第二回シンポジウム〈一九九九年〉「沖縄県にどのような母子総合センターが必要か」

アピールの思いを込めて開催

一九九九年（平成一一）四月一三日、長野県立こども病院を見学に行きました。その足で初代院長の川勝先生を訪問し、講演を依頼しました。突然のお願いにもかかわらず、川勝先生は講演を引き受けてくださいました。今考えるとずいぶん思い切ったことをしたなと思いますが、その時は無我夢中でした。

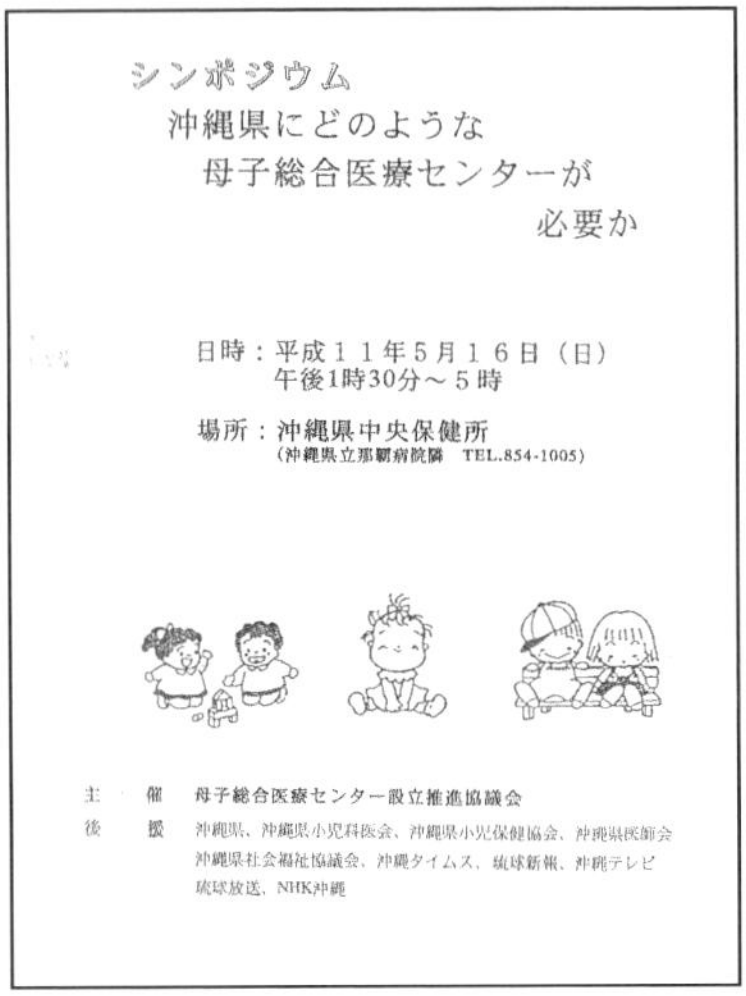
シンポジウム
沖縄県にどのような
母子総合医療センターが
必要か
日時：平成１１年５月１６日（日）
午後1時30分～５時
場所：沖縄県中央保健所
（沖縄県立那覇病院隣　TEL.854-1005）
主　催　母子総合医療センター設立推進協議会
後　援　沖縄県、沖縄県小児科医会、沖縄県小児保健協会、沖縄県医師会
沖縄県社会福祉協議会、沖縄タイムス、琉球新報、沖縄テレビ
琉球放送、NHK沖縄

「こども病院があったら、うちの子は助かったのにという、親の一言が県のトップの心を動かした。五つの県立病院の医師が必要なしという中で、長野こども病院ができたのです」という先生のお話に私たちは心を揺さぶられました。

一九九九年五月一六日、推進協主催で第二回シンポジウムを中央保健所にて開催しました。これは一九九八年（平成一〇）後半から、県の取り組みが周産期医療に重点が置かれ、「こども病院」への進展がみられない中で私たちの思いを込めたアピールでした。

下地幹郎氏（沖縄開発政務次官）、当山護氏（那覇市医師会会長）、平良健康氏（県福祉保健部長）の挨拶があり、基調講演は長野県立こども病院名誉院長川勝岳夫先生が「小児医療とこども病院」と題して話して下さいました。

シンポジストとしては平山清武氏（沖縄整肢療護園園長、前琉球大学付属病院院長）、山里将仁氏（沖縄第一病院医師）、服部美貴子氏（守る会会員）の三人でした。司会は宮城雅也氏（県立那覇病院小児科医）、座長は知念正雄氏（知念小児科院長）、安慶田英樹氏（県立那覇病院小児科医師）が務めて下さいました。

質疑応答では、小児の救急について、周産期医療センターのこと、アジアに開かれたセンター、離島のこと、小児医療に携わる者の思い等々多くの意見があり、このシンポジウムを計画してよかったと思いました。

基調講演「小児医療とこども病院」（川勝岳夫）

長野のこども病院ができたきっかけは一八年前に信濃毎日新聞が「医療に投資不足の県政—立ち遅れの高度医療」という特集を組んだことで、九年後に県の総合五か年計画に組み込まれ委員会ができました。私は委員長として準備のお手伝いをしました。病院のシンボルは時計塔と赤い屋根。屋根の色を赤にしたことで県から責められましたが「重症のお子さんやお母さんの気持ちを晴れやかにするには赤がよい」と説明して乗り切りました。診療科目については一〇〇床だと四科で医者は二〇名ということでしたが、開院の前年に診療は一四科、小児循環器外科に関してもみんなの反対の中、絶対必要だと主張、医者三五名ということで知事に納得してもらいました。紹介制をとっておりますが、これは医師会の先生方の中にはこども病院に反対の先生方もおられるので、これは医師会の先生方にとっても安心してもらうためでもあり、患者さんにとっても担当医師にとってもメリットが大きいと思います。開院した時の私の方針の一つは職員の働きやすい環境とマンパワーの充実ですが、これは絶対譲歩してはならない。いい病院、よりよい医療をやるにはしっかり理論武装して最高をめざすようにしなければならないと考えています。

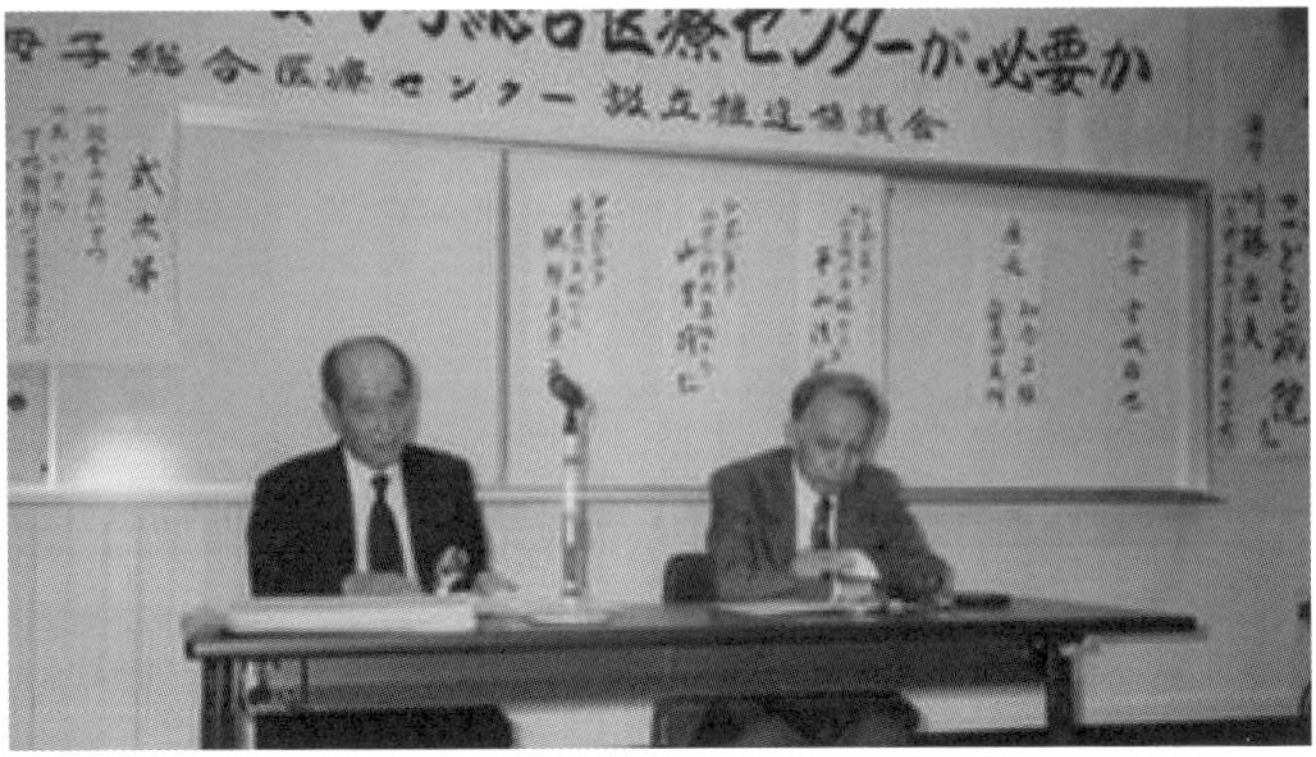

川勝岳夫氏による基調講演風景（1999 年 5 月 16 日）

当初一〇〇床で大丈夫と思いましたが最初から二〇〇床にすべきでした。年間一床で一〇〇〇万円から一五〇〇万円の赤字になりますが二一世紀のこどもたちのためなら県に「補助は当たり前」と説得しなければなりません。経営、運営を考えると総合病院に併設した独立運営がよいと思います。大人とこどもを一緒にしては、治療はうまくいきません。小児の重度、合併症の場合、小児専門の総合施設が望ましいのはチーム医療が可能だから。長野県の乳児死亡率は、全国平均から一年で一挙に全国最低レベルになりました。小児病院の赤字の補填は県民の福祉、二一世紀を担うこどもへの投資です。神奈川こども病院は県の補助が四六%、長野は四八・五%です。

シンポジウム

平山清武　前国立小児病院院長の小林先生が提唱なさった〝成育医療〟という新しい概念を紹介します。

出生前から出生後、小児期、思春期、青年期となり、再び新しいいのちを世に出すというサイクルで考えるということで二一世紀の小児医療をめざすには必要な概念だと思います。

昨年、大田県知事に出した提言書は前回のシンポジウムでまとめた要請事項と承知していますが、重症、複雑な先天性心疾患に対する診断、治療が行える施設、難病、重症児を総合的に診る施設、在宅治療児を支援するには多くのこども病院で設けられている診療科からはじめて、地域のニーズに応じた診療科が必要だと思います。

課題として、予算のこともあり、国で建ててもらい医療法人で民営化ということも考えられます。国際性のことも、前のシンポジウムで指摘されていますが、東南アジア、中国などから来ていただけるような、高度な小児医療センター、ナショナルプロジェクトができないかと思っています。

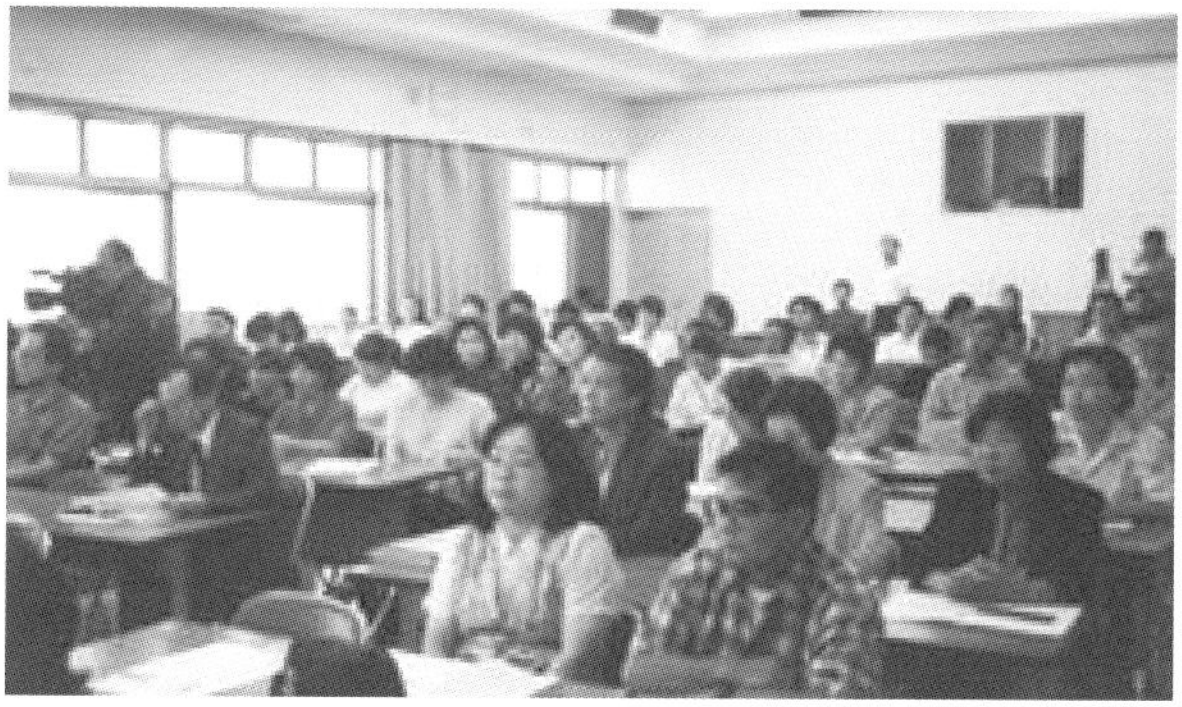

真剣にシンポジウムに聞き入る人びと

私も川勝先生のお話を伺って、併設、独立型がよいと思います。場所は第一に国立療養所沖縄病院を全面改装する案、第二に那覇病院改築後、または新病院であれば基幹病院の候補地、または、南部病院改装併設も考えられます。

山里将仁　現在沖縄には小児外科医がほとんどいなくて大人の外科医で治療を行っているのが現状です。母子総合医療センターは高度周産期医療と高度小児医療を目的としております。ハイリスクの妊婦、出生前の診断による胎児の治療を、医療チームをつくって対応することが大事です。大阪では周産期情報、搬送システムがよく整備されており、年間出生数八万六千人で手術数は年間二〇〇例前後、新生児緊急疾患では五〇％が出生前診断で母体搬送されています。

沖縄県では新生児の手術は四施設で行われておりますが、件数が少なくて手術の質の向上が難しい。母子総合医療センターが中心になって一〜二施設の体制にすべきです。ハード面でも福岡から機器を取り寄せて横隔膜ヘルニアのこどもを助けたということもあり、今後整備すべきと思います。

小児外科医は一般外科を四年以上、認定施設で三年以上経験した上で試験があって認定医となります。米国ではもっときびしく年間二〇〇例以上の手術経験を求められています。母子総合医療センターで多くの経験をすることは小児外科医のみでなく将来小児外科を希望する者にとっても重要な施設になると思います。そして、沖縄で安心して子どもを育てることができると思います。

服部美貴子　私は重複障害児になってしまったこどもを持った経験からお話しします。難産ではありましたが、娘は元気な産声をあげ私は喜びに浸っていました。六日目に呼吸が早いことから検査が始まり、症例の少ない重い心奇形があることを知り目の前が真っ暗になりました。五ヵ月目に延命の為の手術が行われ安心していましたが、深夜に意識不明の重体に陥りました。心不全と肺炎を繰り返しながらも誕生日を迎える頃には、酸素を使いながら抱っこができるほどに回復し、その頃「心臓病の子どもを守る会」の会報に本土の病院に行った重症のこどもたちの情報が私の心を揺さぶり、何かよい方法があるのではとの思いを持ちました。しかし主治医からは飛行機に乗ることさえ危険だと諭されました。

娘とともに過ごした八年五か月を振り返るとき、わずかに与えられていた在宅生活の間に海を渡るチャンスがあったのではと思えてならないのです。これからの小児医療に求められるものは高度な医療技術や充分な医療設備はもちろんのこと、入院治療から在宅療育に至るまでのそれぞれの分野のスペシャリストが集まってチーム医療を行うことにより病児と家族を総合的に支援することで治療効果を上げていくのではないのでしょうか。沖縄にこども病院がない故に、海を渡って遠いところへ行かなければならない、また、行くことさえ出来なかった私たち親子のようなケースがあることを思うと沖縄にこそ母子総合医療センターが必要だと思います。

参加者アンケートの声

★一日も早く母子総合医療センターができることを願っています。そして川勝先生のような信念を持ったリーダーが沖縄県の小児科医にもいることを信じています。

★関西から沖縄に越してきてもうすぐ二年になります。今日のシンポジウムが開催されるに当たり、沖縄県内にこども病院がないことを初めて知りました。これまで病院の心配などしたことのない私にとってはショックな話でした。また、乳児の死亡率が全国一であるというお話を聞いて大変ショックでした。一日も早いこども病院の設立を希望し、今後の推進協の活動を応援したいと思います。

★家族にいないということで身近に今まで感じ考えることができなかったことに申し訳ない気持ちです。実際の家族の方々のご苦労や心労を直ちに助けてあげられることができるかどうかわからないが、「病児は社会全体でケアすることを忘れてはいないだろうか」ということを常に心においてこれからできる限りの行動をしていきたいと思います。服部さんのお話を聞けて良かったです。今は乗り越えられてお話し下さってありがとうございます。次代を担う子どもたちの命を救うためには、強気でいこう！

二七番目のこども病院の夢を実現しよう！

★患者・親の立場からのシンポジストがいて、フロアからも親の生の声や意見が出されていていいなと思いました。（広い視点にも感銘！）乳児死亡率が高い沖縄県でなぜ、今まで母子総合医療センターの設置に向けた動きが出てこなかったのか、行政としての怠慢を、自分も含めて感じている。

シンポジウムを終えて

私たちはシンポジウムの翌日、川勝先生を南部戦跡にご案内しました。その時、先生は「私は中学生のとき、東京大空襲にあいました。そのこともあって沖縄のことはずっと気になっていましたが、観光的な気持ちで訪問することはできませんでした」と語られました。また、海軍慰霊塔の前で、大田實海軍中将の「沖縄県民斯ク戦ヘリ。県民ニ対シ後世特別ノ御高配ヲ賜ランコトヲ」の電文を読まれて、「国はこの電文をしっかり受け止めて、沖縄のこどものための病院は、国が責任をもって作ってもよい」とお話なさったことが忘れられません。

先生は長野への帰途、守る会へとご寄付を送って下さいました。また、沖縄県知事宛てにもお手紙を送られたそうですが、返事はなかったそうです。その後も先生はこども病院一床当たりの面積などの資料を送って下さったり、お手紙で励まして下さいました。

第七節　第二回「夢を語ろう」の集い〈一九九九年〉

第二回「夢を語ろう」の集い開催

一九九九年（平成一一）七月九日、こども病院の大切さをもっとアピールする必要があり、県立那覇病院の建て替え時が最後のチャンスであるということで二回目の「夢を語ろう」の集いを開催しました。

参加したのは小児科医の平山清武先生、高良吉広先生、具志一夫先生、宮城雅也先生、仲間司先生、新崎康彦先生や自閉症児者親の会の湧川まり子氏、金城政子氏と守る会のメンバーでした。今回も「夢を語ろう」という会の名前の通り、小児医療は沖縄の将来への投資であること、一〇万人分の署名を目標に運動することなど「こども病院」の夢に向けて話し合いました

七月三〇日には五月のシンポジウムで話し合った「沖縄県にどのような母子総合医療センターが必要か」についての要請書を稲嶺惠一知事に提出しました。

要請書には母子総合医療センターを設立運営していくことは将来への大きな投資である、財産であるとの視点に立って考えていただきたいと財政の問題を訴え、総合病院に併設した独立運営型の母子総合医療センターがふさわしいとの提案を行いました。また小児救急医療を備えた、アジア諸外国へ貢献できる母子総合医療センターとして、県の推奨する国際都市形成構想にも叶うものにして国の支援を受けられるようにしてはという提案を盛り込んだものでした。

模索の日々

一九九九年二月一一日　難病のこども支援ネットワークの山城雄一郎先生（順天堂大）と、宮城先生、守る会役員との懇談会をもちました。三月八日、来沖中の本田悳先生（福岡こども病院前院長）とこども病院の運動について話し合い、助言をいただきました。

五月一四日、守る会の役員二人が神奈川こども医療センターを見学しました。同医療センターで大浜用克外科部長と面談し、病院を案内してもらいました。先生は一極集中型のこども医療センターがよいと提言されました。また一〇月九日には、他の守る会メンバーが静岡こども病院を見学に行きました。

そこで、入院中のカウンセリングや、地域住民のボランティア活動についてお聞きしました。守る会役員らは全国総会参加の折々には、開催地近くのこども病院を見学し、いろいろ勉強させてもらいました。七月八日、尚弘子放送大学学長（元副知事）と面談しました。「大田知事（当時）もこども病院のこと気にしていましたが財政的にきびしいと話しておられた」とのことでした。

二〇〇〇年三月九日、こども病院設立についての助言を求めて琉球大学小児科・大田孝男教授を訪問しました。

八月三一日、以前この運動について問い合わせの電話を下さっていた「島田懇」のメンバーの方に連絡を取るなど、どうしたら道が開かれるのだろうかと私たちの模索の日々は続きました。「島田懇」とは島田春雄氏を中心とした「沖縄米軍基地所在市町村に関する懇談会事業」（通称・島田懇事業）のことです。

一〇月一四日、県立中部病院初代院長の新垣浄治先生を訪問しましたが、退職して大分経つので、最近のこども病院設立運動の状況はよくわからないと語っておられました。国から叙勲を受けた時の記念の図書券を下さり、励ましのエールを受けました。

下地議員との話では二〇〇一年（平成一三）に県立那覇病院建て替えの予定があるので、新しい那覇病院を国際医療センターにして、周産期センターと心臓などの高度医療を一緒にしてはどうかという提案がありました。

政治家からの申し出、協力依頼

二〇〇〇年一月一五日、推進協ではこども病院設立について個人会員を増やすためのキャンペーンについて話し合いました。二月一二日、推進協の集まりで、運動の拡大のために県議のみでなく市町村の議員への働きかけを行うことを話し合いました。そして再び、署名を集めてアピールしてはどうかという提案がありました。

二月一九日、公明党の中村しずえ南風原町議より、党として「こども病院建設運動」に協力したいとの申し出がありました。二月二六日に白保台一氏の事務所を訪問し、七名の公明党議員と面談し、こども病院運動について説明し、公明党へ協力を依頼しました。私たちの話を理解していただき、今後は一緒に頑張りたいと申し出て下さり、心強い協力者にメンバーも喜びました。

その後、中村氏より「白保台一と語る女性の集い」に参加するため来沖する公明党議員にこども病院の資料を送付して欲しいとの依頼がありました。

また県議会各会派、国会議員の方々へも、こども病院設立運動の歩みと資料、それから小林登先生（国立成育医療センター院長）と川勝岳夫先生（初代長野こども病院院長）の文章を添えて送付しました。

三月一四日、二月定例県議会へ「母子総合医療センター」設立に関する陳情書を提出しました。これまでもたびたび、陳情してきましたが、「厚生大臣に要請した時、『沖縄の事情はよく理解しており、国の援助には、いろいろな方法がある。しかし県が動かなければ、国はどうすることもできない』との返答でした」という事情を明記しました。度重なる陳情で陳情内容も具体的となり、「育てるための〝こども病院〟は社会（県民）の将来への投資です。」と力強い言葉で締めくくりました。

また那覇市議の与儀清春議員は福祉に関心をもっておられ、私たちの設立運動のサポートを申し出て下さいました。事務所へもたびたび足を運んで下さり、どうすれば実現させられるか、といろいろな提案をして下さいました。建築設計士でもある与儀氏は、「こども病院」の青写真を明確に描くことで県民に理解しやすくなるのではと熱心に考えて下さいました。

議員と三回の勉強会

二〇〇〇年四月二六日、第一回「県議、那覇市議、南風原町議との勉強会」を開催、五〇名の方が参加しました。講師に平山清武会長、宮城雅也副会長、長嶺功一先生が務めて下さり、参加議員の方々は特に県外での手術の状況を含め、小児医療の現状報告に驚いておられました。この時に参加した議員の方々一七人が推進協の賛助会員になって下さいました。

さらに七月には第二回議員との勉強会を開催しました。那覇市の中央保健所で医師による県内の小児医療の現状や先進県の実践についての報告が行われました。この時

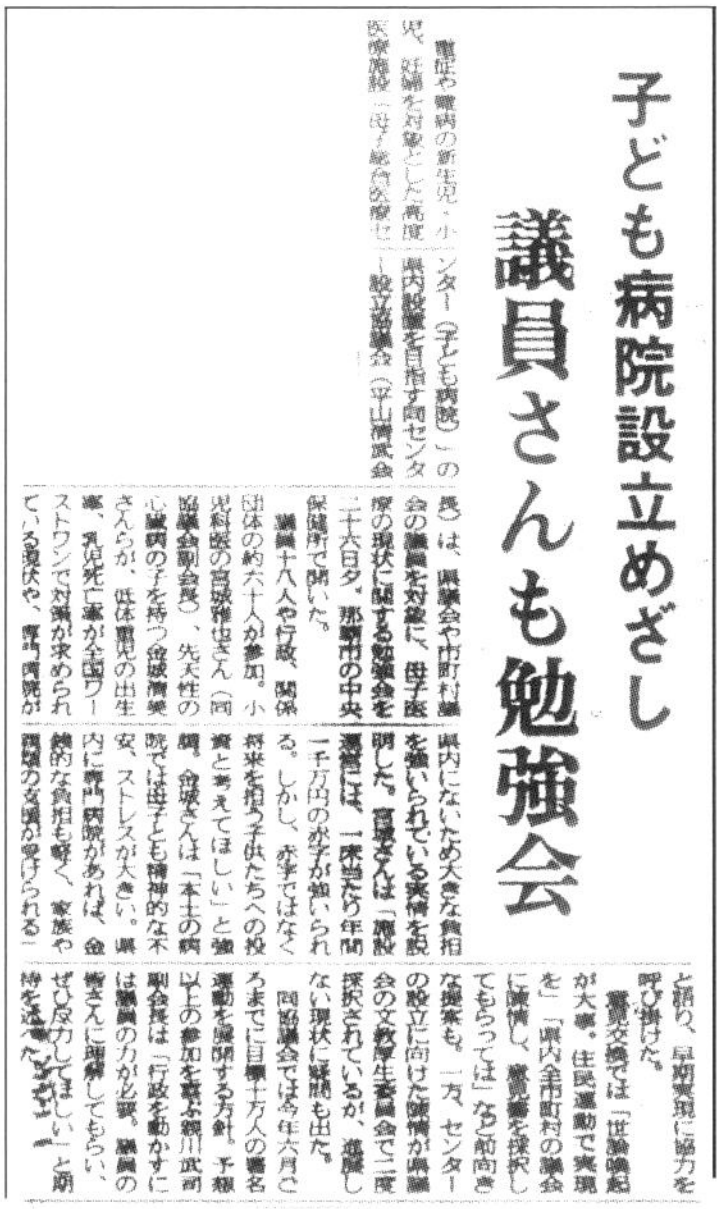

子ども病院設立めざし
議員さんも勉強会

重症や難病の新生児・小児、妊婦を対象とした高度医療施設「母子総合医療センター」（子ども病院）の県内設置を目指す同センター設立協議会（平山清武会長）は、県議会や市町村議会の議員を対象に、母子医療の現状に関する勉強会を二十六日夕、那覇市の中央保健所で開いた。

議員十八人や行政、関係団体の約六十人が参加。小児科医の宮城雅也さん（同協議会副会長）、先天性の心臓病の子を持つ金城清美さんらが、低体重児の出生率、乳児死亡率が全国ワーストワンで対策が求められている現状や、専門病院が県内にないため大きな負担を強いられている実情を説明した。宮城さんは「施設運営には、一床当たり年間一千万円の赤字が強いられる。しかし、赤字ではなく将来を担う子供たちへの投資と考えてほしい」と強調。金城さんは「本土の病院では母子とも精神的な不安、ストレスが大きい。県内に専門病院があれば、金銭的な負担も軽く、家族や周囲の支援が受けられる」と語り、早期実現に協力を呼び掛けた。

意見交換では「世論喚起が大事。住民運動で実現を」「県内全市町村の議会に陳情し、意見書を採択してもらっては」など前向きな提案も。一方、センターの設立に向けた陳情が県議会の文教厚生委員会で二度採択されているが、進展しない現状に疑問も出た。

同協議会では今年六月ごろまでに目標十万人の署名運動を展開する方針。予想以上の参加を喜ぶ親川武司副会長は「行政を動かすには議員の力が必要。議員の皆さんに理解してもらい、ぜひ協力してほしい」と期待を述べた。


母子医療の現状に関する勉強会について報じる新聞（『沖縄タイムス』2000年4月27日）

も四九名が参加して下さり、「なぜ、こども病院が必要か」大浜用克氏（神奈川こども医療センター外科部長）、「沖縄県の小児医療の現状」宮城雅也氏（推進協副会長）、「患者の立場から」新垣博正氏と様々な現状を訴えました。議員の方々も関心を持って熱心に耳を傾けていました。

二〇〇一年六月二九日には第三回目の議員勉強会を開催。文教厚生委員会議員らに、宮城雅也副会長が「母子総合医療センターの基本構想」の説明を行いました。

推進協の新会長に平山清武先生

新しい展開を控え、二〇〇〇年三月九日には平山清武先生（整肢療護園園長・琉大名誉教授）を訪問し、推進協の会長就任をお願い致しました。

私たちの運動は患者の切実な願いというだけでなく小児医療を担う医師にとっても大切な問題であるということを、行政や県民に理解してほしいと思っていました。それで小児科医である平山先生に会長をお願いしました。そんな私たちの思いを汲み取って下さり、「あなた方に頼まれたら断れませんね」と快く引き受けて下さいました。なかなか進展を見ない運動の中で新会長に小児科医の平山先生を会長にお迎えしたことで、意を強くし、次のステップに進むために十万人以上の署名運動を展開することを決めました。

四月八日、推進協臨時総会を開催し、新会長に平山清武氏が就任し、新しい体制になりました。会長、役員は以下の通りです。

○会長・平山清武（琉大名誉教授）
○副会長・宮城雅也（てぃんさぐの会）・親川武司（守る会）
○事務局長・儀間小夜子（守る会）
○会計・玉城よし子（守る会）
○監査・運天政一（重症心身障害児者の会）・田場澄夫（こばと会）
四月一三日、沖縄県議会事務局長名で「陳情第三五号　沖縄県に『こども病院（母子総合医療センター）の早期設立』について」、可決の通知が届きました。これまでにも請願書、要請書が県議会で採択されていますが、まだ実現の目処は立たない状況でした。

第八節　署名活動で二〇万人の署名〈二〇〇〇年〉

第二回街頭署名

二〇〇〇年六月一六日の街頭署名活動を皮切りに、十万人を目指して八月一二日まで署名運動を展開しました。

県民の多くが望んでいることを証明するための第二回目の署名活動は全員が全力投球で臨みました。

六月一六日と一七日の土日の二日間、第一回目と同様にパレットくもじ前と沖縄三越前で街頭署名活動を行いました。車いすの病児を連れた会員や、首里高校生十数名もボランティアで参加して下さり、県議の糸数慶子氏も顔を出して下さいました。

一日目は午後四時から六時、二日目は午後三時から五時という長時間ではなかったものの、多くの方が関心を持って、立ち止まり署名をして下さいました。

署名の請願項目として、四つの柱をあげ多くの方の賛同を求めました。

一、高度小児医療（小児内科・小児外科）・救急医療の充実
子どもがどんな難病でも、いつでも全国レベル（国際レベル）の医療が県内で受けられる。

二、周産期（母体・胎児・新生児）集中治療部門の充実
重度な病気をもった赤ちゃんでも妊娠中から出産退院するまで管理することで救命でき障害を少なくできる。

三、小児医療・保健・福祉部門のネットワークの設置
難病の子どもたちが、輝きある生活を送ることができる。

四、小児臨床研究・研修システムの確立
激減している小児科医を育成するため、若い医師が小児医療に希望をもつことができる。

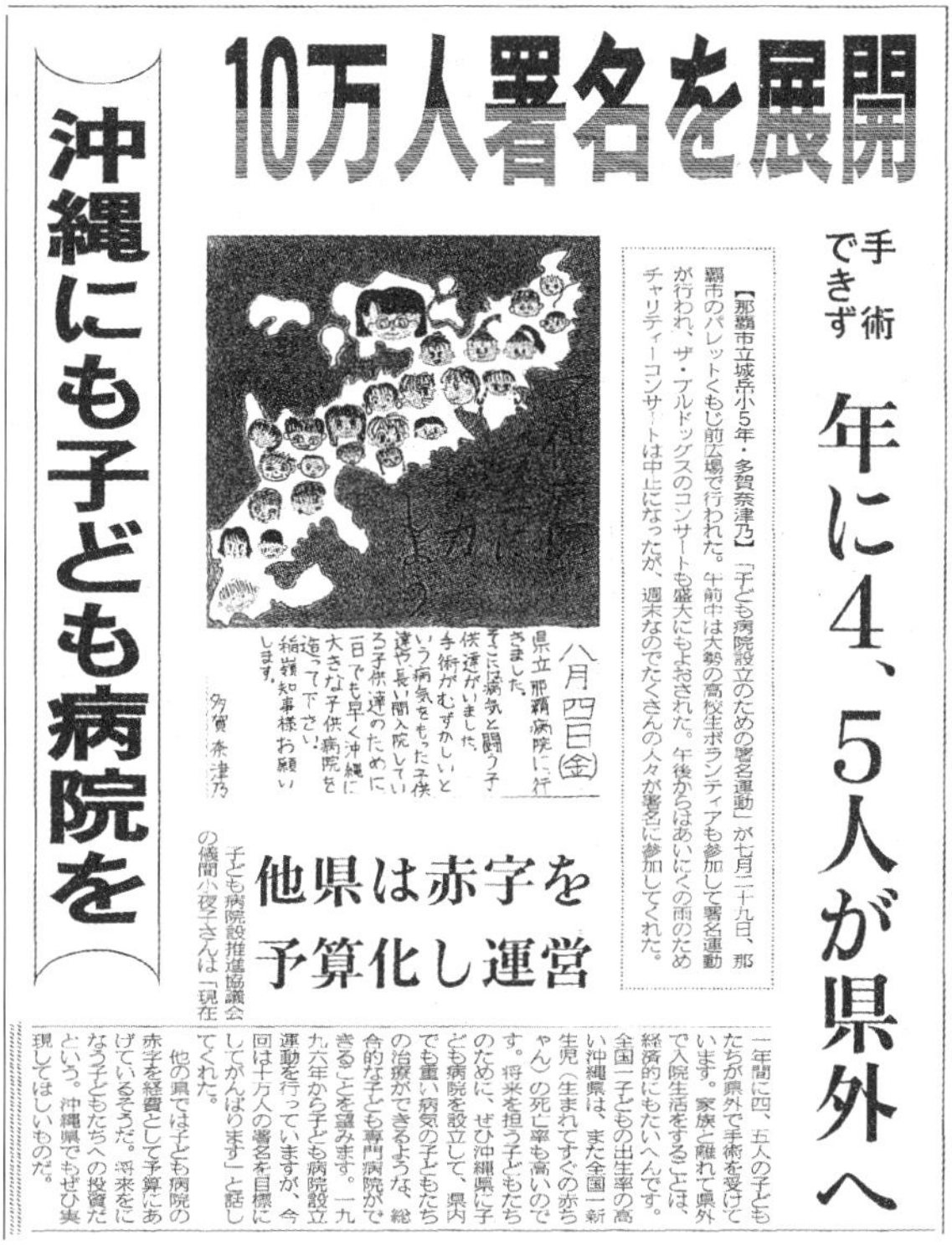

10万人署名を展開

沖縄にも子ども病院を

手術できず　年に4、5人が県外へ

【那覇市立城岳小5年・多賀奈津乃】「子ども病院設立のための署名運動」が七月二十九日、那覇市のパレットくもじ前広場で行われた。午前中は大勢の高校生ボランティアも参加して署名運動が行われ、ザ・ブルドッグスのコンサートも盛大にもよおされた。午後からはあいにくの雨のためチャリティーコンサートは中止になったが、週末なのでたくさんの人々が署名に参加してくれた。

他県は赤字を予算化し運営

子ども病院設推進協議会の儀間小夜子さんは「現在一年間に四、五人の子どもたちが県外で手術を受けています。家族と離れて県外で入院生活をすることは、経済的にもたいへんです。全国一子どもの出生率の高い沖縄県は、また全国一新生児（生まれてすぐの赤ちゃん）の死亡率も高いのです。将来を担う子どもたちのために、ぜひ沖縄県に子ども病院を設立して、県内でも重い病気の子どもたちの治療ができるような、総合的な子ども専門病院ができることを望みます。一九九六年から子ども病院設立運動を行っていますが、今回は十万人の署名を目標にしてがんばります」と話してくれた。

他の県では子ども病院の赤字を経費として予算にあげているそうだ。将来をになう子どもたちへの投資だという。沖縄県でもぜひ実現してほしいものだ。

10万人の著名を集める著名運動の展開を報じる
(『琉球新報』2000年9月1日)

今回も『沖縄タイムス』『琉球新報』両紙に署名展開の記事が掲載され、街頭署名活動後も「社説」や「視座」の欄でも取り上げていただき、県民多くの関心と注目を集めることができました。

応援の声

街頭署名後もたくさんの問い合わせや応援の声が届きました。

七月二九日にはこども病院設立支援ボランティア・ライブ&街頭署名運動が行われました。パレットくもじ広場でお父さんバンドの「ザ・ブルドックバンド」による演奏があり、合間にこども病院運動についてスピーチを行い、署名活動も行いました。

また、各団体が精力的に取り組みを開始しました。新聞の読者欄にも署名に関する投稿が増え、いろいろな団体、市町村議員、個人からも資料や署名用紙請求の電話がひっきりなしに鳴り響くようになり

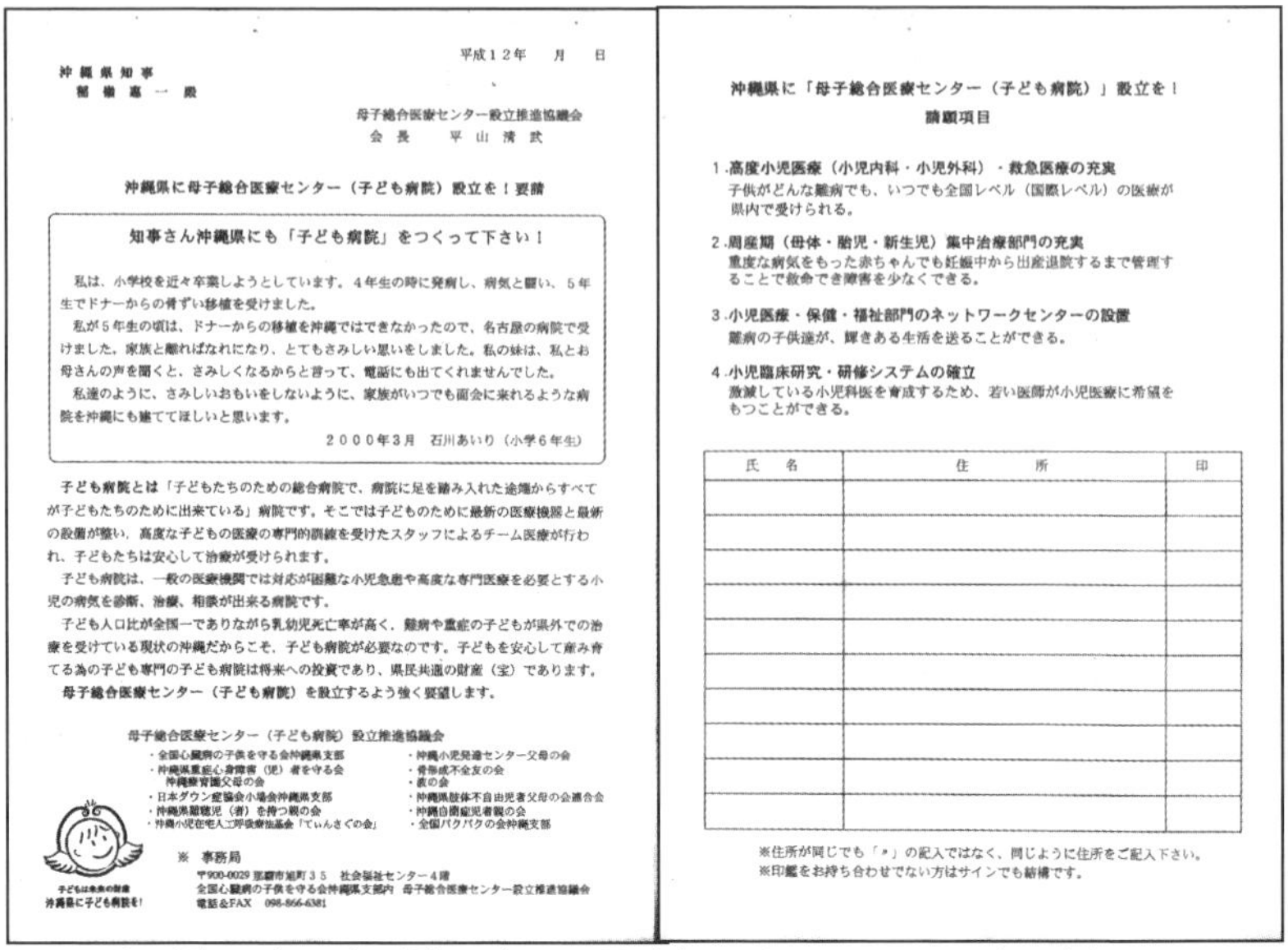

平成１２年　月　日

沖縄県知事
稲嶺惠一　殿

母子総合医療センター設立推進協議会
会長　平山清武

沖縄県に母子総合医療センター（子ども病院）設立を！要請

知事さん沖縄県にも「子ども病院」をつくって下さい！

私は、小学校を近々卒業しようとしています。４年生の時に発病し、病気と闘い、５年生でドナーからの骨ずい移植を受けました。

私が５年生の頃は、ドナーからの移植を沖縄ではできなかったので、名古屋の病院で受けました。家族と離ればなれになり、とてもさみしい思いをしました。私の妹は、私とお母さんの声を聞くと、さみしくなるからと言って、電話にも出てくれませんでした。

私達のように、さみしいおもいをしないように、家族がいつでも面会に来れるような病院を沖縄にも建ててほしいと思います。

２０００年３月　石川あいり（小学６年生）

子ども病院とは「子どもたちのための総合病院で、病院に足を踏み入れた途端からすべてが子どもたちのために出来ている」病院です。そこでは子どものために最新の医療機器と最新の設備が整い、高度な子どもの医療の専門的訓練を受けたスタッフによるチーム医療が行われ、子どもたちは安心して治療が受けられます。

子ども病院は、一般の医療機関では対応が困難な小児急患や高度な専門医療を必要とする小児の病気を診断、治療、相談が出来る病院です。

子ども人口比が全国一でありながら乳幼児死亡率が高く、難病や重症の子どもが県外での治療を受けている現状の沖縄だからこそ、子ども病院が必要なのです。子どもを安心して産み育てる為の子ども専門の子ども病院は将来への投資であり、県民共通の財産（宝）であります。

母子総合医療センター（子ども病院）を設立するよう強く要望します。

母子総合医療センター（子ども病院）設立推進協議会
・全国心臓病の子供を守る会沖縄県支部
・沖縄県重症心身障害（児）者を守る会沖縄療育園父母の会
・日本ダウン症協会小鳩会沖縄県支部
・沖縄県難聴児（者）を持つ親の会
・沖縄小児在宅人工呼吸療法協会「てぃんさぐの会」
・沖縄小児発達センター父母の会
・骨形成不全友の会
・虹の会
・沖縄県肢体不自由児者父母の会連合会
・沖縄自閉症児者親の会
・全国パクパクの会沖縄支部

※　事務局
〒900-0029 那覇市旭町３５　社会福祉センター４階
全国心臓病の子供を守る会沖縄県支部内　母子総合医療センター設立推進協議会
電話&FAX　098-866-6381

沖縄県に「母子総合医療センター（子ども病院）」設立を！
請願項目

１.高度小児医療（小児内科・小児外科）・救急医療の充実
子供がどんな難病でも、いつでも全国レベル（国際レベル）の医療が県内で受けられる。

２.周産期（母体・胎児・新生児）集中治療部門の充実
重度な病気をもった赤ちゃんでも妊娠中から出産退院するまで管理することで救命でき障害を少なくできる。

３.小児医療・保健・福祉部門のネットワークセンターの設置
難病の子供達が、輝きある生活を送ることができる。

４.小児臨床研究・研修システムの確立
激減している小児科医を育成するため、若い医師が小児医療に希望をもつことができる。

氏　名	住　所	印

※住所が同じでも「〃」の記入ではなく、同じように住所をご記入下さい。
※印鑑をお持ち合わせでない方はサインでも結構です。

表が請願書、裏が請願事項と署名欄となっている署名用紙

ました。そして署名された用紙が続々と事務所に届きました。

個人的には知人や親戚ばかりではなく、学生時代の同級生や同窓会の名簿を頼りに署名用紙を送りました。今なら個人情報保護法に抵触するかもしれませんが、その時は必死の思いでした。

中には政党との関係を懸念する人がいたり、署名をしたら会費を請求されるのではとの問い合わせもありました。また、自分が頼んで署名をしてもらったのでお礼状を出してほしいなど、実にさまざまなご意見がありました。

その一方、赤字のこども病院への懸念と同時に数々の助言もいただきました。特に県外で治療、手術を受けた経験を持つ親たちからの切実な期待をヒシヒシと感じ、多くの人たちが私たちを後押ししていることを実感しました。

ありがたいことに目標としていた十万人をあっと

いう間に達成し、最終的に二〇万人近い署名が集まりました。県内のほとんどの企業、職場、団体、地域から是非支援、協力したいとの声が寄せられ、こども病院設立の関心の高さがうかがえました。

ある時、アメリカのテキサス州に住んでいる八重山出身の看護師（横田京子氏）よりメール文が届きました。インターネットで新聞の「論壇」を読んだとのことで、参考になるデータを送るとの申し出があり、その後もたびたびお便りやカード、署名簿で励まして下さいました。

稲嶺知事に署名と請願書

二〇〇〇年八月二八日、今後の取り組みについて推進協で話し合いました。そこで会員制にして医療関係者に参加してもらうことや、県議会議員に趣旨を理解してもらうこと、小児科医会にも働きかけること、これまでも情報や提言をいただいている下地議員と連絡を密にする等々が検討されました。

九月二一日、集まった一九三、二八六名分の署名と早期設立の請願書を稲嶺惠一知事へ提出しました。これまでもたびたび請願書を提出していましたが、今回は十九万余の署名があることで、大きな後ろ盾を感じていました。

要請を受けた稲嶺知事は「署名が十九万人を超える数になったことは県民の関心の高さの表れ」と一定の評価をしながらも、検討会で意見を広く集めるなどして「ベターな選択をしたい」と答えられました。しかし、私たちは一人でも多くの命を救うために「常にベストを」というのが偽らざる気持ちでした。

小児専門施設の必要性についての考えは一致していましたが、県は県立中部病院と県立那覇病院を改

多くの署名が集まった事を伝える新聞紙面

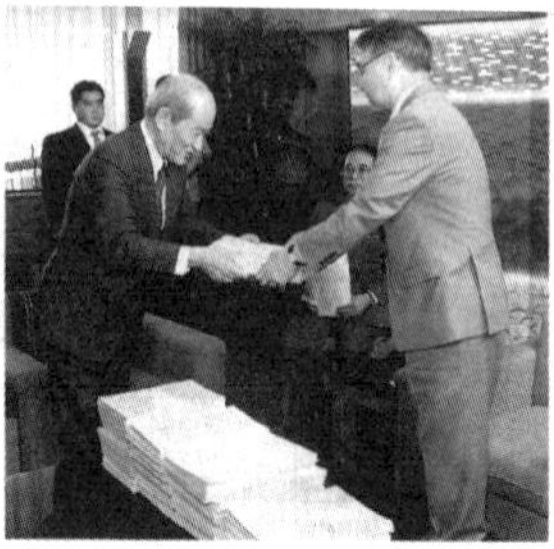

集まった約19万人の署名を添えて稲嶺恵一知事に子ども病院の早期設立を要請する平山清武・母子総合医療センター設立推進協議会長（左）＝県庁

19万署名添え設立要請
子ども病院　推進協が知事に

母子総合医療センター（子ども病院）の設立を求める署名を集めていた同センター設立推進協議会（会長・平山清武琉大名誉教授）は二十一日、十九万九百十六人の署名を添えて、稲嶺恵一知事に早期設立を要請した。

県は県立中部病院と、県立那覇病院を改築してつくる高度多機能病院の二カ所に同センターを併設する方針。独立した病院を想定する推進協議会と県との間には考え方に隔たりがあるものの、センターの必要性については一致しており、県は今後、具体的な機能や形態、規模などについて協議会などと議論を重ねていきたいとしている。

要請を受けた稲嶺知事は「署名が十九万人を超える数になったことは県民の関心の高さの表れ」と高く評価し、改築中の中部病院で整備している総合周産期母子医療センター、那覇病院の将来構想を話し合うため二十日発足した検討会で意見を広く集めるなどして「ベターな選択をしたい」と答えた。

要請後、記者会見した協議会のメンバーからは知事の対応について「知事は深刻に受け止めてくれている」と評価する声が多かった一方、中には「『やります』と言ってくれることを期待したのに」と残念がる声も。

平山会長は「多くの署名が集まったことをバネに、子ども病院の実現に向け積極的に前進したい」と決意を述べた。

病院、地域を回り約二万人分の署名を集めた沖縄小児発達センター父母の会の金城理佳さんは「知事もお孫さんがいるはず。私たちは子や孫の代まで安心して子どもが育てられる環境をつくってほしいだけ。その意味でも子ども病院が早く実現してほしい」と訴えた。

一方、県は七月の議会で、他府県の独立型の子ども病院への一般会計からの繰り入れが年間十億－三十億円に上るとし「独立型の設置には県民の十分なコンセンサスが必要」と答弁。二十一日の知事の回答もその域を出なかった。

子ども病院でシンポジウム
30日　浦添市民会館

母子総合医療センター設立推進協議会は三十日午後二時から、浦添市民会館で「どうしたらできる沖縄子ども病院」をテーマにシンポジウムなどを開く。

福岡市立子ども病院院長の本田悃（すなお）さんの講演、県、医師会の立場からパネリストを招いたシンポジウムを行う。入場は無料。問い合わせは同協議会、電話098（866）6381。

▲『沖縄タイムス』
2000 年 9 月 22 日

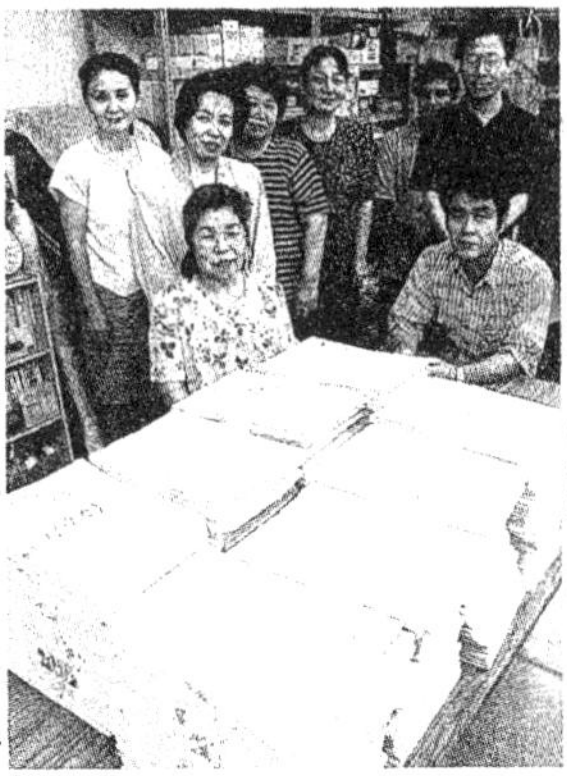

集まった18万人分の署名を前にして、子ども病院設立を願う母子総合医療センター設立推進協議会のメンバーら＝那覇市旭

署名18万1千人
子ども病院設立を求め

子ども病院設立を求めて署名活動を行っている母子総合医療センター設立推進協議会（平山清武会長）が九日、署名を集計したところ十八万一千人に達した。親川武司副会長は「子ども病院は、県民みんなが望んでいるといっても過言ではない。県も、これだけの署名の数は無視できないだろう」と県の対応に期待した。

署名活動は十万人を目標にしていたが、それを大きく上回った。十八万人分の署名は、高さ約二十五㌢の束にして八つ分。儀間小夜子事務局長は「集めた署名用紙を送りたいという人がまだいて、最終的には十八万五千人までいきそうだ」と話した。

▲『琉球新報』
2000 年 9 月 10 日

署名活動は街頭署名後も続けられ、目標の 10 万人を上回り、最終的に 19 万七千人という 20 万人近い方々の署名が集まりました。

築してつくる高度多機能病院の二カ所に同センターを併設する方針でした。一方、推進協は独立したこども病院設立を望んでいました。

県が独立型のこども病院設立に消極的なのは、県立病院が財政的に厳しい状況にあるからです。県議会の報告によると他府県の独立型のこども病院の財政状況は一般会計からの繰り入れが年間十億から三十億円にもなるということで、そのため「独立型の設立には県民の十分なコンセンサスが必要である」とされていました。

私たちは署名活動を終えて休むことなく、約二〇万人の署名が無駄にならないよう、行政のさらなる理解と決断を求めて、次の運動を展開していきました。

第九節　第三回シンポジウム〈二〇〇〇年〉「どうしたらできる沖縄こども病院」

具体的な方策を模索

二〇〇〇年（平成一二）九月三〇日、第三回目のシンポジウムを開催しました。

今回は浦添市と共催で、浦添市民会館のホールで四〇〇名もの方が参加しました。開催までにはさまざまなことがありました。県医師会からシンポジストの参加に関しての断りの連絡が入り、残念な思いでポスターを修正しました。しかし、その後参加できるとの連絡が入り、急いで修正、無事シンポジウムにも参加していただきました。後で分かったことですが、医師会の小児科医の中には賛成できない医師もいらしたことから一旦は断ったそうです。しかし県民の中で広がっているこの運動に県医師会としての立場から意見を述べるべきではないかということでひきうけることになったとのことでした。

また、後援依頼に関してはほとんどの企業や、団体が承諾をしてくれました。しかし、県関係は難しく、医療関係でも一部の会がこども病院設立の趣旨に対する会員の十分なコンセンサスが得られていないとの理由で後援辞退となるケースがありました。まだまだ一枚岩ではない事を思い知らされた出来事でした。

シンポジウムの前日（九月二九日）には県民に広く知ってもらうために『沖縄タイムス』『琉球新報』両紙に一ページ全面広告を出しました（次頁参照）。多くの医療関係機関や企業、団体、個人に賛同広告をお願いすることにしました。広告会社「プランルーム」の協力により、なんと九三件もの賛同を得て、一面全面広告を掲載できたことは、本当にありがたくうれしいことでした。第一回よりも第二回、第二回よりも第三回と注目が集まり、小さな輪がどんどん広がって、大きな輪になりつつあることをしみじみ感じました。

シンポジウムは浦添少年少女合唱団による「子ども病院テーマソング」で幕を閉じました。このテーマソングは中頭病院宮里善次先生が作詞作曲した「そしたらね、この僕が」という曲でした。

基調講演「だれのための小児医療」

福岡市立こども病院名誉院長の本田悳氏が基調講演「だれのための小児医療」のテーマで次のようにお話し下さいました。

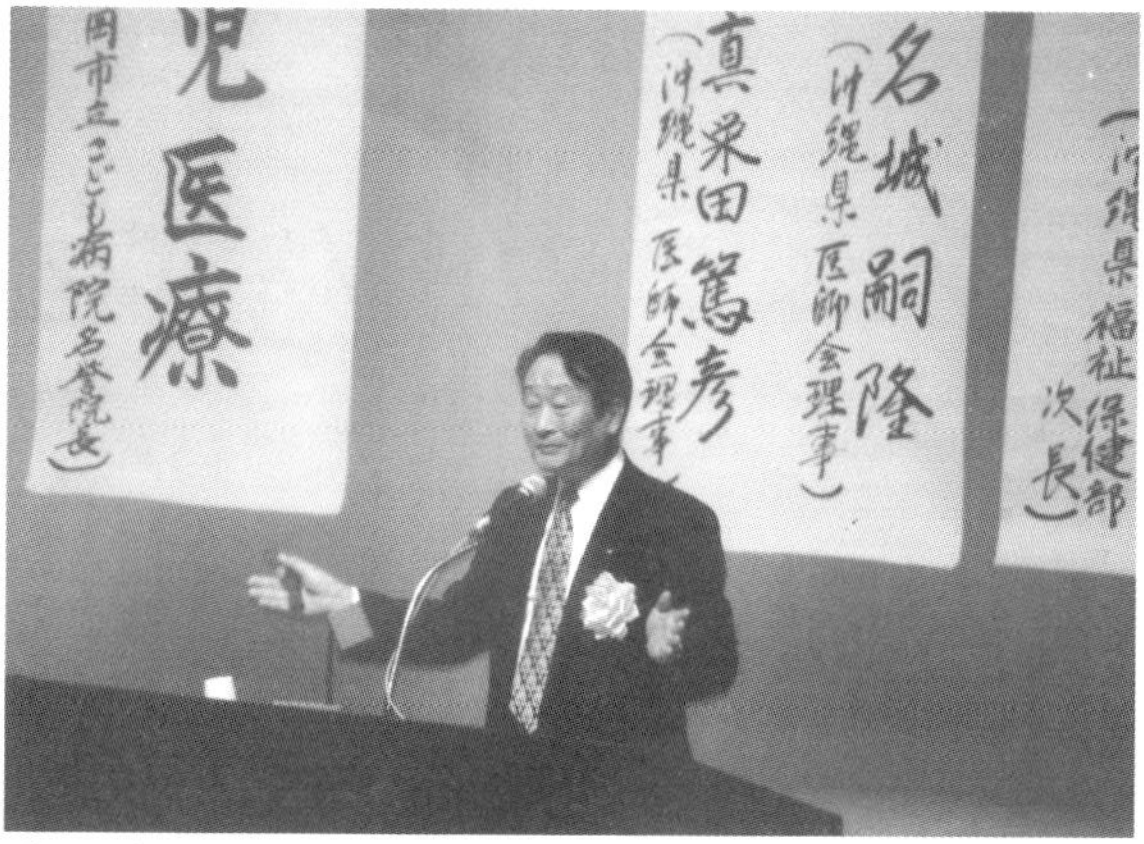

福岡市立こども病院名誉院長の本田悳氏による基調講演。（2000 年 9 月 30 日）

小児は大人のミニチュアではなく発育段階で独特の状態があり、それを知っている医師が小児を診ないといけない。こどものための内科、外科、麻酔科等の専門家を集めて総合的に診るのがこども病院だ。小児医療は構造的に赤字になっているが診療報酬で手厚く配慮し、また親の負担を三割から一割にする必要がある。これからの社会を担うこどもの医療は投資的医療であり、福祉の一環として考えなければならない。

シンポジウム「どうしたらできる沖縄こども病院」

シンポジストとして稲福恭雄氏（県福祉保健部次長）、名城嗣隆氏（県医師会理事）、真栄田篤彦氏（県医師会理事）、名嘉座元一氏（沖縄計画研究所所長）、金城理佳氏（小児発

―19万名署名ありがとうございました―

(193,286名)

みんなで考えよう

どうしたらできる「沖縄子ども病院」

テーマ

『どうしたらできる沖縄子ども病院』
（母子総合医療センター）

【来　賓】国会議員／県議会議長／県議会文教厚生委員長／浦添市長

特別講演

『誰のための小児医療』
本田 悳（福岡市立子ども病院名誉院長）

提言者

1『子ども病院と行政の役割』
稲福 恭雄（沖縄県福祉保健部次長）

2『医療の現場から』
名城 嗣隆（沖縄県医師会理事）
眞栄田 篤彦（沖縄県医師会理事）

3『小児医療と社会コスト』
名嘉座 元一（沖縄計画研究所）

4『親の立場から』～沖縄に子ども病院があったなら～
金城 理佳（沖縄小児発達センター父母の会）

■コーディネーター：玉城 朋彦（ニュースキャスター）

■主催：母子総合医療センター設立推進協議会

■共催：浦添市

■後援：沖縄県小児科医会・沖縄県小児保健協会・沖縄県医師会・沖縄県看護協会・沖縄県社会福祉協議会・沖縄県PTA連合会・浦添ウェストライオンズクラブ・浦添ライオンズクラブ・浦添てだこライオンズクラブ・NHK沖縄・沖縄タイムス社・琉球新報社・琉球朝日放送・沖縄テレビ・沖縄県建築士会・琉球放送・ラジオ沖縄・沖縄ケーブルネットワーク(株)

県民の集いへのご案内

日時：平成12年9月30日（土）
　　　午後2時～5時

場所：浦添市民会館大ホール（入場無料）

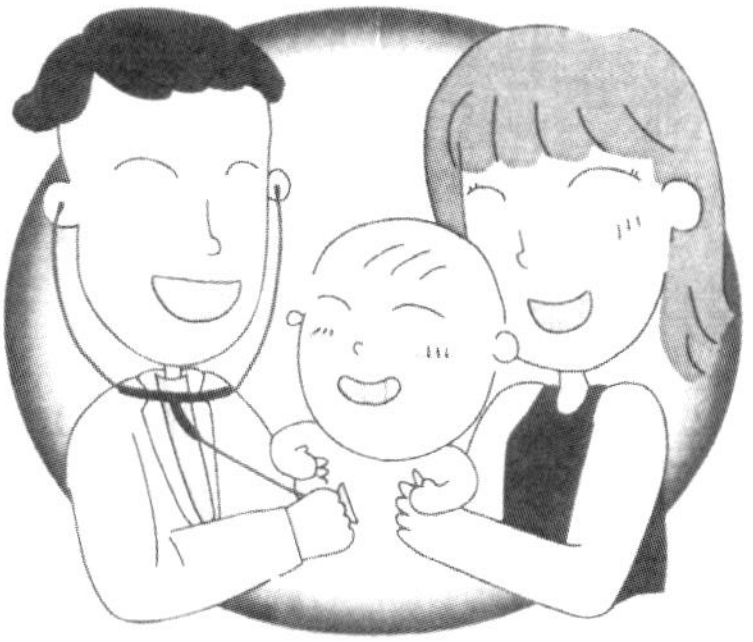

会長あいさつ

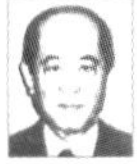

母子総合医療センター
設立推進協議会
会長　平山清武

ようやく秋らしくなって参りました今日この頃です。皆様にはご健勝のこととお慶び申し上げます。

さて、6月から2ヶ月間にわたり行いました、子ども病院設立に関する署名運動に対し、県内外の皆様から、目標の10万人を大きく超えた19万3千人の署名をいただき、心から感謝申し上げます。

今後は、沖縄県の更なるご理解と決断を強力に要請してゆくことが、推進協議会の責務と存じ、19万3千人の署名が無駄にならないように、より一層の努力を続けてゆく所存です。9月30日（土）の県民の集いでは、貴重な提言等をいただき、活動の指針に致したいと思います。

ご多忙のなか恐縮ですが、多数のご参加を切にお願い申し上げます。なお、要請項目は次のとおりです。❶高度小児医療・救急医療の充実 ❷周産期（母体・胎児・新生児）集中治療部門の充実 ❸小児医療・保健・福祉部門ネットワークセンターの設置 ❹小児臨床研究、研修システムの設立

お問い合せ (098)866-6381
ホームページ http://www.mamorukai.org/

【協議会構成団体】
全国心臓病の子供を守る会沖縄県支部／沖縄小児発達センター父母の会／沖縄県重症心身障害（児）者を守る会沖縄療育園父母の会／日本ダウン症協会小鳩会沖縄県支部／沖縄県肢体不自由児者父母の会連合会／沖縄県難聴児（者）を持つ親の会／沖縄自閉症者親の会／沖縄小児在宅人工呼吸療法基金（てぃんさぐの会）／全国パクパクの会沖縄支部／骨形成不全友の会／波の会

達センター親の会）の五名の方が、またコーディネーターを玉城朋彦氏が務めました。

稲福恭雄　行政の役割として署名が一九万を超えたことは小児総合医療の充実を願う県民の想いであると受け止めており、行政に関わる者も同じです。他県でもこども病院ができて新生児、乳児死亡率が減っており、沖縄県では独立型か併設型か高度多機能病院構想の中で検討し、今年中に結論を出します。

名城嗣隆　県民医療の中でのこども病院の位置づけとして、産婦人科医会では、多胎妊娠による新生児医療の重大な問題に直面しており、行政に対して施設の充実と医療者の確保をお願いしてきました。沖縄こども病院設立には、財政の問題が大きいので短期、中期、長期計画を立て、国のＳＡＣＯ（日米特別行動委員会）等との関係も考える必要があります。一九万の署名は重く受け止めますが医療側の足並みは揃っていません。病児をもつ親と同じ目線で、医療関係者全体で論議していく必要があります。

真栄田篤彦　県民医療の中でのこども病院の位置づけとして、こども病院設立は急を要する切実な医療問題です。小児の心臓手術や臓器移植のできる医療施設をつくりたいと思うが、診療報酬が低く、小児科を廃止する所も多く、小児科として成り立っていける医療を構築する必要があります。建設は小児科医全員が賛成というわけではありません。段階を踏んで検討してほしいです。

名嘉座元一　「小児医療とコスト」として経済の立場で考えると、ポスト三次振計で一〇年位は高率補助が続くのでこども病院建設は二〜三年が勝負で、その後は難しくなります。宮城県を参考にシミュレーションすると一〇〇床で年間一四億円の財政補助が必要になります。これを必要経費とみるか将来への投資とみるか。高度医療によって、障害をなくす、または障害を少なくすることができれば、コスト

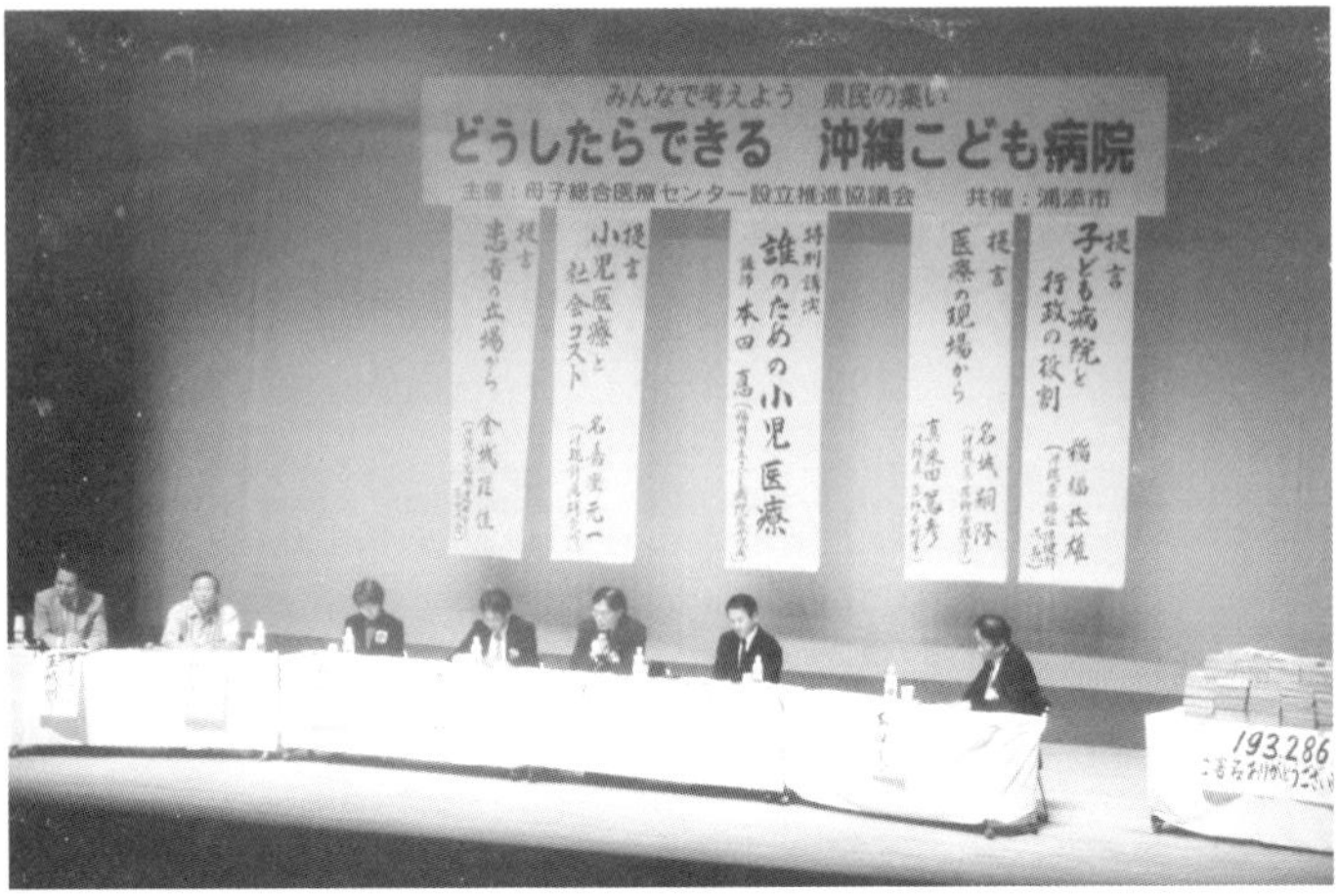
みんなで考えよう　県民の集い
どうしたらできる　沖縄こども病院
主催：母子総合医療センター設立推進協議会　共催：浦添市
提言 子ども病院と行政の役割
提言 医療の現場から
特別講演 誰のための小児医療
提言 小児医療と社会コスト
提言 患者の立場から
193,286

浦添市民会館ホールにて開催された第三回シンポジウムには400 人が参加しました。（2000 年 9 月 30 日）

以上の便益性があると思います。県が支援する中核病院になることが必要です。

金城理佳　親の立場からお話しします。私は四年前と二年前にとても苦しい経験をし、小児医療に不安を持ちました。沖縄の小児医療はギリギリです。専門的技術を持った先生はいるがその先生たちを集める施設が未整備だと思います。働きすぎて自分の体調を崩した医師たちもいます。親も医師もみんなベストを尽くしています。二〇万人の思いを無駄にしないでほしい。生死の境にいるこどもの命を守るのにベターなどと言っている余裕はないと思います。是非行政もベストを尽くしてほしい。

参加者アンケートの声

★このシンポジウムに参加できたことをとてもうれしく思っています。そしてついにこの日が来たのかということを実感しました。一九万人の署名があったと聞いてびっくりしています。介護保険がスタートしたようにこれから成長していく乳児から児童に対してもこども保険がスタートしてもよいのではと思っています。老人施設が増設しているのに対して小児施設はまだまだです。助かる命を大切に、その子の人権を尊重してあげたいと痛感しております。私には関係がないのではなく、私たち大人一人一人が小児医療の重要性を認識する、その為に何ができるかを考え、参加していく必要があるのではと思います。（社会福祉専攻大学生）

★私はてんかんを持つ本人です。小学生の時は総合病院に月一回通院していました。朝の九時から午後三時までかかりました。検査が大人と一緒で時間がかかってしまい、時にはお母さんも私も疲れました。でもこども病院が出来たら待つ時間も少なくなると思います。またその近くに遊び場を作った方がよいと思います。入院したら退屈で大変です。（病児）

★長女は一〇七六グラムの超未熟児として生まれました。それでこども病院をつくる話を聞き、関心がありましたので参加しました。財政的な問題があるとのことですが、将来への投資ということがシンポジウムの中で話されました。私もその意見に賛成です。国は人の命を奪う軍事基地に膨大なお金を使わずに、命を守る医療にもっとお金を使うべきであり、投資すべきです。（会社員）

★子どもに選挙権があったらすぐにできるとの話がありましたがその通りだと思います。やはり政治を変えないと医療の充実はあり得ないと思います。いつも疑問に思うのです。なぜいらないという軍事基地には投資できるのにぜひ必要とこんなにも署名が集まったこども病院はできないのか。政治の頭を変えない限り難しい問題なのか？　なぜできないのか？　必要なものを必要と言えないのか。コスト・地域医療・開業医とお互いの利害関係が立ちはだかり本当にいい病院がつくれるのか不安の残るシンポジ

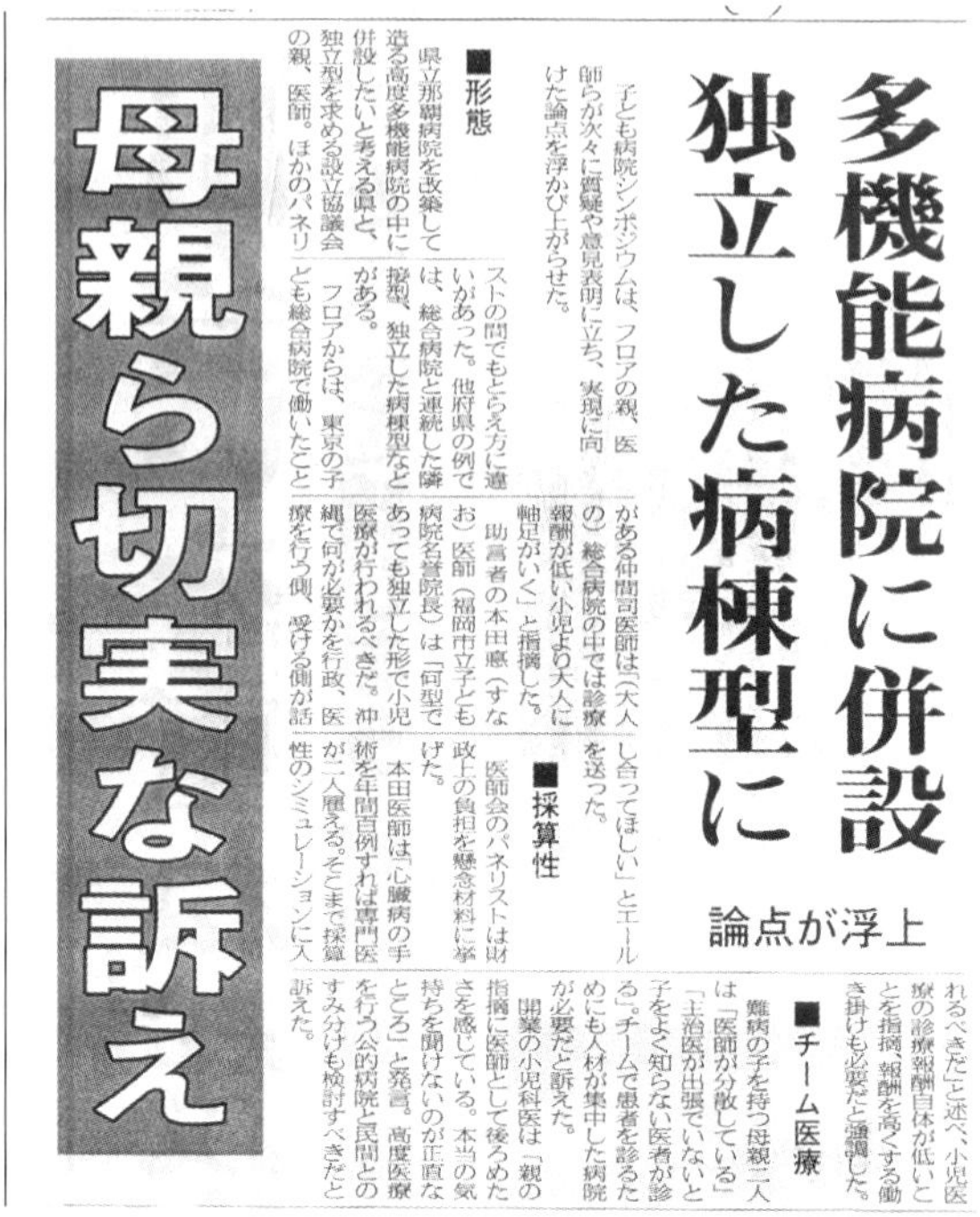

多機能病院に併設
独立した病棟型に

母親ら切実な訴え

論点が浮上

子ども病院シンポジウムは、フロアの親、医師らが次々に質疑や意見表明に立ち、実現に向けた論点を浮かび上がらせた。

■形態

県立那覇病院を改築して造る高度多機能病院の中に併設したいと考える県と、独立型を求める設立協議会の親、医師。ほかのパネリストの間でもとらえ方に違いがあった。他府県の例では、総合病院と連続した隣接型、独立した病棟型などがある。

フロアからは、東京の子ども総合病院で働いたことがある仲間司医師は「（大人の）総合病院の中では診療報酬が低い小児より大人に軸足がいく」と指摘した。

助言者の本田悳（すなお）医師（福岡市立子ども病院名誉院長）は「何型であっても独立した形で小児医療が行われるべきだ。沖縄で何が必要かを行政、医療を行う側、受ける側が話し合ってほしい」とエールを送った。

■採算性

医師会のパネリストは財政上の負担を懸念材料に挙げた。

本田医師は「心臓病の手術を年間百例すれば専門医が二人雇える。そこまで採算性のシミュレーションに入れるべきだ」と述べ、小児医療の診療報酬自体が低いことを指摘、報酬を高くする働き掛けも必要だと強調した。

■チーム医療

難病の子を持つ母親二人は「医師が分散している」「主治医が出張でいないと子をよく知らない医者が診る」。チームで患者を診るためにも人材が集中した病院が必要だと訴えた。

開業の小児科医は「親の指摘に医師として後ろめたさを感じている。本当の気持ちを聞けないのが正直なところ」と発言。高度医療を行う公的病院と民間とのすみ分けも検討すべきだと訴えた。

第三回シンポジウムの様子を伝える新聞
（『沖縄タイムス』2000 年 10 月 1 日）

ウムでした。（主婦）

★三児の母です。今回の署名で初めてこのようなことがあると知りました。幸い私の子ども達は大きな病を抱えているわけではありませんがこども病院は必要を感じます。一〇年間育児をしていてその中でこどもの救急医療に対してとても不安を持っています。ぜひ安心して子育てができるような沖縄をつくってほしいと感じます。ハード面だけではなくソフト面もより充実したセンターをつくってほしいです。（主婦）

★行政の立場からという記事等を読むと、沖縄こども病院設立は程遠い話かなと思っています。今回の県民の集いに参加していろいろな意見を聞き、たくさんの人がこども病院のことを考えていることを知って感激しました。本土の病院に通っている親としては本当に一日も早くこども病院ができることを願っています。互いに頑張りましょう。（病児の親）

★本田先生のご講演は日頃小児科医が言いたくてたまらなかった思いを議員諸氏の前で話してもらい、胸のつかえが下りました。小児医療の現状をオープンにしてもらった推進協の活動に敬意を表します。患者さんの声が医療行政に届くことが必要と思いました。患者の声を聞き入れながら今後の活動を期待しています。（医師）

第十節　高度で多機能な病院検討委員会

高度で多機能な病院検討委員会・幹事会開催

九月二〇日、県では第一回「地域医療を支援する高度で多機能な病院（新病院）検討委員会、幹事会」が開催されました。この会は現在計画されている高度多機能病院についての検討会で県の福祉保健部主催で県医師会を中心に住民代表を加えて十数回開催されました。推進協はオブザーバーとしての参加しか認められませんでしたが、大多数の委員が母子総合医療センターは必要との意見でした。

「高度多機能病院構想とは基幹病院構想を断念した後、南部保健医療圏における医療ニーズへの対応のため浮上した構想でした。その中でも推進協は県民四万三〇〇〇人余の署名を、更に二〇〇〇年九月には一九万三〇〇〇余の署名を添えて知事に要請した実績があり、医療関係者や受療関係者など県民各層からの意見を充分に取り入れられたものであると評価されていました。」（参考　南医センター雑誌No.1）

この検討委員会の報告書は翌年二〇〇一年三月にまとめられ、知事に提出されました。

私たちは検討委員会の動きや県の動向、医療関係者の意見などを聞くためにその間にもさまざまな方を訪ねてお話を伺いました。

また幹事会委員の山田芳弘先生を訪問したり、文教厚生委員会委員長を訪問、小児科医会会長に「母子総合医療センターのあるべき姿を考える会（仮称）」立ち上げについて依頼文書を発送し、その後小児科医会長を訪問し、運動への理解と協力要請を行いました。

最終報告直前

しかし、そんな中、一一月一一日、衝撃的な情報が入ってきました。それは県の総務課が「こども病院」に難色を示しているとの情報でした。私たちは着々と実現に向かっているものとばかり思っていたので驚きました。

その後、一二月三日、沖縄開発総括政務次官白保台一衆議院議員と面会。五日には東門美津子衆議院議員と面談しました。

一二月六日には県議会へ「母子総合医療センター（こども病院）の早期設立に関する陳情書」を提

出しました。これは九月に提出した陳情が継続審議となったため再提出したものでした。とにかくできる事は何でもやっておきたかったのです。

一二月一一日、推進協のメンバーで下地議員を訪問し、今後のことを話し合いました。下地議員は「今年度で予算を取らないと県は動かない。こども病院は県立那覇病院に併設して、財政的に独立させるのがいいのではないだろうか」とのご意見でした。

県議会傍聴もしました。議会では糸数慶子議員がこども病院設立についての質問を行いました。県は検討委員会で議論しているとの回答でした。さらに一二日には県議会の文教厚生委員長・平仲善行氏と面会し状況を説明しました。一三日、県議会の文教厚生委員会を訪問し話をうかがいました。そこで文教厚生委員会では南部全域をカバーする高度な医療施設を考えていること、来年三月知事に最終報告を行うことになっていることを知りま

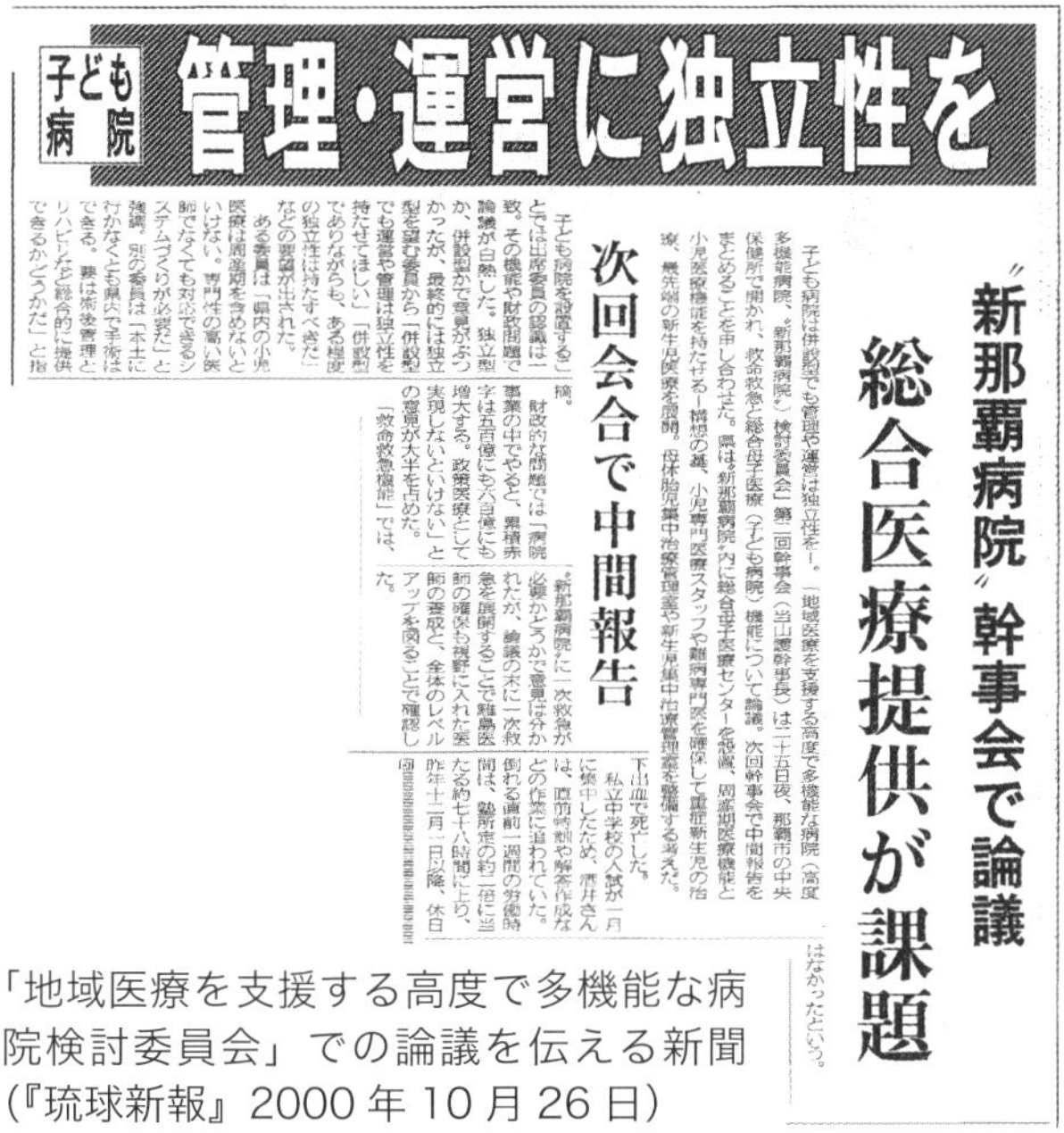

子ども病院

管理・運営に独立性を

"新那覇病院"幹事会で論議

総合医療提供が課題

子ども病院は併設型でも管理や運営は独立性を—。「地域医療を支援する高度で多機能な病院（高度多機能病院、"新那覇病院"）検討委員会」第二回幹事会（当山護幹事長）は二十五日夜、那覇市の中央保健所で開かれ、救命救急と総合母子医療（子ども病院）機能について論議。次回幹事会で中間報告をまとめることを申し合わせた。県は"新那覇病院"内に総合母子医療センターを設置、周産期医療機能と小児医療機能を持たせる—構想の基、小児専門医療スタッフや難病専門医を確保して重症新生児の治療、最先端の新生児医療を展開。母体胎児集中治療管理室や新生児集中治療管理室を整備する考えだ。

次回会合で中間報告

子ども病院を設置することでは出席委員の認識は一致。その機能や財政問題で論議が白熱した。独立型か、併設型かで意見がぶつかったが、最終的には独立型を望む委員から「併設型でも運営や管理は独立性を持たせてほしい」「併設型でありながらも、ある程度の独立性は持たすべきだ」などの要望が出された。

ある委員は「県内の小児医療は周産期を含めないといけない。専門性の高い医師でなくても対応できるシステムづくりが必要だ」と強調。別の委員は「本土に行かなくとも県内で手術はできる。要は術後管理とリハビリなど総合的に提供できるかどうかだ」と指摘。

財政的な問題では「病院事業の中でやると、累積赤字は五百億にも六百億にも増大する。政策医療として実現しないといけない」との意見が大半を占めた。

「救命救急機能」では、"新那覇病院"に一次救急が必要かどうかで意見は分かれたが、論議の末に一次救急を展開することで離島医師の確保も視野に入れた医師の養成と、全体のレベルアップを図ることで確認した。

下出血で死亡した。

私立中学校の入試が一月に集中したため、酒井さんは、直前時期や解答作成などの作業に追われていた。倒れる直前一週間の労働時間は、勤務先の約二倍に当たる約七十八時間に上り、昨年十二月一日以降、休日

はなかったという。

「地域医療を支援する高度で多機能な病院検討委員会」での論議を伝える新聞
（『琉球新報』2000年10月26日）

した。

二〇〇一年三月、文教厚生委員会の伊波洋一氏と伊波常洋氏を訪問して協力要請しました。伊波洋一氏はこの運動を理解して下さり、議会においても熱心に質問をして下さるなど、傍聴している私たちはとても心強い思いをしたものです。その後もいろいろ相談に乗っていただきました。

第十一節　さまざまな支援

さまざまな支援や援助

こうした動きのなかでさまざまな活動資金が必要となり、そんな時に多くの方のご支援や援助があって本当に助けられました。

一九九九年一〇月二七日に那覇市のパレット市民劇場で開催された「おきなわ・こども病院設立支援コンサート99」は、こども病院設立の必要性をアピールするとともに収益金は活動資金に寄付するというチャリティーイベントでした。コンサートの合間にこども病院設立の必要性を訴えました。主催は母子総合医療センター設立支援実行委員会で、糸数慶子議員の後援会の知花幸子氏が実行委員長でした。

コンサートの後、こども病院は他人ごとではない、安心して子どもを産み育てられる社会のためにぜひ設置させたいなどの反響があり、多くの女性から協力の申し出もありました。たくさんの支援を得て、一二月一五日にはかでな文化センターで二回目のチャリティーコンサートを開催しました。しかし一回目ほどは人が集まらず、チャリティーの難しさを感じました。

その後もさまざまな支援活動が行われ、翌二〇〇〇年二月二六日には浦添ウエストライオンズクラブ（与儀善栄会長）によるチャリティーコンサート「子どもたちの健全育成に役立てよう」を開催し、収益金を推進協に支援金として寄付をいただきました。

さらに五月三日、こども病院設立運動支援にと、琉大生物学科の西平守孝先生自作の「金太郎の凧」一六点が寄贈され、その展示即売会をパレットくもじにて開催しました。そこにはこども病院の資料も展示し、多くの人にアピールしました。先生は以前、東北大学にて教鞭をとっておられたこともあり、宮城こども病院の運動の状況を私たちに教えて下さり、とても参考になりました。

こども病院設立支援ボランティア・ライブ＆街頭署名運動が七月二九日、パレットくもじ広場にて午前一一時から午後四時まで開催されました。演奏を行ったザ・ブルドックバンドはお父さんバンドでした。

一〇月、沖縄ヨーガンレールの田原あゆみさん主催で「こども病院設立チャリティーコンサート」が開催されました。また沖縄バプテスト連盟婦人部からもチャリティーコンサートのご寄付をいただきました

これらの尊い支援金は推進協の活動の中でも、特に署名活動、シンポジウム開催、講演会の費用とし

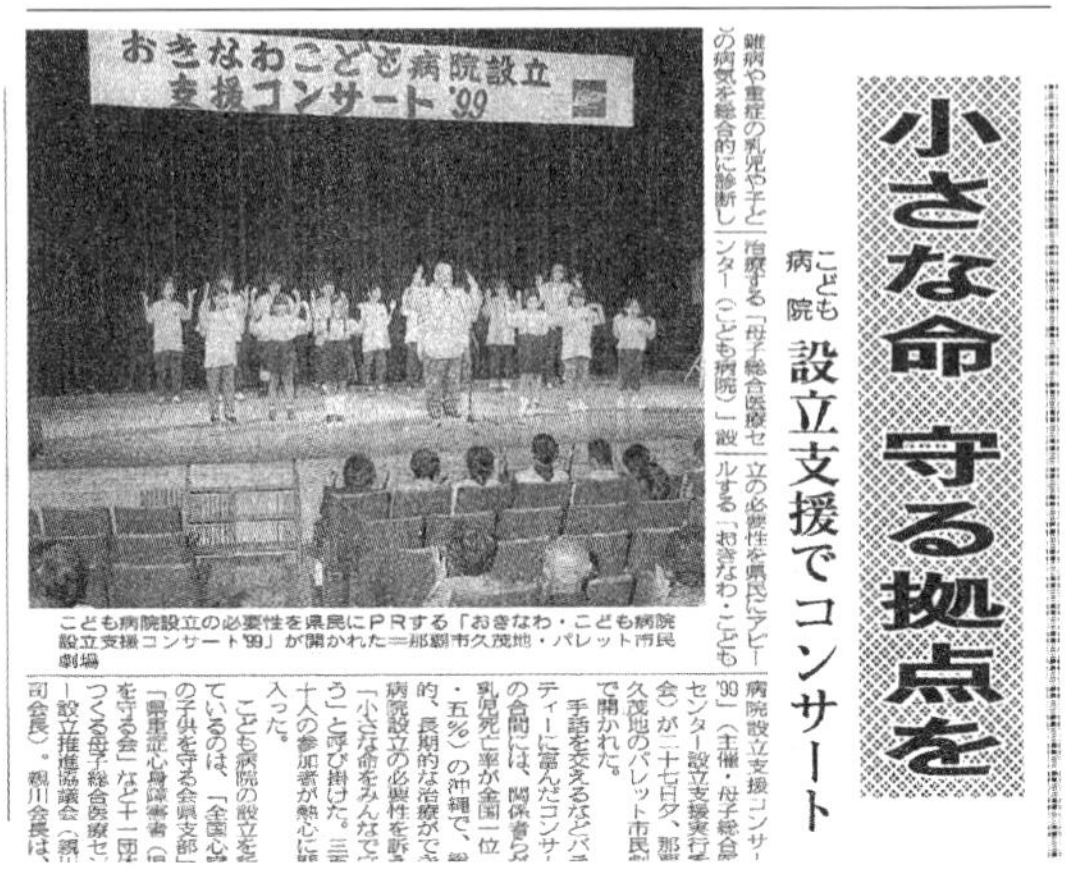

「おきなわ・こども病院設立支援コンサート '99」
（『琉球新報』1999 年 10 月 28 日）

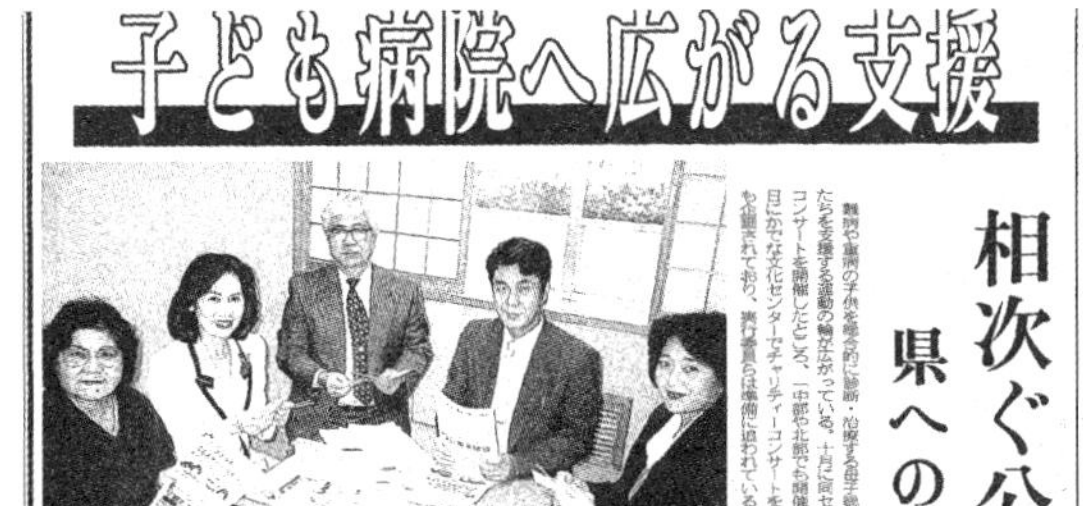

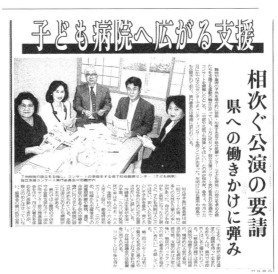

続いてかでな文化センターでもチャリティーコンサート開催（『琉球新報』2000 年 12 月 14 日）

て本当に助けられました。私たちの集まりはすべて手弁当での活動で、県外のこども病院見学や宮城こども病院公開検討会への参加費用なども全て個人負担の活動で、家族の協力も大きかったと思います。また新聞社を通じて匿名の五〇万円もの寄付をいただき、その心遣いに感動したこともありました。その後も、二〇〇一年一月、チャリティーコンサートによる寄付や、二〇〇二年二月、沖縄ゾンタクラブより寄付。二〇〇四年一一月には女性合唱団「那覇コールコスモス」より寄付がありました。

なお、これらの寄付金は活動に使わせていただきましたが、推進協解散時の残金はそのまま「NPO法人こども医療支援わらびの会」へ引き継がれました。

二〇〇五年七月一六日、「おきなわマーチ・オブ・ダイム―子どもたちを健やかにはぐくむ行進―」主催新生児医療連絡会に推進協は共催で参加しました。集まった寄付金は「NPO法人わらびの会」へ贈られました。

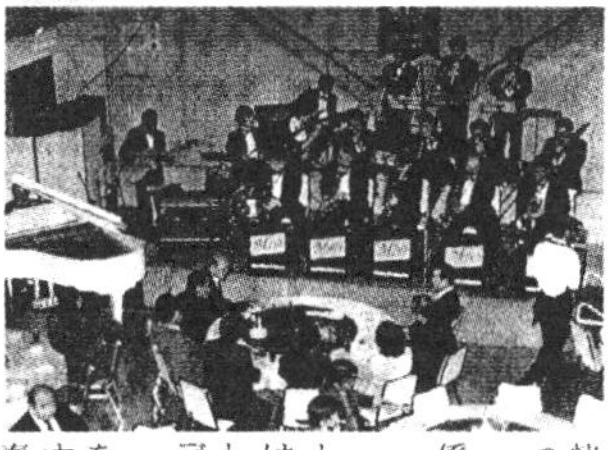

石敢当

○…ライオンズクラブ浦添ウエストは二十六日、那覇市内のホテルで、チャリティーコンサート「懐かしのアメリカンミュージック」を開いた。ジャズやカントリーウエスタンに、聴衆は軽快な音楽に酔った。

○…医療関係者でつくる「メディカル・ジャズ・オーケストラ」はムーンナイト・セレナーデなどグレン・ミラーの曲を中心にダイナミックな演奏を披露した＝写真。

○…収益金から「こども病院」の設立を目指す母子総合医療センター設立推進協議会に十万円と、日本ボーイスカウト県連盟浦添第二団に寄付。同協議会の親川武司会長は「専門の病院が、離島県の沖縄では特に必要」と呼び掛けた。

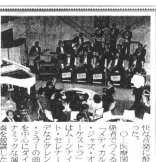

浦添ライオンズクラブ主催のチャリティーコンサート
(『沖縄タイムス』2000 年 2 月 28 日)

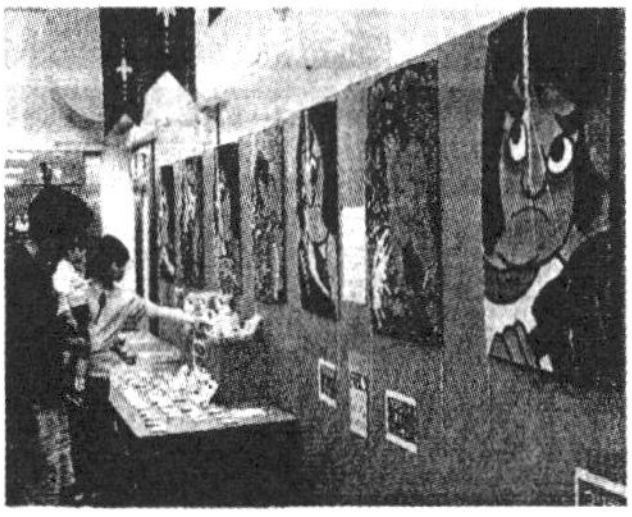

季節風

○…県内に子ども病院の設立を目指し、子供の幸せと健やかな成長を願う「金太郎の凧」展が三日から那覇市のパレットくもじ、リウボウ八階で開かれている。七日まで＝写真。

○…母子総合医療センター設立推進協議会の主催。沖縄県は、全国一の出生率だが乳幼児の死亡率も上位を占める。高度な治療施設がない離島県のため、協議会では子ども専門の病院設立の運動を展開している。

○…展示されているたこは十六点。まさかりを持った金太郎。くまを抱きかかえた金太郎。どれも子供がすくすくと育つことを願うように力強いタッチで描かれている。

寄贈された「金太郎の凧」展示即売会『沖縄タイムス』2000 年 5 月 7 日)

新聞の果たした役割

第一回目の署名活動の際にも両新聞とも投稿記事の掲載、取材記事の掲載などこども病院設立について協力していただきました。二〇〇〇年の第二回の署名活動の時にも『沖縄タイムス』『琉球新報』両紙

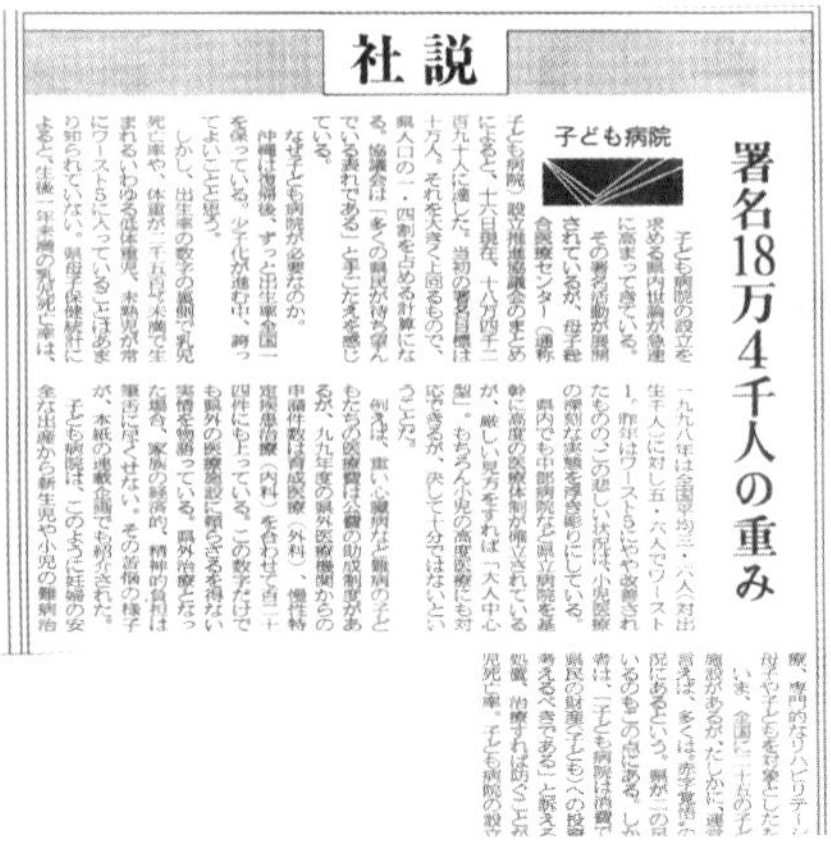
社説

署名18万4千人の重み

子ども病院

「こども病院」はたびたび社説で取り上げられました（『琉球新報』2000年9月18日）

でいろいろとりあげていただきました。いつもタイムリーに記事となり、そのお陰で世間に知ってもらうことができ、大きな世論へと展開していったという経緯があります。

街頭署名の翌日二〇〇〇年六月一八日付『琉球新報』の社説でこども病院設立について「県民の財産」の視点で取り上げてもらいました。

さらに両紙とも独自の取材での特集記事が始まりました。『沖縄タイムス』では六月一六日より連載された「語る小児医療―こども病院を目指して」は小児医療の現状などを現場の医師、患児、家族らが執筆されており、推進協にもとても参考になりました。『琉球新報』では九月四日より一六回に渡って「小さな命守って―沖縄にこども病院を」が「第一部　県内の状況」、第二部は「医療の立場から」第三部「先進県」とテーマ別に掘り下げた記事が連載されました。

その他、こども病院関係で新聞掲載された記事を列記します。

◆一九九九年五月一二日『沖縄タイムス』寄稿「沖縄にこども病院を」（金城清美：守る会会員）

◆一九九九年六月二九日　沖縄タイムス　オピニオン欄　視座「沖縄に小児専門病院を―高度医療提供に不可欠」高良吉広（安謝小児クリニック院長）

◆二〇〇〇年六月一五日　沖縄タイムス　寄稿　「県にこども病院設立を」（宮城雅也：小児科医）
◆二〇〇〇年九月二八日より「『子ども病院』署名の重み」（全三回）
◆二〇〇〇年六月二八日　『琉球新報』論壇「小児病院の設立をー医療水準を高めた長野県の事例」（新崎康彦：県立那覇病院医師）
◆二〇〇〇年一〇月五日　沖縄タイムス　視座　「こども病院十九万人の署名―小児にこそ高度医療を」（田頭妙子：推進協）

また二〇〇一年一一月から二〇〇二年六月にかけて長期連載された「医の今」は医師と労働環境で医療現場の厳しい状況が語られました。

新聞だけではなく、テレビでもニュース番組の中で取り上げられ、司会者のインタビューに答えことがあります。

第三章
ついにこども病院が現実に

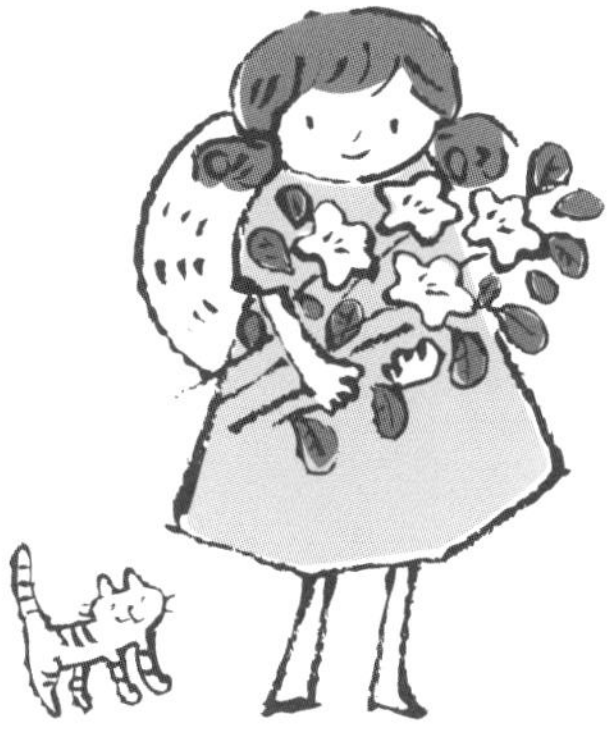

第一節　こども病院のベストを求めて〈二〇〇一年〉

母子総合医療センターは新病院に併設

ついに二〇〇一年（平成一三）二月一八日、新那覇病院の県案がまとまり、「高度多機能病院の整備基本計画」が発表されました。それは母子総合医療センターは新病院に併設で、二〇〇六年（平成一八）四月に開院予定、母子部門は一二〇床、一三診療科目を備え、六月までに基本計画を固める方針ということでした。

これは県の苦悩の末の決断だったことは、後に「南部医療センター・こどもセンター雑誌」に担当者が書いている文章に滲み出ていて、それを読んで初めて本当に大変だったんだということが実感できました。それぞれの立場でそれぞれの問題があったことと思いますが、紆余曲折しながらもこども病院建設が現実になったことは本当にうれしいことでした。

推進協ではこの発表に先立ち、年頭からこども病院についてさまざまな話し合いを重ねました。一月二〇日、県立那覇病院の先生（九名）とこども病院の診療科について話し合い、二月には県の担当者や当山護那覇医師会会長、小児科医会の野原会長、普久原副会長らと面談を繰り返していました。

沖縄で初めて開設される待望のこども病院です。最近の医学の進歩はすさまじく、二〇年、三〇年先にも対応できるような病院を設立することが必要です。振り返ってみても、３Ｄ立体心臓模型を用いたシミュレーション技術、臓器移植法の成立、ｉＰＳ細胞を活用した治療への期待等、以前はとても考えられなかったことが話題になっております。現在の建築計画において、ベストを尽くすということが最大の条件だと思い、私達は何度も何度も県との話し合い、県議会への陳情請願を続けました。

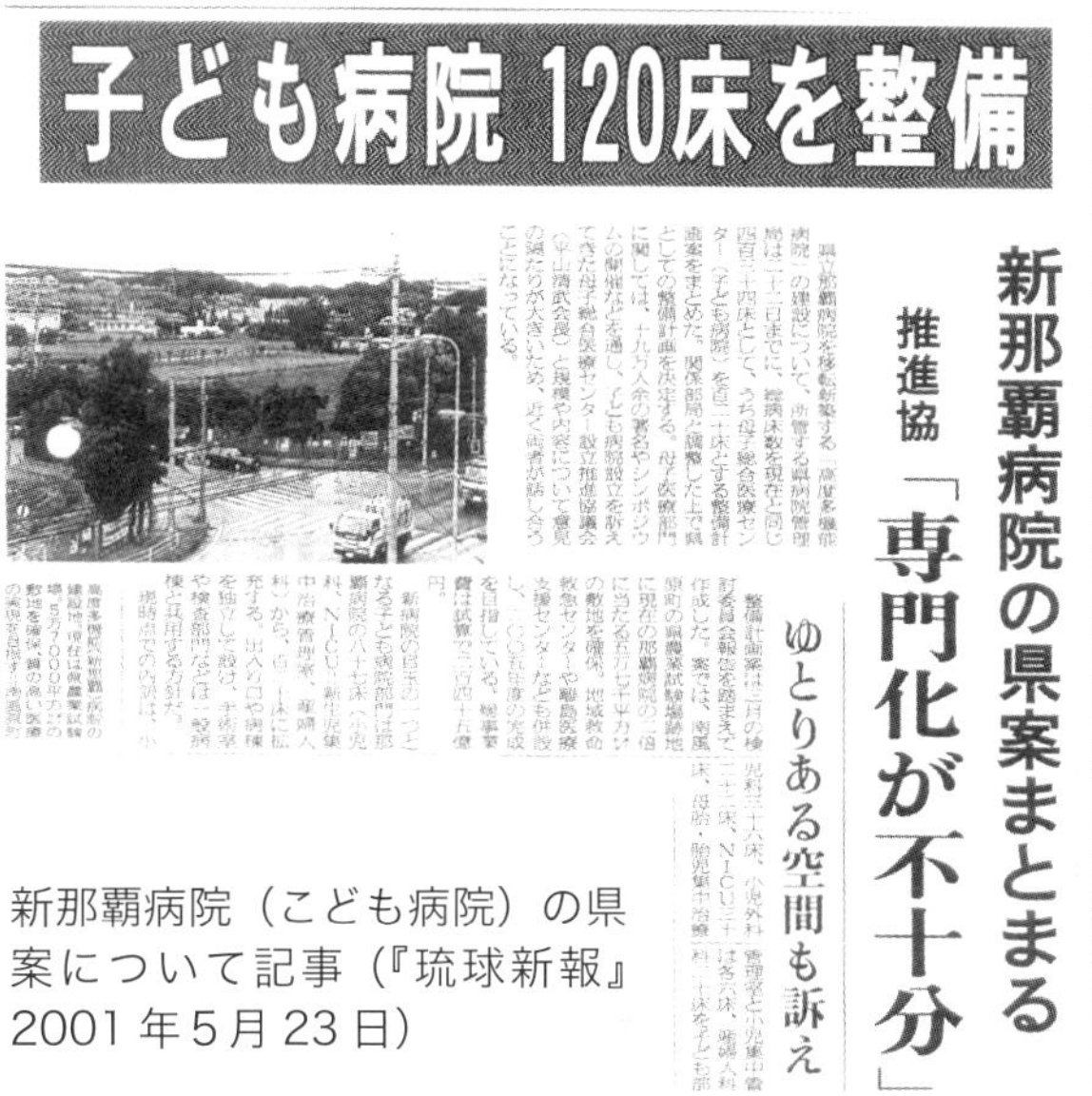
子ども病院 120床を整備

新那覇病院の県案まとまる

推進協「専門化が不十分」

ゆとりある空間も訴え

新那覇病院（こども病院）の県案について記事（『琉球新報』2001年5月23日）

二月二八日、県議会議長に推進協、小児科医会連名で「こども病院の別棟建設に関する陳情書」を提出しました。私たちが目指す母子総合医療センターは併設型であっても、同敷地内で独立した別棟の母子総合医療センターであることを掲げました。

「併設独立型であり、管理責任者が置かれ、人事、予算を独立で管理する」それが私たちの望むこども病院でした。

「高度多機能病院検討委員会報告書」

二〇〇一年三月一九日、「地域医療を支援する高度で多機能な病院検討委員会報告書」がまとめられ、新病院の基本構想として位置づけられました。（参照‥

県立南部医療センター・こども医療センター雑誌 Vol.1）

この報告書には「地域医療を支援する高度で多機能な病院整備の趣旨」として、特に人口の集中する南部保健医療圏において、高度医療や救命救急医療、総合周産期母子医療等に対応できる高度で多機能な病院の整備が求められていること、さらに、母子総合医療については次のように記述されています。「そのため、高度医療を担う新病院に併設して母親を含め病床数一二〇床の母子総合医療センターを設置する。ただし、母子総合医療については、全国的に不採算部門となっている状況があるが、二一世紀を担う子どもの健康を保持する政策的医療として行う必要があることから、一般会計から病院事業会計への負担の強化が必要である。これらのことから、政策的医療として、母子総合医療機能が常に維持できるための運営予算を適正に確保できること、さらに管理責任者を置くしくみを構築する必要がある。」

宮城県のこども病院を参考に

今までに類を見ない規模と特色のある新病院建設なので、県が威信をかけてプロジェクトチームを結成するものと思っていたのですが、ふたを開けてみると東京の病院管理研究会にすべてを委託し、土地区画と建物概要だけがほぼ決まっていたという状況でした。そこで私たちが望むこども病院へ向けての新たな活動が始まりました。

三月二九日、宮城県こども病院建設運営検討会議一般公開に出席するため、儀間、田頭が宮城県へ向かいました。県福祉保健部からも二名が参加しておりましたが、残念ながら現場では話し合う時間が持てませんでした。会終了後、三月下旬としては珍しい大雪の中、懇親会会場へ向かいました。そこにはドクターを中心に病院スタッフ二〇名余が参加しておりました。宮城こども病院運動は医師が中心となり、浅野史郎知事が先頭に立って指示、建設が進んでいました。また必要なこども病院はどのようなものであるか、医療側と医療を受ける側の代表を参加させ、何度も検討会を開催し、情報を公開したそうです。この宮城県のこども病院の建設方法は大いに参考になりました。

そこで私たちは沖縄の運動の進捗状況を聞かれましたが、なかなか進展しない沖縄のこども病院建設の現状を思い、説明に窮しました。振り返ってみると九〇年代の沖縄は社会問題として米軍関係の事件、事故が発生し、県やマスコミもその対応に追われる状況でした。そのような中、私たちは声を大にして「こども病院の必要性」を県民に訴え続けてきました。

再三再四の陳情

二〇〇一年四月一三日、新病院の建設を担当している病院管理局を訪問、新病院整備計画概要（案）の説明を受けました。それによると推進協の要望する母子部門一二〇床で一床一〇〇～一一〇㎡ではなく、中部病院的レベル（七四㎡）を考えているとのお話でした。これについて県は検討委員会をつくって検討するとのことでした。

その後、病院管理局次長へこども病院建設に関する要請を行いました。現段階では県は小児病棟的病院を考えており、私たちの要望と大きく隔たっているため、プロジェクトチームに患者代表を入れてほしい、情報公開をしてほしい等々を申し入れました。

　このままだと私たちが求めるこども病院機能は期待できなくなってしまう。そう判断し、五月一一日、①新病院の情報公開　②医療を受ける側代表のプロジェクトチームへの参加　③知事自ら総括者になる　④県有地内で十分な敷地を確保する、等を求める要請書を提出しました。同日、稲嶺惠一知事は渡米中であったため、石川秀雄副知事が対応して下さいました。副知事は私たちの意を汲んで下さり、病院管理局へ「推進協と十分な話し合いをした上で計画を進めるべき」との指示を出して下さったおかげで、推進協も後日プロジェクトチームに参加できるようになりました。

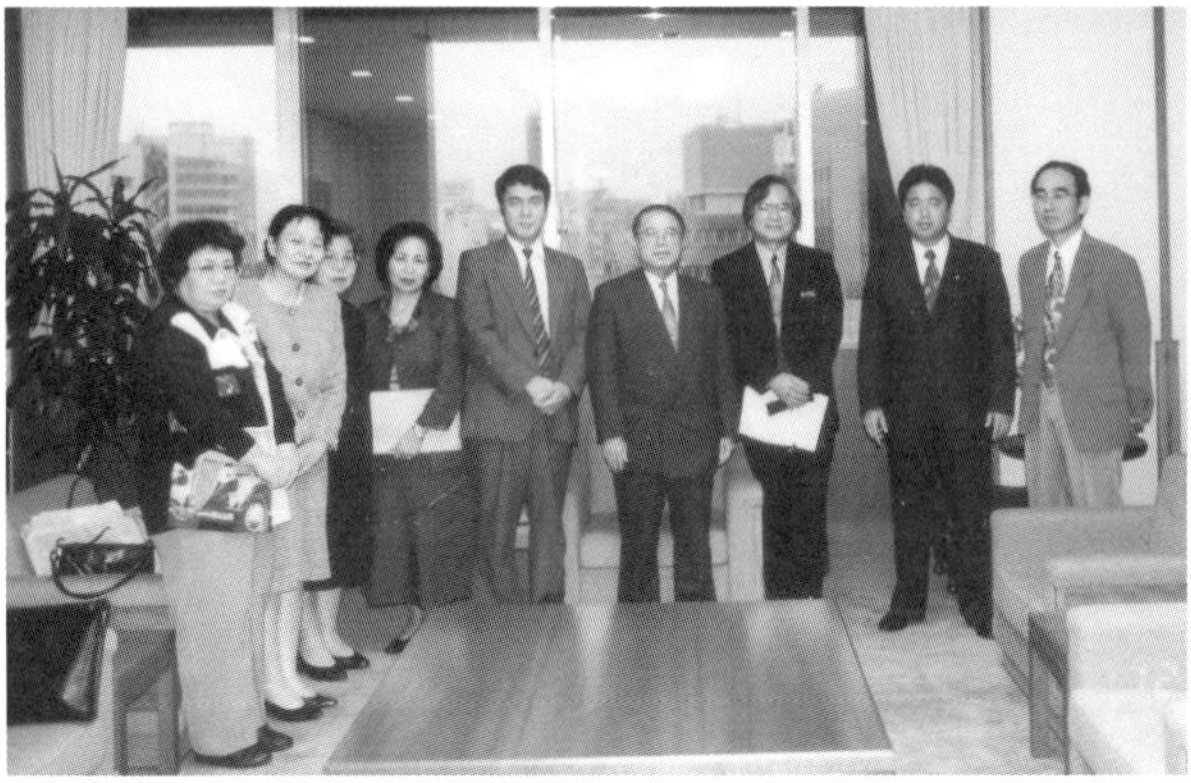
県へ要請書を提出に行ったメンバーと石川秀雄副知事

　五月一七日、病院管理局と推進協との相違点の整理、今後の検討課題を確認するために話し合いを行いました。私たち推進協は病院管理局に対して「こども病院の基本構想をまとめるための、母子総合医療センター委員会を立ち上げ、位置づけを明確にしてほしい」と要望しました。
　五月二一日、下地衆議院議員を訪問し「県は母子総合医療センターの設立は決定したが、一二〇床では将来的には足りなくなると思う。将来の増築は難しいので、現段階での増床は望めないだろうか」の問題点について話し合いました。その他、小児科医会会長・野原先生や、中部病院副院長・安次嶺先生とその事について面談し検討しました。

独立型のこども病院を

二〇〇一年五月二六日、下地議員から新情報が入ったとの連絡があり、フライト直前の氏と空港のVIP室で面談しました。こども病院を独立型病院ではなくセンターとして建設、予算は国から三〇億円が支給され、開発庁から毎年五億円、一床あたり百㎡を確保、二十四時間救急体制で、小児科医は一七～一八名の配置ということで、六月一日に厚生大臣から連絡が入る予定であるとのことでした。

別棟型のこども病院をめざしている私たちにとっては少なからずショックな内容でした。そこですぐに五月二八日、病院管理局宛に「こども病院のあるべき姿検討委員会」の立ち上げ要望書を提出しました。その中で「沖縄県の母子総合医療のあるべき姿を検討する委員会」を立ち上げ、母子総合医療センターの位置づけを明確にして頂き、委員会にはそれぞれの専門分野からの委員に加え、医療を受ける側の代表も参加させる事を要望しました。また高度で多機能な病院検討委員会の提言を受け、総合病院に附設で別棟型の母子総合医療センターを設立する事を知事に明言して頂きたい、という具体的な要望書を提出しました。

その後、県から新たな委員会の立ち上げについての同意は得られませんでしたが、現在ある小児部門プロジェクトチームへの推進協の参加は認めて下さいました。

六月五日、県において病院管理研究会（東京在）の説明があり、高度多機能病院基本構想、基本計画報告書の説明会が行われました。

小児部門プロジェクトチーム

二〇〇一年七月二日、第四回高度多機能病院建設検討班会議が開催され、推進協も参加しました。検討委員会はその後九日、一七日、二七日、と短期間に四回開催されました。

七月五日、高度多機能病院建設検討会議の作業部会として小児部門プロジェクトチームが立ち上げられ、小児科医と推進協の二名が参加し、部門ごとの必要面積を算出する検討会が行われました。

八月、沖縄県の平成一四年度予算の概算要求で、新病院総事業費試算二五〇億円と国庫支出金要請（総額三三億二千万円、来年度分八億三千万円）が要求されました。

九月三日、嘉数出納長らと面談し、一〇月三日、病院管理局から概算要求の経緯が説明されましたが、私たちの目指す一床一〇〇〜一一〇㎡とは大きくかけ離れたものでした。

一〇月九日、県議会文教厚生委員会における「新病院の基本構想について」を傍聴しました。私たちは自分たちで情報を得るために何度となく県議会の傍聴を行いました。

一一月五日、病院管理局長、次長らと県予算の内示に対し公開質問状を提出する事について懇談をしました。

一床当たりの面積をめぐって

一一月一六日、第九回小児部門プロジェクトチームにおいて、県は新病院の一床あたり八四平方メートルの最終内示を説明しましたが、各委員は規模縮小に対して不満を表明しました。ここでいう規模縮小とは病院管理局の検討班では一床当たり九四平方メートルで算出されていたものが、設計費計上の段階で八四平方メートルになっていたというものでした。

同月二七日、プロジェクトチーム委員会こども部会を開催、県立中部病院と那覇病院の医師、推進協が参加し基本方針の検討会が行われました。

翌二八日、新病院の基本計画構想が示されず、基本設計着手という県の姿勢へ抗議の意味も含めて、質問事項を投げかけ、建設に関する要請書を比嘉茂政副知事へ手渡しました。

これに対して副知事は「委員会を早急に立ち上げ、意見をとりまとめたい」と約束して下さいました。

一一月三〇日、病院管理局、福祉保健部、推進協も参加して、「こども病院のあるべき姿検討委員会設置」についての打ち合わせ会が開催されました。

一二月五日、県議会議長へ「母子総合医療センター建設に関する陳情書」を提出しました。陳情事項としては①一床の面積を九四㎡とすること②①の実現のために沖縄県の各部局が全面的に協力すること③新病院の建設にむけて医療関係者（民間を含めて）と医療を受ける側、その他専門家からなる準備室を早急に発足させることなど具体的な内容でした。

一二月一七日、県は周産期母子医療協議会に専門部会として、小児部会を設置しました。本部会には琉球大学附属病院、県立病院、小児科医会、県医師会、日母県支部、県部局と推進協のメンバーで構成されていました。この部会で母子総合医療システムの基本構想、センター整備について審議が行われました。また診療科については小児科医による専門ごとの医療システム部会がつくられ、患者側も参加することになりました。第一回は一二月二五日に開催され、その後一週間に一回の割合で公開で開催されました。

世論に問うために新聞投稿

二〇〇一年一一月七日から四回にわたって『琉球新報』で推進協副会長の親川武司による「どうなるこども病院」が掲載されました。①「基本構想不在のままに—大幅削減された新病院予算」②「既にできていた「計画書—情報公開のない病院建設事業」③「県民の切実な意見反映を—中途半端で赤字増の恐れも」④「知事がイニシアチブを・準備委員と専従者が必要」という見出しからもわかるように、新病院の基本構想の必要性を強く訴えました。

さらに『沖縄タイムス』紙上でも一一月一二日、一三日の二日間にわたって推進協会長の平山清武による論壇「こども病院はどうなった」「上　欠かせない県の基本構想」、「下　役割の位置付け明確に」が掲載されました。

このようにことあるごとに、新聞社、メディアを通じて県民にこども病院設立運動に関する情報を公開、多くの意見と協力を呼びかけてきました。

第二節　併設であっても独立性の確保を〈二〇〇二年〉

設計にとりかかる

二〇〇二年は沖縄県復帰三〇周年にあたる年で、さまざまな記念事業が計画されました。二月四日、県臨時庁議会にて高度多機能病院も復帰三〇周年記念事業に追加されたことで、予算の上でかなり有利になったそうです。

一月一七日、プロジェクトチーム委員会にて設計業者選定方法を検討しました。また同月二三日、第二回小児・周産期医療部会も開催されました。

二月八日、宮城県で当初から県立こども病院の建設を担当なさっている仲田勲生先生をお招きし、講演会を開催することになりまし

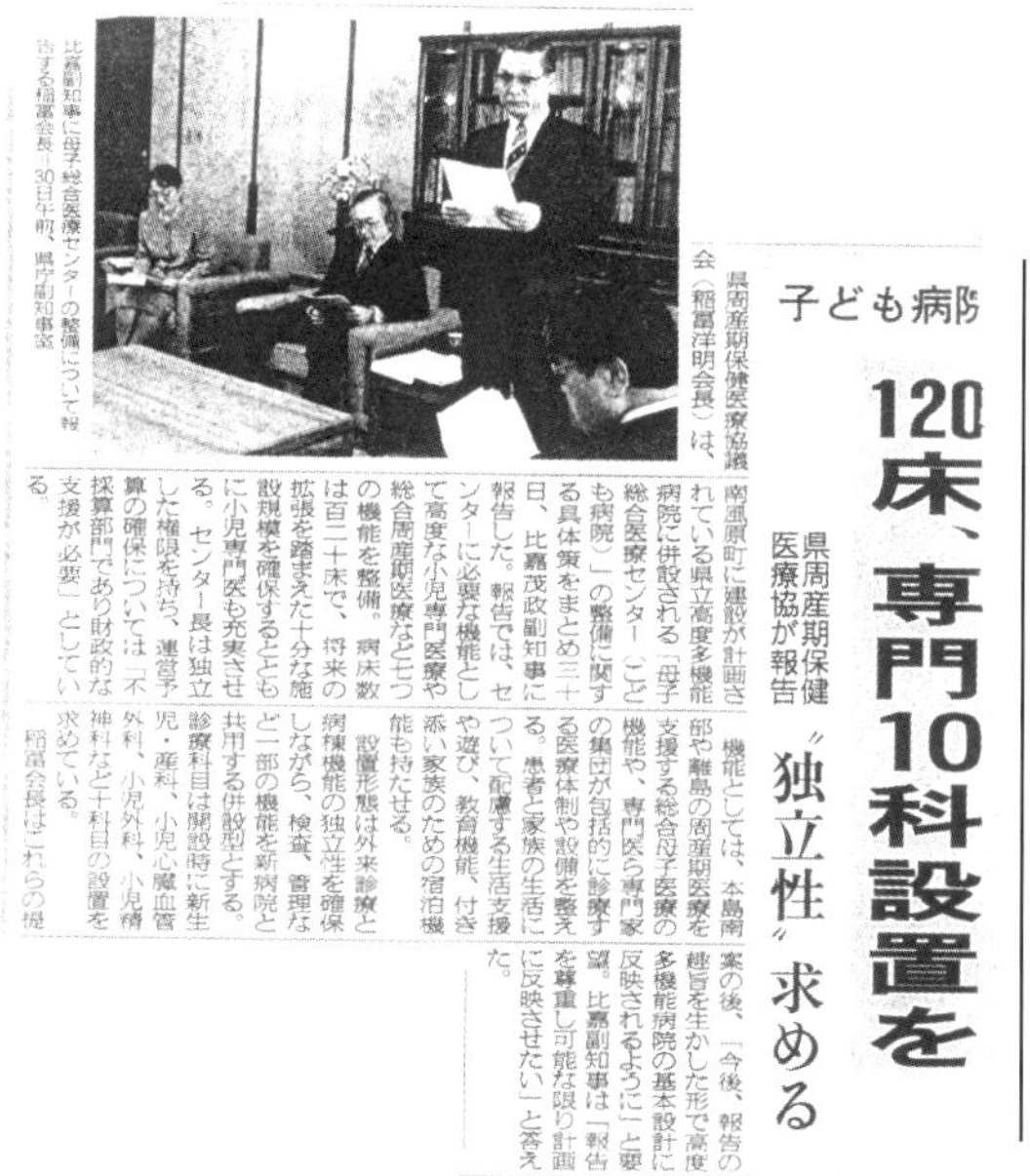

子ども病院

120床、専門10科設置を

県周産期保健医療協が報告

"独立性"求める

比嘉副知事に母子総合医療センターの整備について報告する稲冨会長＝30日午前、県庁副知事室

県周産期保健医療協議会（稲冨洋明会長）は、南風原町に建設が計画されている県立高度多機能病院に併設される「母子総合医療センター（こども病院）」の整備に関する具体策をまとめ三十日、比嘉茂政副知事に報告した。報告では、センターに必要な機能として高度な小児専門医療や総合周産期医療など七つの機能を整備。病床数は百二十床で、将来の拡張を踏まえた十分な施設規模を確保するとともに小児専門医も充実させる。センター長は独立した権限を持ち、運営予算の確保については「不採算部門であり財政的な支援が必要」としている。

機能としては、本島南部や離島の周産期医療を支援する総合母子医療の機能や、専門医ら専門家の集団が包括的に診療する医療体制や設備を整える。患者と家族の生活について配慮する生活支援や遊び、教育機能、付き添い家族のための宿泊機能も持たせる。

設置形態は外来診療と病棟機能の独立性を確保しながら、検査、管理など一部の機能を新病院と共用する併設型とする。

診療科目は開設時に新生児・産科、小児心臓血管外科、小児外科、小児精神科など十科目の設置を求めている。

稲冨会長はこれらの提案の後、「今後、報告の趣旨を生かした形で高度多機能病院の基本設計に反映されるように」と要望。比嘉副知事は「報告を尊重し可能な限り計画に反映させたい」と答えた。

周産期保健医療協が整備に関する具体案をまとめた（『琉球新報』2002 年 4 月 30 日）

た。「宮城県が創るこども病院―すべてのこどもに命の輝きを―そのかたち、財政、その思い」と題して実際の設立までの歩み、計画の中での問題点などをうかがい、これから建設をすすめていく沖縄県にとって大変貴重なお話をしていただきました。宮城こども病院は全国で二六番目、沖縄のこども病院は二七番目となります。

二月一八日、県は「県立高度・多機能病院（仮称）整備基本計画」を発表し、設計事業者は複数の業者に企画提案してもらい決定するプロポーザル方式により国建、日建、沖創建の共同企業体（JV）に決定しました。推進協のメンバーは第一回設計業者と新病院建設プロジェクトチームとの話し合いに参加しました。

小児・周産期医療部会の報告書

沖縄県周産期母子医療協議会に設置された小児・周産期医療部会が三月、四月に開催され、母子総合医療センターの基本構想・計画について検討を重ね、四月三〇日、報告書「新病院における母子総合医療センター（仮称）の整備について」が副知事に提出されました。

報告書は八頁に及び、必要な機能として、

（一）総合周産期医療機能
（二）高度な小児専門医療機能
（三）人材育成機能及び臨床研究機能

（四）総合的な母子医療システムにおける中核機能
（五）小児科医による救急医療が受けられる機能
（六）患児・家族の支援ができる機能
（七）離島の小児医療を支援できる機能

以上の七つが挙げられました。そして設置形態として「外来診療及び病棟機能の独立性を確保しながら、管理等一部の機能を新病院と共用する併設型」を打ち出しました。これは小児と成人の疾患構造の違いから、「ワンフロア型は無理があり、病棟は別棟型とする必要がある」と主張しています。

診療科目については「基本的に子どもの全ての疾患に対応した診療科目を備える。なお患者数が少ないと思われる診療課目については、非常勤体制で対応することとする」と明記し、開設時に必要な診療科目（第一期）と開設後早い時期に必要な科目（第二期）、将来必要な科目（第三期）を記載。

その他、医療圏、病棟（病床数、病棟構成）、外来、共用部分、施設規模、運営の基本方針、医療従事者、人材育成、組織と権限、その他全体に係る要望事項がまとめられていました。

病院管理局長への要望

五月一五日、設計業者とプロジェクトチーム委員との打ち合わせがあり、修正図面などが提示され全体説明会が開催されました。

この説明会をうけて推進協では、五月二四日、県病院管理局長新田宗一氏宛に「高度多機能病院（仮称）基本設計へ反映させることについて」の要望書を提出しました。これは四月に提出した、沖縄県周産期母子医療協議会でまとめられた「母子総合医療センター（仮称）の整備について」の基本方針が、設計に反映されていない状況を見かねて出されたもので、この要望書には①推進協から知事へ要請した事項を計画に反映させる　②必要な機能を発揮できる構造にする　③併設型であっても母子医療センターとわかるような工夫をする　④外来部門は子どもへの配慮を行う、等が盛り込まれていました。

建設されてからの変更はできません、私たちは今、ここで踏んばらなければ望む病院はできないとの思いから再三要求を繰り返しました。

六月一一日、今度は県議会定例会へ陳情書を提出しました。それは「高度多機能新病院（仮称）における母子総合医療センター建設に関する陳情書」というもので、建設敷地の見直しや、一床あたりの面積など具体的な要望を陳情しました。

新会長に真栄田篤彦先生就任

七月二日、推進協会長の平山先生が鹿児島へ帰郷されるため、会長を辞任することになりました。平山先生は名護療育園園長に就任されてからは、毎週土曜日に那覇市旭町にあった沖縄県社会福祉センターの守る会事務所まで名護から車を走らせて会議に参加され、会議が終わって夜一〇時頃からまた名護へお帰りになるというハードスケジュールをこなしておられました。お忙しい中、会議にはほとんど出席をして下さり感謝でした。

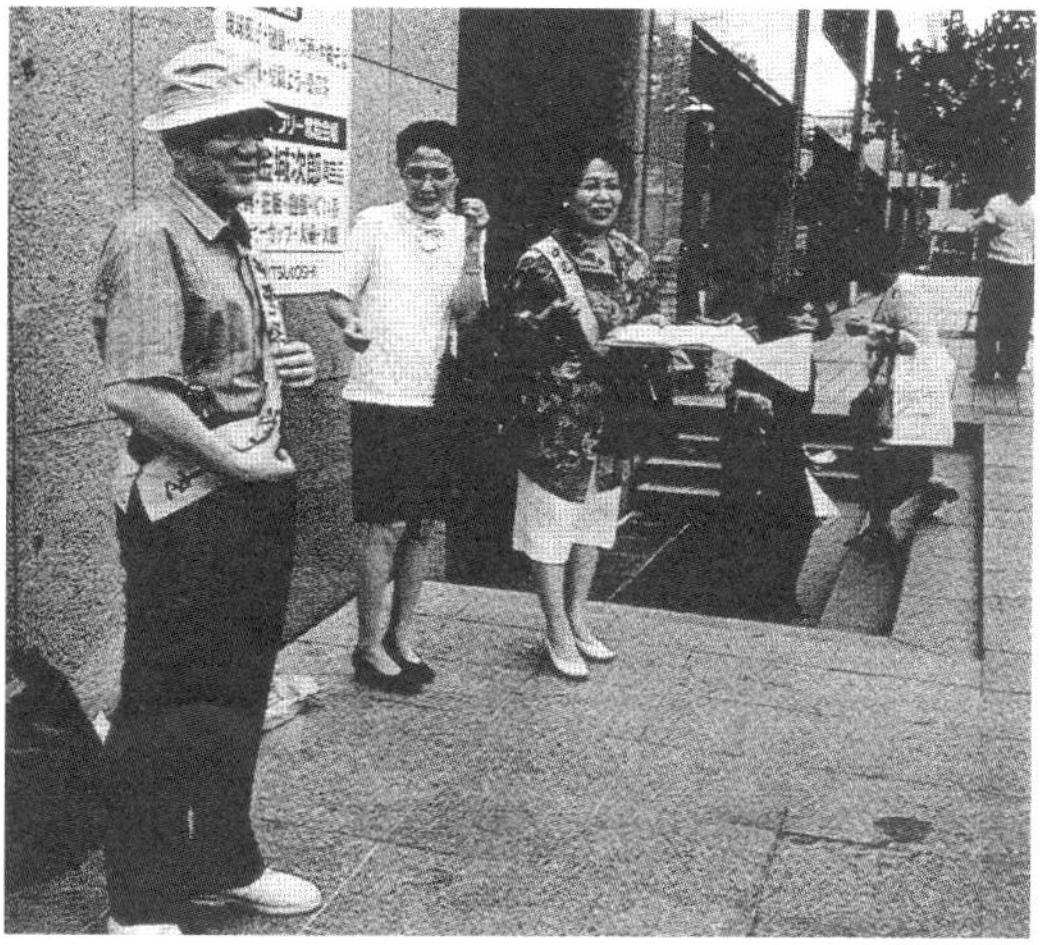

街頭に立って、署名を呼びかける平山先生（2000年6月）

また県への陳情、交渉には、矢面に立って静かに、しかし力強く、私達の思いを伝えて下さいました。特に心に残っているのは、パレットくもじでの街頭署名運動で、道行く人々に署名を求めて声をかけられておられた姿です。このようなことは先生にとってはかなり勇気のいることだったのではと思います。だいぶ前に読んだ山崎豊子の小説『白い巨塔』を思い出しながら。私達の運動に勇気と力を与えて下さったことは決して忘れることはありません。

次期会長には西町クリニック院長の真栄田篤彦先生（県医師会理事）が就任されました。先生は第三回シンポジウムに医師会から参加して下さり、親の気持ち、患者の気持ちをわかって下さる先生という印象を強く感じていましたので会長就任をお願いしましたところ、快く引き受けて下さいました。こども病院開設は決定したものの、県の特別な財政的な補助が必要ですから、県民が納得し、誇れる病院にしなければと設計段階に始まってソフト面に至るまでさまざまな要請を行いました。その時に真栄田先生は私たちを力強く引っ張っていって下さいました。先生の幅広い人脈も大きな力になったと感謝しています。

七月二〇日、推進協の第三回総会が開催され、会長の選任と国立成育医療センター総合診療部・救急診療所医長の阪井裕一氏による「こども病院の救急医療を支えるもの―総合診療体制―」特別講演が開催されました。国立成育医療センター（元国立小児病院）とは二〇〇二年（平成一四）、東京に開設された、二一世紀最初の高度こども専門医療センターです。そのセンターの総合診療部の阪井先生にお話をしていただくことで、県民の皆様にも小児総合診療科について、より深い認識を持ってもらいたいとの思いで開催しました。また新たに「沖縄県訪問教育親の会」と「沖縄県LD児者親の会（はばたき）」の二団体が推進協に加わることになりました。

ヒアリングそして要望

二〇〇二年七月一八日『沖縄タイムス』に推進協副会長の宮城雅也先生が「こども病院の救急医療」を寄稿。七月一九日には『琉球新報』論壇に推進協事務局長の儀間小夜子が「母子総合医療センターの進捗状況―二十四時間体制の小児救急医療を―」を寄稿しました。

八月二七日、病院管理局と面談し、修正図面についての経過説明と図面への要望を提出しました。その後も基本設計修正図面に対するヒアリングにたびたび参加し、設計、色、トイレ、階段、検査室など細かい点まで検討を繰り返しました。県病院管理局、ＪＶ（建設共同企業体）による実施設計に向けての内装、インテリアの打ち合わせにも参加しました。

しかし修正図面を検討した結果、基本設計が反映されていない部分があり、推進協では九月一二日に沖縄県知事宛、病院管理局長宛へ「高度多機能病院（仮称）新築工事設計レイアウトに対する要望について」を提出しました。

その要望書には小児外来部門では外来診察室の設置、スペースの広いトイレの設置、処置室を外科系と内科系とに分けるなど一二の改善点、小児病棟については院内学級など六つの要望、小児新生児集中治療管理室については九点、その他小児専用リハビリ室の設置などに関して四点という、推進協の患者側の視点から見たきめ細かな要望でした。

さらに一〇月七日に陳情書、要望書を県議会と新病院建設予定地の南風原町にも提出しました。

一二月二〇日、南風原町で陳情が採択され、意見書も可決され、沖縄県知事あてに南風原町議会から「意見書」が提出されました。「本町として全国に誇れる高度多機能病院が将来に決して悔いを残すことのない、すばらしい病院を建設していただきたく、下記の件について意見書を提出します」というもので推進協の運動の後押しとなるものでした。

一二月二日、県病院管理局にて推進協を対象に高度多機能病院の基本設計について説明会が開催されました。県としては医療を受ける側の市民団体との話合いは初めてで、こども病院の機能独立、脳波検査時の入眠室、家族控え室、児童精神病棟など、各機能について県の説明を受けました。推進協側からは「小児関係スタッフの人材育成機能が全くみえない」「こどものための待合室、診察室の工夫がみえない」「小児救急室の診察室がない」「共有部分が多く、こども病院機能の独自性がない」という厳しい要求、意見が出されました。

一二月一〇日、「基本計画に医療を受ける側の視点がない」と推進協側が県の基本設計の不備な点を盛り込んだ緊急アピール案と説明会の開催要望を盛り込んだ陳情書を沖縄県議会へ提出しました。

県による基本設計概要の発表

一二月二六日、県病院管理局は、「高度・多機能病院（仮称）の基本設計」概要を発表、推進協に対しても説明会が行われました。総事業費二五〇億円、二〇〇六年四月オープン予定で母子総合医療センター（一二〇床）を併設、救命救急センター（三〇床）、敷地面積は五万七〇〇〇平方メートルに免震構造の地上六階建てで総病床数四三四床、母子総合医療センターは患者・利用者の声を受け、県内の母子・小児医療の拠点的役割を果たすべく、総合周産期センターを設置するとともに、小児の心臓血管外科手術や重症患者に対応する小児集中治療室が配備されることになりました。また院内学級やプレイルームなど子どものアメニティに配慮されたものとなりました。

満足とはいかないまでも、かなりの進展が見られ、粘りに粘った私たちの努力の結果でもあったと思います。実現への一歩を踏み出したものの、これからも県や医療担当者を含めた議論は欠かせず、予断を許しませんでした。

県立病院の今後のあり方検討委員会

年明け早々の一月一一日、県が「県立病院の今後のあり方検討委員会」を立ち上げ、その提言に基づき、南部病院の民間への経営移譲が決定したことを知りました。実は南部病院が民間経営となったために、勤務していた県職員の新病院への配属が実現し、必要な職員定数を確保できたという経緯があるのです。新しい病院はスタッフの確保が課題の一つでもあったために、この移譲のタイミングは新病院の人員確保にとってプラスになりました。

一月一五日、休むことなく新たに病院管理局宛てに実施設計へ向けての要望書を提出しました。これは一二月に発表された県の基本設計概要を推進協で検討し、実施設計に取り入れてもらいたい項目を要望したものでした。

これも前回同様、入眠室の必要性、ボランティア室の設置、家族控え室など当事者でないと分かり得ない細かい要望を書き連らねました。

また県議会へも二月一二日、運営に向けての要望を含めた陳情書を提出しました。これには、診療内容等ソフト面への早期の取り組みのための設立推進室の設置を要望、家族支援のための宿泊施設の設置などさらに次のステージを見据えたものでした。

病院管理局との実施設計について細かい打ち合わせが続きました。内部模型、ボランティア室の使用について、レントゲン、ＭＲＩ／脳波の入眠室、インテリアの打ち合わせなど一つ一つ検討を重ねました。

四月二日、『沖縄タイムス』論壇に親川副会長が「こども病院へ推進室の設置を」を投稿し、世論へ訴えました。

第三節　第四回シンポジウム〈二〇〇三年〉「これからのこども病院ボランティア」

「これからの病院ボランティア」を考える

三月二二日、国立成育センターでボランティア活動を行っている竹永和子氏との懇談会を持ち、シンポジウムの基調講演のお願いをしました。

シンポジウムに先立って六月二〇日、『琉球新報』論壇に「こども病院のボランティア室―患者や家族も多様に利用―」（翁長米子：沖縄県肢体不自由児父母の会）、『沖縄タイムス』に「こども病院―院内で複数の情報源が必要―」（伊礼仁美：訪問教育親の会）が掲載され、六月二二日開催の第四回シンポジウム「これからのこども病院ボランティア―患児・家族を支えるもの―」の開催もアピールしました。

このシンポジウムは母子総合医療センターの基本設計が完成し、施設の概要が見えてきた時点で、こども病院のソフト面を充実させることを考え企画したものでした。基調講演には多岐にわたるボランティアが活躍している国立成育医療センターの整備基本計画委員会の一員である竹永和子氏に、患児家族を支えるボランティアとは何か、こども病院のボランティアのあり方についてお話をしていただきました。

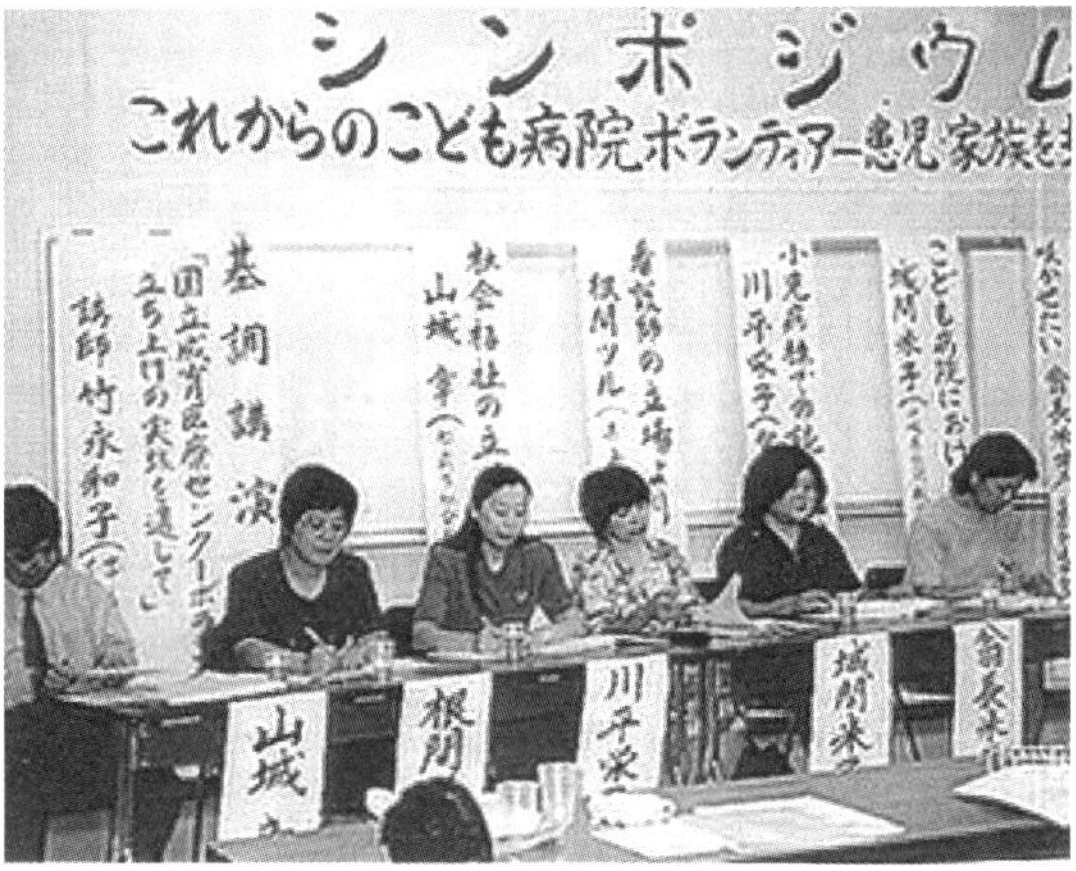

第４回シンポジウムのシンポジストの方々（2003年６月22日）

その後のシンポジウムでは座長の高良吉広先生（てぃんさぐの会会長）をはじめ岡崎綾子氏（沖縄ＬＤ児親の会）、城間米子氏（沖縄県訪問教育親の会）、翁長米子氏（沖縄県肢体不自由児者父母の会・心臓病の子どもを守る会）、川平栄子氏（かびら文庫主宰）、根間ツル氏（宮古病院看護師長）、山城章氏（那覇市社会福祉協議会）とボランティアを受ける側、行う側、行政側からのシンポジストで話し合いました。

最後に質疑応答が行われ、座長の高良先生より「こども病院は地域に支えられた病院であり、高度の医療を行うためにもボランティア室を充実して医療を展開して頂きたい」と結ばれました。

シンポジウムの内容は以下の通りです。

基調講演「国立成育医療センターでのボランティア立ち上げの実践を通して」

二〇〇二年（平成一四）三月、日本の国立病院ではじめての国立成育医療センターにおいて病院ボランティアが導入され、位置づけが明確になりましたが、それに関わった経験から竹永和子氏（マザーリング研究所代表）がお話をして下さいました。

成育医療センターではボランティアの意義として「患者のプライバシーに配慮しつつボランティアの働きによって、患者・家族のアメニティが高められるよう工夫する」と定めて、いろいろな活動のメニューを用意しています。地域の人びとが自主的に自らの意志で能動的に行うことが大切であり、ボランティアに必要なマインドは、病気の子どもをもつ母親の立場を理解して、心から共感できるマインドを持つことであります。また病院との調整機能をもつボランティアコーディネーターが必要であると語って下さいました。

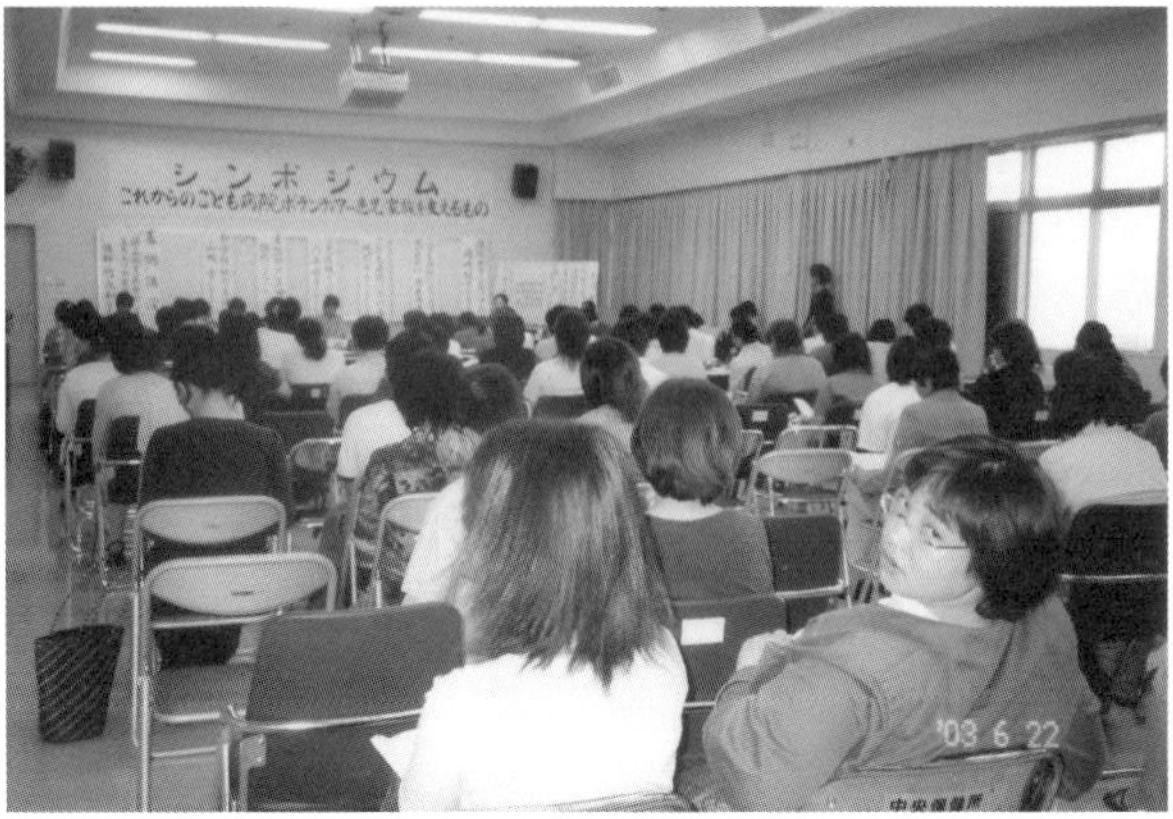

第４回シンポジウム会場の様子（2003年６月22日）

シンポジウム

岡崎綾子　ＬＤ、ＡＤ／ＨＤ（注意欠陥多動性障害）の子どもたちの多くは通常学級に在籍していますが、学校現場においてはまだまだ理解が不十分です。現在相談できる専門機関も少なく、本人、保護者の心のケアは大きな問題であります。「我が子は一体どうなっているのか、どのような障害なのか、これから先どうなるのか」と見通しのもてない不安と、親として育て方に問題があったのではとの自責の念を抱き、常に自問自答しており、精神的に参っている状態で医療機関を受診しています。

我が子の障害を受け入れ、前向きに受け止められるようになるまでかなりの時間と周囲の理解が必要です。同じ体験をした親同士は他人に理解しにくい事に対しても、共感を持って受け止めることが出来ます。医療機関を受診したとき、このようなアドバイスをしてくれ、精神的に支えてくれる病院ボランティアがいるだけで、どんなに家族が救われるか想像してもらいたいと思います。医療的なケアと共に、患者家族を支えるための病院ボランティアとして、親の会が行う支援も重要な役割を担うようになってくると思います。

城間米子　娘が幼稚園入園一カ月後に川で溺れ、心肺停止の状態のあと、四肢麻痺になり、現在寝たきりです。入院一カ月頃からリハビリが始まりましたが、娘はとても辛かったようでした。当時、看護実習生がよく来て、絵本を読んでくれたり、話し相手になったり、七夕祭りの短冊に願い事を書かせたり、歌を歌ってくれたり楽しい時間を過ごさせてくれました。

新しくできる病院にボランティアがいてくれると、酸素吸入、喀痰吸引、リハビリと苦しい毎日を頑張っている子どもたちを元気づけることができると思います。突然、娘が障害児になったとき、親は何をすればよいのか判らず悶々と過ごしています。竹永先生の話にもありましたように自分と同じ状況の親を探し、共感できる人を求め医師に相談しても、同様なケースは無いと言われました。養護学校に入学したときも、期待と現実とのギャップが大きく毎日悩んで泣いていました。障害をもつことがどういうことなのか、サポートする制度や訓練など教えてくれる人がいたらどんなにありがたいか、親身になって話を聞き、解決法を一緒に考えてくれた人達がいたおかげで、私達親子の現在があり、感謝の気持ちでいっぱいです。これからできるこどもも病院はこれらのことが考慮された病院であることを切に願っています。

翁長米子　息子は重度心疾患で二歳前に脳梗塞を併発し、重度重複障がい児となってしまいました。大阪での手術、検診を五歳まで繰り返してきました。病気による発育、発達遅延があり、同じアパートの方に相談したら、ピアノの先生がキーボードと小さな楽器で音楽療法をしてくれました。また、保育士志望の学生と、理学療法士志望の人とで、交互に息子に接してくれました。絵本の読み聞かせや、手話をしながらのとりとめのない会話に私自身の心も癒されました。息子と二人きりだと重苦しくなる病室も、訪問してくれた病院ボランティアによって明るくなり、花が咲いたようでした。

私達に関わってくれたボランティアはボランティアだからという、あいまいな関わりをせず、約束をきちんと守り、しっかり関わりを持つ姿勢にはとても感動しました。大阪で一緒に関わってくれたボランティアの方が「楽しい時間を共有できたのだから、」と言ってくれたときは本当に感謝しました。ボランティアは難病児を抱えている家族を支援することができると思います。それぞれの分野の方が関わることによって、ボランティア自身の視野が広がり、新しい発見もできると思います。沖縄のこども病院にもたくさんボランティアが関わってくれることを望みます。多くのボランティアが育つよう期待します。

川平栄子　那覇市立病院で定期的に読み聞かせをすることになったのは、四年前、読み聞かせの指導をしていたグループの中の一人に、入院を繰り返す子の母親がいました。その子が入院した時に読んであげたことでサークルができ、市立病院でのボランティアが始まりました。病院では本を読んであげるだけではなく、エプロンシアターや人形劇もしました。その中では人と人との対応の難しいこともありました。自分の体験を通して、小児病棟での読み聞かせの時に気をつけたい事、こども病院のボランティアについて考えてみました。

まず、小児病棟で読みかせをはじめるにあたっては、子どもの年齢や症状、人数に応じられるように準備すること。絵本や手袋人形、布のおもちゃ、あるいは手遊びや、わらべ歌などもいいでしょう。話し相手や育児相談などもできるとなおいいです。場所はプレイルームで全体にする場合、個々に対応する場合、そして要望があれば個室での読み聞かせもあります。

さらに、こども病院のボランティアでは病院を利用する様々なこどもの症状、さまざまな環境の患児家族がおられることに配慮しつつ、患児自身、及びその家族（特に母親）に自信をつけてもらいましょう。治療スタッフとは別にいつもそばにいるボランティアとしての役割、またボランティアコーディネーターの持つ意味について考えていきたいものです。

根間ツル　看護婦の立場からお話しします。子どもが入院すると母親は二四時間休み無く付き添いをすることになります。長期入院の場合、母親本人の健康管理も大変です。子どもにとって母親は切り離して考えることの出来ない存在です。ボランティア活動を取り入れている病院では、図書サービス、遊びのお姉ちゃん、裁縫、コンサート等の活動が行われており、それには感銘を受けます。病院側の受け入れ態勢はまだまだだと思います。家庭崩壊、登校拒否、子どもを亡くした悲しさから抜け出せない家族、子どもへの虐待、障害を持って生まれた子と心中したいと泣き叫ぶ親のケース等、問題をかかえた多くの家族を見てきました。このことからボランティア導入によって家族が活用できるように、早急に取り組んでいけるよう働きかけたいと思います。病院側が組織的に一日も早く引き受けて下さることを望みます。ゆいまーる精神で多くの職種の方が病院ボランティアとして活動することを望んでいます。

山城章　那覇市社会福祉協議会の役割について考えてみます。まず市民参加によるボランティアの支援としまして、ボランティアの受給調整機能、ボランティア広報誌の発行、ボランティア組織化支援などがあげられます。また活動場所の支援（ボランティアセンターの運営）、活動機材の支援、活動助成支援など実際の活動の支援があります。

今後社協としてできることについては、福祉コーディネーター養成講座やボランティアの担い手の養成、ニーズに応じたボランティア募集等の広報、ボランティアネットワークのあり方を共に考えていくことなどがあります。

第四節　新病院の建設がついに始まる〈二〇〇三〜二〇〇四年〉

新病院建設直前

二〇〇三年（平成一五）六月二七日、沖縄県議会議長へ陳情書を提出しました。「母子総合医療センターの実施設計・運営に向けて」というもので、推進室の設置と課題を提示しました。

他県のこども病院設立の際、推進室を設けてこども病院を深く理解している数人の専任者を配置して設立推進を行っており、沖縄県でも同様の推進室を設置し、ソフト面でも充実したものになるよう配慮していただきたいというものでした。

七月二一日、推進協の第四回総会を開催しました。その中の講演で「中頭病院における病院ボランティアの現状と展望」と題して中頭病院図書広報室主任の玉城恵子氏と「母子総合医療センターの概要」と題して県病院管理局経営課参事の喜屋武博行氏の現況報告が行われました。また今年度より新たに「視覚障害児をもつ親の会」と「財団法人がんの子どもを守る会沖縄支部」が加わり一五の障害児者団体が協力し、さらに知恵を出し合ってこども病院の充実を目指し、日々精力的に活動を行うことが決定されました。

新病院の起工式

二〇〇三年九月二二日、高度多機能病院の起工式が南風原町新川で行われ、併設される念願のこども病院の建設工事もついにスタートしました。

ところが五月に病院管理局により公表された「沖縄県立高度多機能病院（仮称）計画概要」には母子総合医療センターに関しての説明はありませんでした。要請していたこども病院推進室は設置されないまま、県の担当者が代わり、高度多機能病院（仮称）診療体制ワーキングチームが設置されていました。その中で小児医療に関しては時間がないことを理由に、公開されることのないまま検討がなされ、総合病院の中の一小児科となりはしないかと大変な不安と危惧を抱きました。

これらの意見をまとめ一〇月、県議会宛に「母子総合医療センターの診療体制・運営計画等ソフト面について」という陳情書を提出しました。続いて県知事へ同様の要請書を提出し、「今年度中に明確にすべき事項」を列記しました。

高度多機能病院が着工　南風原町

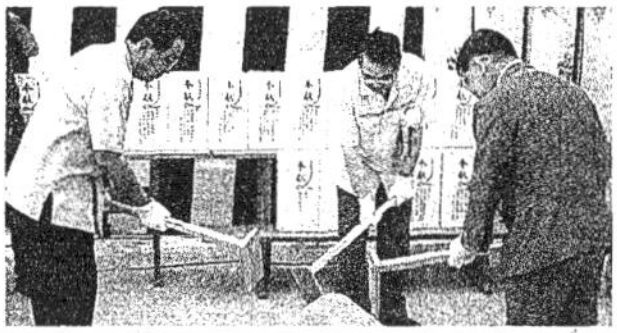

南風原町新川に建設される県立高度多機能病院の起工式が二十二日、建設予定地で行われた。県や工事関係者ら二百人余が参加して、工事の安全を祈願した＝写真。二〇〇六年四月開院予定。

同病院は那覇市与儀の県立那覇病院を移転、新築するもので、農業試験場跡地の五万七千平方㍍に、地上六階地下一階の病棟を建設する。

病床数は四百三十四床で、救命救急センター（三十床）をはじめ、子ども部門の母子総合医療センター（百二十床）を整備する。

このほか、離島医療支援機能や臨床研修機能、地域医療連携機能など、高度多様化する県民の医療需要に対応する。

こども病院起工式の様子（『琉球新報』2003 年 9 月 23 日）

一〇月二七日、推進協は、勉強会を開催し、新聞記者らを含めこども病院の進捗状況と問題点について話し合いました。三一日には県福祉保健部長を訪問、要請書を提出。こども病院に小児精神科医、小児眼科の設置と設備機器の充実を要請しました。また病院管理局當眞正和課長を訪問し「県立高度・多機能病院診療体制（素案）」の現況について説明をうけました。

一一月一九日、病院管理局による「高度多機能病院(仮称)診療体制(素案)」の説明会が開催されました。沖縄県福祉保健部病院管理局宛に沖縄県ＬＤ児・者の会（はばたき）から「母子総合医療センターにおける小児精神科の設置、及び発達障害の専門家配置のお願い」の要請書、社団法人日本てんかん協会沖縄県支部からこども病院についての要望として、「てんかん専門医の要望」、視覚障害児親の会より「母子総合福祉センターに小児眼科の設置のお願い」と各団体からの要望が提出されました。

一二月二日、推進協から沖縄県議会へ陳情書「母子総合医療センターの整備等について」を提出しました。これは一〇月一日付で提出した陳情の回答がなされていないことへの再度の要請であり、また、ボランティアや宿泊施設、診療科目などについての再度の陳情です。

一二月五日、推進協は、特別講演会として「こども病院の役割―沖縄の高度小児医療を担うために―」を開催しました。講師は、長期にわたって子どもとその家族を大切に小児医療に携わってこられた聖路加国際病院・小児科医長細谷亮太先生をお招きし、こども病院の役割についてお話ししていただきました。

新聞キャンペーン

二〇〇四年（平成一六）一月八日から五月二九日まで毎週木、金、土に『沖縄タイムス』紙上においてもこども病院に関する記事が連載されました。「小さな宝」と題した連載は「第一部　新生児医療」に始まり、「第二部　小児救急」、「第三部　小児病棟から」、「第四部　先進地の小児医療」と四二回にも及ぶ連載で、大きな反響を呼びました。

三月一一日、「高度多機能病院（仮称）における診療体制の基本方針」が運営体制検討委員会より公表されました。さらに三月二九日、病院管理局は昨年一二月に提出した「高度多機能病院（仮称）診療体制（素案）に対する要望」の具体的な回答について説明がなされました。

推進協は実施設計ヒアリングにもたびたび参加しました。四月二七日、三階ＮＩＣＵ、家族控え室等について日建、沖創建から説明がありました。五月二〇日、管理局経営課と設計事務所とのボランティア室ヒアリングへ参加、コーディネーター室と相談コーナーの配置について提案しました。また東京で建築研究所を主宰する仲綾子氏による「遊び環境」についてご意見があり、大いに参考になりました。六月一〇日、小児病棟（四、五階）総合図ヒアリングに参加の際には、家族面会室が狭いので更衣室との変更を要望しました。六月二四日、小児病棟医療機器・備品等ヒアリングに参加したりと本当に目まぐるしい時期でした。

八月二五日には新病院外構設計と色彩計画について、日建の説明及び意見交換会が行われ、こども病院の色彩選定について検討しました。その後色彩選定については琉球大学の吉田悦治助教授（美術教育）

のご指導を受けて、暖色系が好ましいとの推進協案を提出しました。

新病院モデルルーム見学会

二〇〇四年一〇月一四日、新病院モデルルームの見学会が行われました。患者団体によるモデルルームの見学は初めてで、一つ一つの設備をチェックし、見学後には建設関係者と患者団体との意見交換もあり、病室の配色や設備について話し合いました。

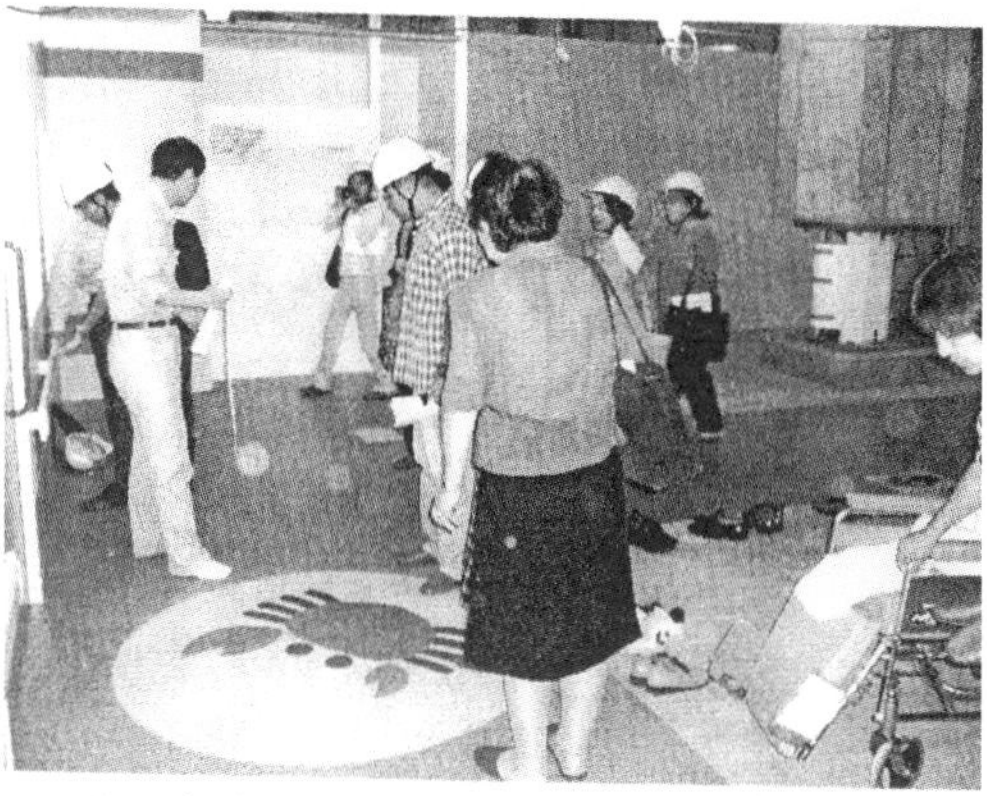

こども病院モデルルーム見学する推進協メンバー（2004 年 10 月 14 日）

この日、モデルルームを見学してすぐに要望書を作成し、病院管理局に提出しました。それには四人部屋がとてもせまく感じられたことのほか、コンセントの位置など細かい要望をあげました。これらのことは実際に使う立場で考えないとなかなか気がつかないことで、このような機会をいただいたことは本当によかったと思っております。

一二月六日には県議会へ「母子総合医療センターのスタッフについて」の陳情書を提出しました。新病院開院まで一年数カ月しかないこともあり、早急にソフト面についての充実を図るためのものでした。

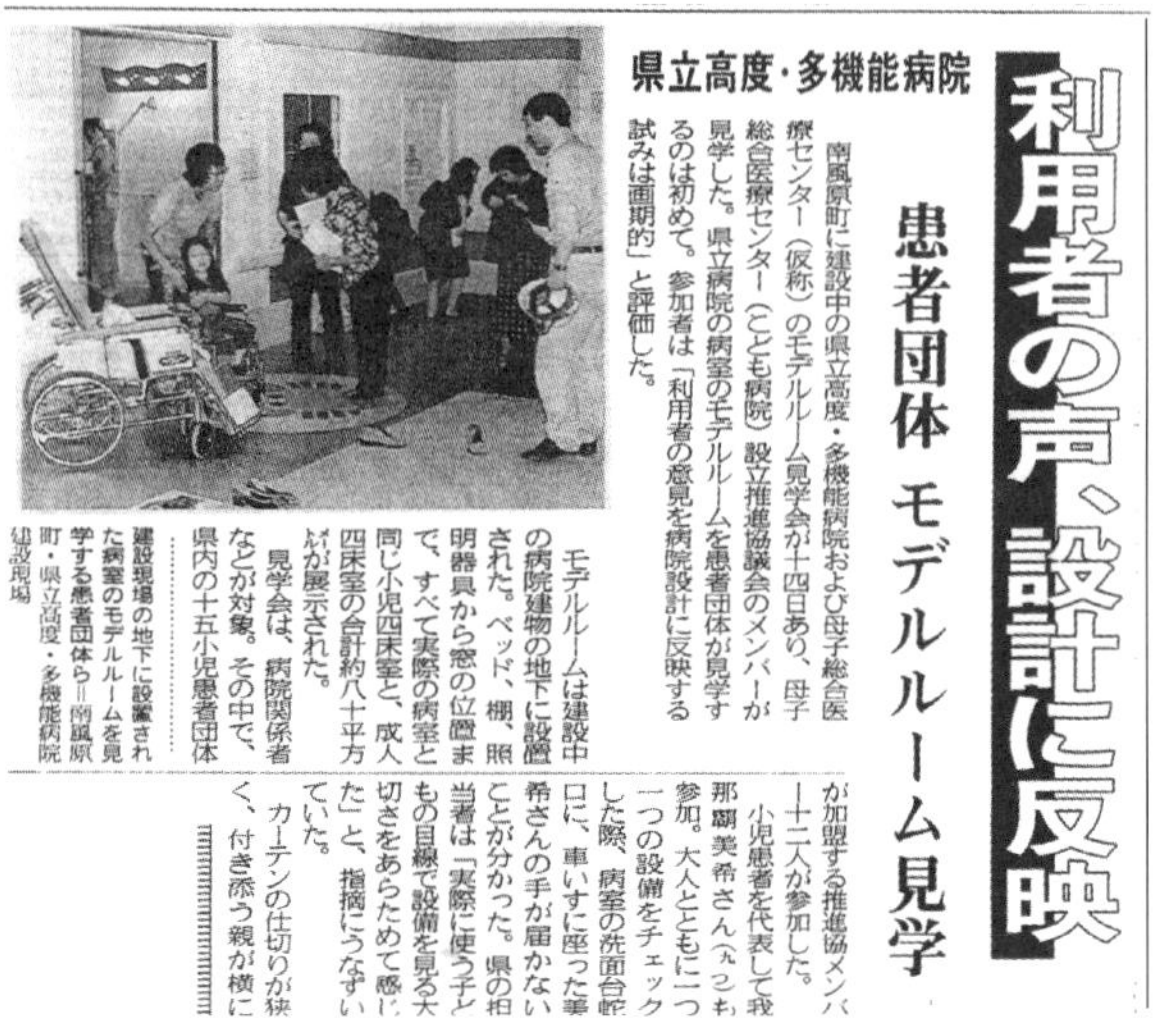

利用者の声、設計に反映

患者団体 モデルルーム見学

県立高度・多機能病院

南風原町に建設中の県立高度・多機能病院および母子総合医療センター（仮称）のモデルルーム見学会が十四日あり、母子総合医療センター（こども病院）設立推進協議会のメンバーが見学した。県立病院の病室のモデルルームを患者団体が見学するのは初めて。参加者は「利用者の意見を病院設計に反映する試みは画期的」と評価した。

モデルルームは建設中の病院建物の地下に設置された。ベッド、棚、照明器具から窓の位置まで、すべて実際の病室と同じ小児四床室と、成人四床室の合計約八十平方メートルが展示された。

見学会は、病院関係者などが対象。その中で、県内の十五小児患者団体が加盟する推進協メンバー十二人が参加した。

小児患者を代表して我那覇美希さん（九つ）も参加。大人とともに一つ一つの設備をチェックした際、病室の洗面台の蛇口に、車いすに座った美希さんの手が届かないことが分かった。県の担当者は「実際に使う子どもの目線で設備を見る大切さをあらためて感じた」と、指摘にうなずいていた。

カーテンの仕切りが狭く、付き添う親が横に

建設現場の地下に設置された病室のモデルルームを見学する患者団体ら＝南風原町・県立高度・多機能病院建設現場

こども病院モデルルーム見学では患者の目でチェック
（『沖縄タイムス』2004 年 10 月 15 日）

宿泊滞在施設について

かつて県外のこども専門病院で手術や治療を受けていた重症児・者の家族は、高い航空運賃と宿泊滞在費など多大な費用と、見知らぬ土地で過ごす不安、残してきた家族への思いなどに悩みつつ過ごしてきました。

東京、大阪、福岡などにはこども病院に隣接した宿泊施設があり、それを大変有難く感じ、離島の多い沖縄県にこども病院ができるときには、ぜひとも隣接する場所に宿泊施設をつくるべきだという切実な思いがありました。

こども病院開設に先立って、二〇〇四年二月には小児保健協会と推進協とで、宮城県立こども病院や、国立成育医療センター、東海大学附属病院のそれぞれに隣接する宿泊施設を視察しました。同四月には共同でアンケート調査を行いました。遠隔地からの患者家族の動向を調べ、その結果から、宿泊施設の必要性と一〇室～一二室の需要を割り出しました。

四月二八日～二九日にかけて「沖縄にもファミリーハウスを」のテーマで二回にわたり『沖縄タイ

ムス』に「重症児と家族に配慮・経済負担を軽減、情報交換も」「支えるボランティア・設立実現に県も前向き」（親川武司）が投稿されました。いつもタイムリーに投稿を掲載していただきました。

宿泊施設としてのファミリーハウスは「サポートハウス」とも呼ばれ、重症の子どもの入院に際し、家族に格安で提供する宿泊施設のことです。単に家族の経済的負担軽減だけでなく、家族間の情報交換が行われる場にもなります。

小児難病治療　宿泊に負担

ホテル利用58％、1人平均6800円

要望高い安価施設

離島・県外の保護者初調査

県小児保健協会と母子総合医療センター設立推進協議会は、子どもの病院治療のため、本島内の小児医療機関を利用する離島や県外の保護者を対象に初のアンケート調査を実施。57・6％が宿泊施設にホテルを利用し、一人一日平均六千八百円の負担を抱えていることが明らかになった。低価格の宿泊施設「ファミリーハウス」が建設されれば、約六割が利用を希望するなどニーズの高さも浮き彫りになった。二団体は、同ハウスの設置で経済的負担の軽減や精神的なサポートが図れるとして必要性を訴えている。

県小児保健協会など　NPO法人を計画

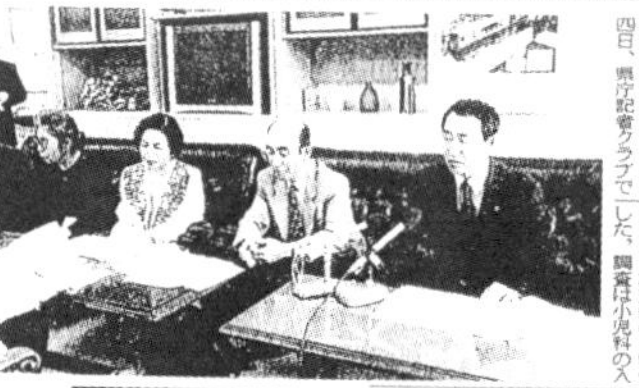

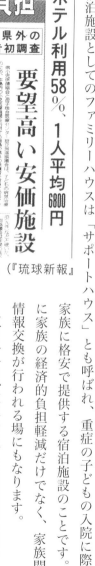

宿泊で最も困ること　複数回答あり（回答者68件）

宿泊で困ったこと（具体例）		件数
費用	ホテル代等が高い	38
交通	宿泊先から病院へのアクセス	15
食事	弁当等で偏った食事になる	10
宿泊	病院近くの宿泊先確保	9
洗濯	洗濯ができない	6
精神面	親戚宅に宿泊、病院で話い寝等	3
入浴	病院で付き添いの場合	3
睡眠	病院で付き添いの場合	2
仕事	病院からは通勤できない	1
店	病院近くに店がない	1

宿泊滞在施設についてのアンケート結果（『琉球新報』2005年2月15日）

五月一一日、推進協は、小児保健協会長へ「遠隔地の患児・家族を支援するための宿泊施設建設について」の要請を行いました。これは小児保健協会が建設予定している小児保健会館（仮称）と併せて宿泊施設も計画に入れていただきたいというものでした。

七月一八日には「医療を支える社会の力」と題してマクドナルドハウス事務局長の長瀬淑子氏に特別講演をお願いしました。「これからの医療は、離島の多い沖縄県などでは特に社会の支援が必要で、ハウスの実現はその一端であり

ます。病気の子や家族を支援する社会全体の意識と地域の病院との連携はかかせないものです」と話され、また、長瀬氏は「本当にハウスが必要か、ニーズの検証を行い、ボランティアの確保が必要であり、ハウスを自立させることが重要であります」と強調されました。

一一月二九日、小児保健協会は「宿泊施設に関する調査報告書」を県福祉保健部長に提出しました。推進協では真栄田篤彦会長を中心に「用地・建築・運営」に関しても、小児保健協会やマクドナルドジャパンとの調整や県への働きかけを積極的に行いました。小児保健協会は県の土地等価交換支援がスムーズに行われないこと、またマクドナルドハウスの導入は財政的に魅力的ではありましたが、「沖縄のハウス」というスタンスと違和感があり、断念せざるを得ませんでした。最終的には沖縄電力百添会の一〇周年を期しての記念事業として、一億五千万円を投じて建設され、県へ寄贈されました。運営は外郭団体・沖縄県保健医療福祉事業団で「ＮＰＯ法人　こども医療支援　わらびの会が事業団の委託を受け、現在に至っています。

■コラム■サポートハウス親の会

大阪の国立循環器病センターで治療や手術を受けた守る会の重度心臓病児の親子には、奈良県支部の梶原早千枝さんにお世話になった方が数多くいます。

梶原さんも息子さんが重度心臓病で、循環器病センターに通院しており、その時に、全国から治療に来ている親子に出会い、宿泊のことで苦悩していることを知りました。梶原さんは私財を投げ打ってお母さんたちの宿泊先を提供することにしました。それが宿泊施設「江坂寮」の始まりです。今では法人格になり数か所の宿泊施設を運営しています。

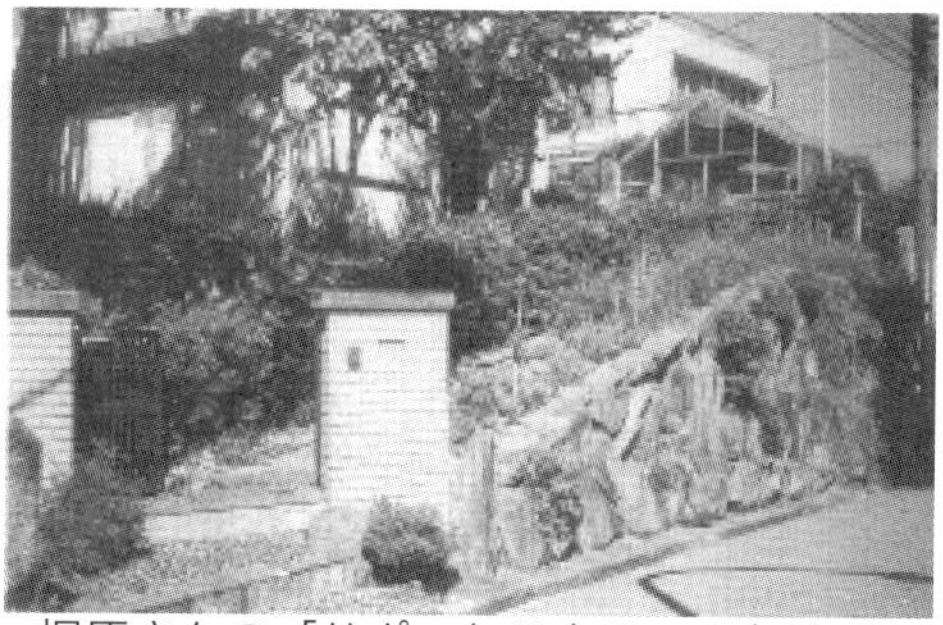

梶原さんの「サポートハウス」のあるマンションの玄関

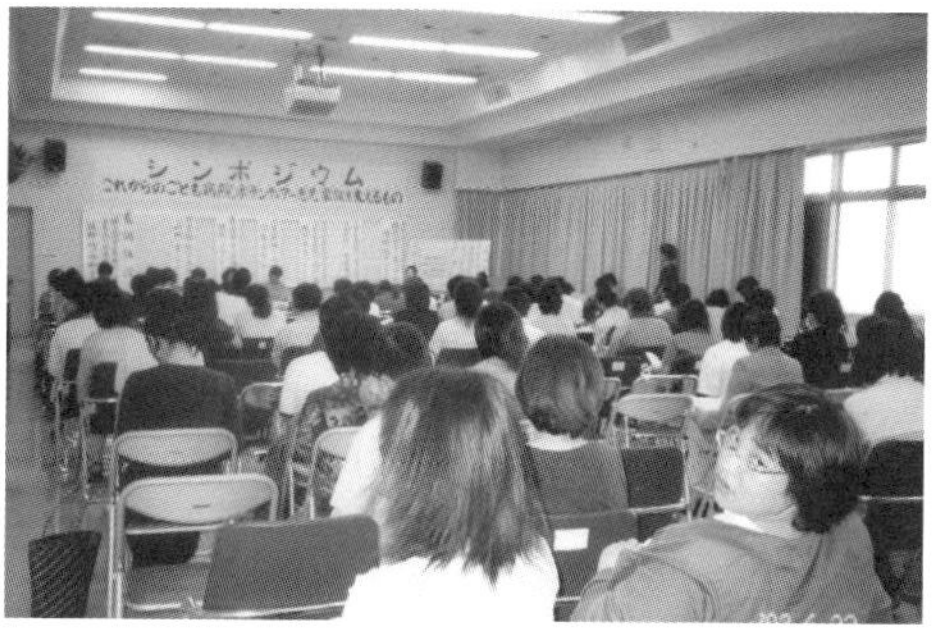

生活用品のそろったサポートハウスの台所

一泊千円で、お風呂をはじめ洗濯、調理が我が家のようにできる、真新しいマンションでした。食器やお鍋、調味料から洗濯石鹸など、生活必需品全てを多くの皆様の善意で完備され、その上、心臓病に関する本も多数揃えて下さり、感謝でした。その心遣いは一生忘れることはありません。

遠隔地からの多くの母親たちがそこで共同生活をしていました。多少の気遣いはありましたが、お互いに病児のことを第一に考えての日々で、情報交換をしたり、いろいろ助け合いながら、病児の退院を待ちわびて過ごしていました。その時のことはいまでも脳裏にやきついています。

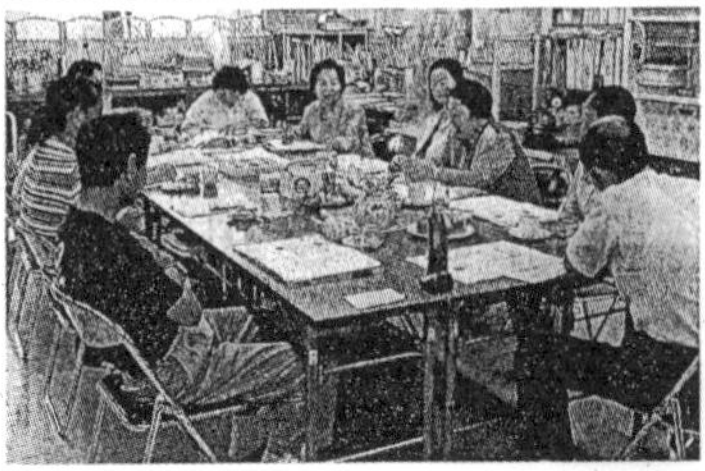

心のケア　いかに

病院ボランティア育成 作業部会がプログラム

入院する子どもたちを支える「病院ボランティア」を育てる取り組みが県内で始まっている。県内では初の試み。２年後に開院予定の県母子総合医療センター（仮称）で活動するボランティアを育成することが狙いで、ワーキンググループがプログラムを作成している。同グループの１人、儀間小夜子さんは「小児医療の充実には病院ボランティアの存在は欠かせない」と重要性を説明する。

母子医療センター開院に向け

病院ボランティアは、子ども病院などがある他県では一般的だが、県内の病院ではほとんど活動していない。

ワーキンググループは、子ども病院の設立を願う市民団体「県母子総合医療センター（こども病院）設立推進協議会」のメンバーが中心となって立ち上げた。儀間さんは同協議会の事務局長。前県立看護大学助教授で、現在は茨城キリスト教大学看護学部教授の藤村真弓さんがアドバイザーとなっている。

藤村さんは聖路加国際病院（東京都）の看護婦長として長年、同病院のボランティアと連携し、子どものケアに取り組んだ経験を持つ。「病院ボランティアは、他の医療スタッフとともに患者のケアをする責任ある仕事だという自覚が大切。特に、入院生活のストレスにさらされる子どもたちの気持ちを理解する態度が求められる」と話す。

今秋には、県外の病院ボランティアを講師に招いた講演を開き、研修を深める予定だ。

県母子総合医療センターの併設となる県立高度・多機能病院（仮称）には、ボランティア室の設置が決まっている。

県は、病院職員としてボランティアの調整役となるコーディネーターの配置を予定。しかし何人のボランティアを採用するのか、病院のどの分野でかかわるのかなど、具体的な内容を詰める作業はこれからだ。

儀間さんは「医療センターが開院したら、すぐにでもボランティアが活動できるようにしたい。コーディネーターの人材が決まれば、連携を強化したい」と話している。

◀ことば▶ 病院ボランティア　医療スタッフと連携して患者がより良い状態で治療を受けることができるように手助けする。近年は小児病棟で子どもの遊び相手を務めたり、家族の相談にのるなど活動内容は広がりをみせている。

「県内に病院ボランティアを根付かせたい」と育成プログラムを作成中のワーキング研修会＝那覇市・県総合福祉センター

▶藤村先生を囲んでの「病院ボランティア育成作業部会」（『沖縄タイムス』2004 年 6 月 5 日）

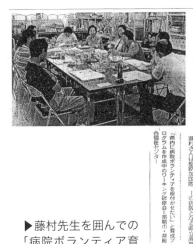

ボランティアについて

ファミリーハウスでもボランティアの確保が必要であるように、病院においても必要と思います。病児や障害児を抱える家族は心身共に疲れており、誰かが話を聞いてくれたり、子どもを少しの時間でも預かってくれたら嬉しい、という声をたびたび耳にします。なんとか良い方法はないかと思っていた折に、藤村真弓先生から助言指導をいただきました。

二〇〇三年一〇月四日、「第一回　こども病院ボランティアワーキンググループ勉強会」を開催し、その後も定期的に勉強会をもちました。病院ボランティアワーキンググループは藤村真弓茨城キリスト教看護大学教授（前沖縄看護大学教授・元聖路加国際病院看護部長）を座長に開催されました。ワーキンググループは渡辺美奈子氏（沖縄整肢療護園看護師）を世話人に、一一の障害児者の各団体委員で構成されました。

　藤村先生は、沖縄看護大学教授をしておられた時、事務所を訪ねて下さり、こども病院運動について、いろいろご指導して下さいました。開院の時にはすぐにボランティア活動が始められるようにと、ボランティアワーキンググループを立ち上げ、シンポジウム等の講師も紹介して下さいました。茨城キリスト教看護大学へ赴任された後も、毎年行われている、ボランティア養成講座の講師として沖縄へいらして下さっています。

県立高度・多機能病院（仮称）の正式名称について

平成18年11月4日
県立病院管理課

名称：　沖縄県立 南部医療センター・こども医療センター

選定理由：

○各保健医療圏ごとの名称関係から、「南部」という固有名詞を冠すること
○母子総合医療等の高度医療を提供することや、新しい病院であるとのイメージを考慮して「医療センター」とすること
○こども病院機能を有していることを示すことや次世代を担う子供たちを支援する県の積極的な姿勢を表現するために「こども医療センター」とすること

選定経過

○平成16年1月～平成17年8月　職員から公募（応募作品101点、82作品（重複19作品））
○平成17年8月26日　県立高度・多機能病院（仮称）運営体制検討委員会で5つに絞った
○平成17年9月～10月　県立高度・多機能病院（仮称）名称選定委員会で名称案を選定

参考：新病院の概要

1. 所在地	南風原町字新川118－1他（農業試験場園場跡地）	
2. 敷地面積	約 57,000 ㎡	
3. 延べ床面積	約 36,500 ㎡	
4. 構造	鉄骨鉄筋コンクリート造	
5. 階数	地上6階	
6. 建物の高さ	43.1m	
7. 病床数	434床	（うち　救命救急センター　30床（特定10、後方20） 母子総合医療センター　120床 （NICU30、産科20、MFICU6、PICU6、小児病棟58））
8. 事業費	工事費 15,392百万、用地費 2,952百万、調査費等 517百万 総事業費 18,861百万（うち国庫3,892百万）	

基本的機能

○24時間体制で救命救急を行う。
○母子総合医療センターを併設し、周産期（妊娠から新生児まで）から小児期全般にわたる総合的で高度な医療を行う。
○離島医療の総合的な支援を行う。
○急性期特定病院及び中核病院としての医療を行う。
○臨床研修機能を有する。

こども病院の名称

　三月八日、推進協は、県病院管理局長へ病院名を「おきなわこども医療センター」で提案しました。

　こども病院の名称についての公募を、県は行えないとのことで推進協で実施することになり

ました。各団体のホームページで募集を行い、『琉球新報』と『沖縄タイムス』に新病院名称募集の記事を掲載してもらいました。

その後、名称は「県立南部医療センター」との意向が県から示されました。しかし私たちとしては「こども医療センター」の名称は是非必要と訴えました。県は二つの名を併記する事に難色を示しましたが、その頃、法律改正もあり、他府県にも併記の例があることを報告しました。その甲斐あって、県より「南部医療センター・こども医療センター」の決定の報告を受け、安堵しました。

第五節　ＮＰＯ法人設立に向けて〈二〇〇五年〉

ボランティアの充実

二〇〇五年（平成一七）一月二九日、こども病院ボランティアの講演会を開催しました。テーマは「ボランティアに参加して感じたこと」というものです。これはこども病院開院に向けて、病院ボランティア養成講座の実施計画に先だってのものでした。

講師は藤村真弓氏、伊藤洋子氏（国立成育医療センターボランティアコーディネーター）、地蔵愛子氏（前国立成育医療センター副看護部長）の方々でした。

講座では「無理をせず、ボランティアを楽しむことが大切です」「継続が信頼につながります」「保護者の意識はどうしても病児に集中し、きょうだいの子らはさみしい気持ちを抱いています」など具体的なお話がありました。

三月一〇日、県議会へ「母子総合医療センター開院に向けて」という陳情書を提出しました。これはソフト面の具体策についての陳情で、ボランティアコーディネーターについて、ファミリーハウスの運営について、そしてＮＰＯ法人設立についてのものでした。

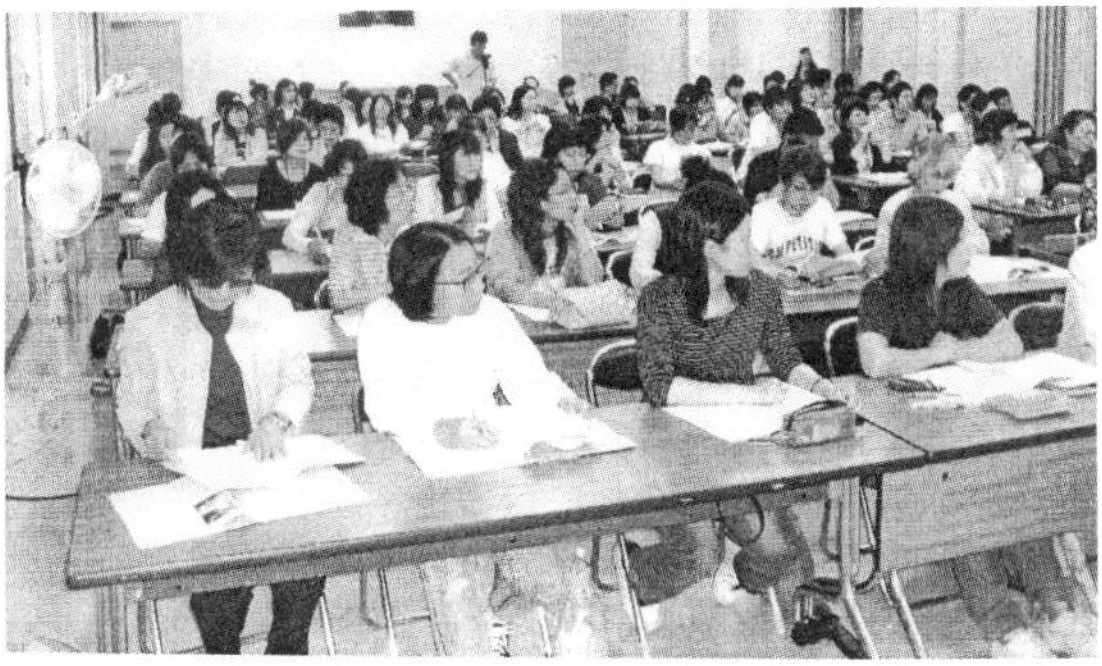
第１回こども病院ボランティア養成講座（2005 年 1 月 29 日）

ボランティア養成講座の開催

こども病院の開院を一年後に控えた二〇〇五年五月から一〇月までの、八月を除く毎月一回、土曜日の午後三時から五時まで、県立那覇病院会議室において「こども病院ボランティア養成講座」が開催されました。

「病気のこどもたちが一日でも早く回復して社会復帰できるよう、ボランティアという形で県民の力を貸してほしい。」と多くの参加を呼びかけました。講座の内容は「病院ボランティアとは」

という基本的なことから「ボランティアに必要なマナー」という実践的なものでした。第一回の養成講座に募集人数は五〇人に対し一一六名の参加があったことは、こども病院への関心の高さだととても嬉しく思いました。その後、ボランティア事業は、「ＮＰＯ法人こども医療支援わらびの会」に引き継がれることとなります。

「わらびの会」設立

四月一六日、「特定非営利活動法人こども医療支援わらびの会　設立総会」が開催されました。ここにおいて「こども病院設立推進協議会」の役割は達成されたものとして発展解消することになりました。今後はこども病院のなかで活動する病院ボランティアの養成を行うことや、宿泊施設の受諾運営が主な目的となります。同会のメンバーは元推進協議会の団体で構成され、顧問に尚弘子元副知事を、理事長に眞栄田篤彦氏を選任しました。

五月二七日　推進協第五回総会において、同会の解散及びＮＰＯ法人　こども医療支援「わらびの会」設立祝賀会を開催しました。

正式には七月二八日、特定非営利活動法人設立認証書を受領し、あらたなスタートを切ることとなりました。

終章
「こども医療センター」開院と
その後

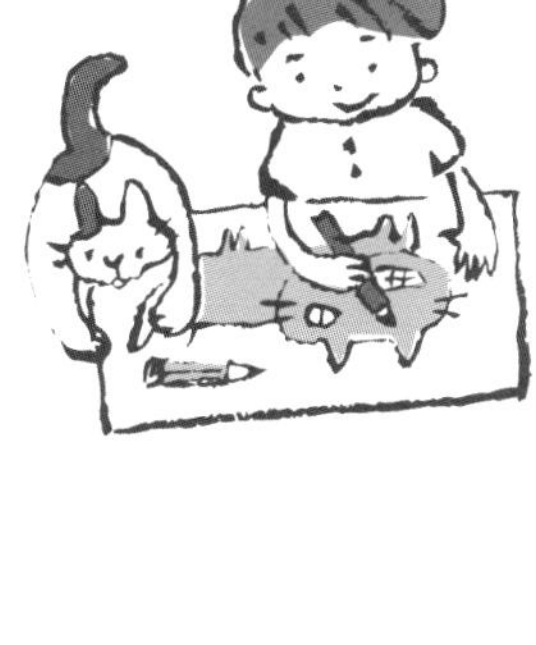

第一節　こども医療センターの開院〈二〇〇六年〉

念願のこども医療センターの開院

二〇〇六年（平成一八）三月一六日、沖縄県立南部医療センター・こども医療センターの関係者約二百人が集まり、開院式が行われました。診療は四月六日から始まり、待ちに待ったこども病院が始動しました。

思えば「母子総合医療センター」を求めて活動すること十年余で、私たちの念願も約二十万人の県民の署名の後押しでついに実現しました。今後、重度の病児も県外の病院に行くことなく、県内で手術や治療を受けられることになりホッとしました。安心して出産し子育てができる環境になったことは大きな喜びです。県民の希望の病院です。私達も医療関係者や行政の方々と協力し、ますます良い病院になるように見守っていきたいと願うばかりです。

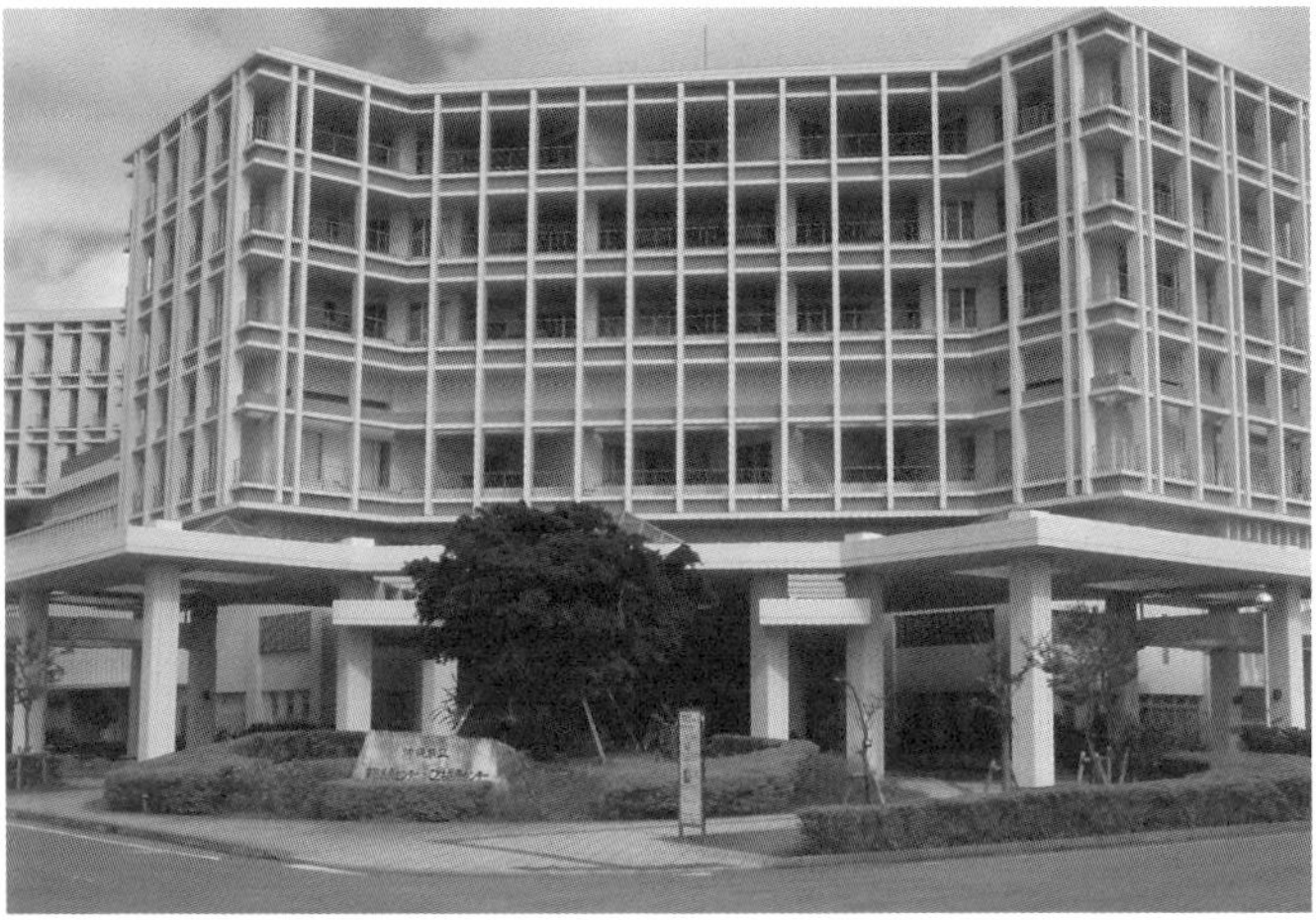

南部医療センター・こども医療センターの正面玄関

こども医療センターは、小児の各専門科の機能が充実しており、初代院長には小児科医の安次嶺馨先生が就任、こども病院としての重要な役割を担っています。外来ホールのアメニティもすばらしく、カ

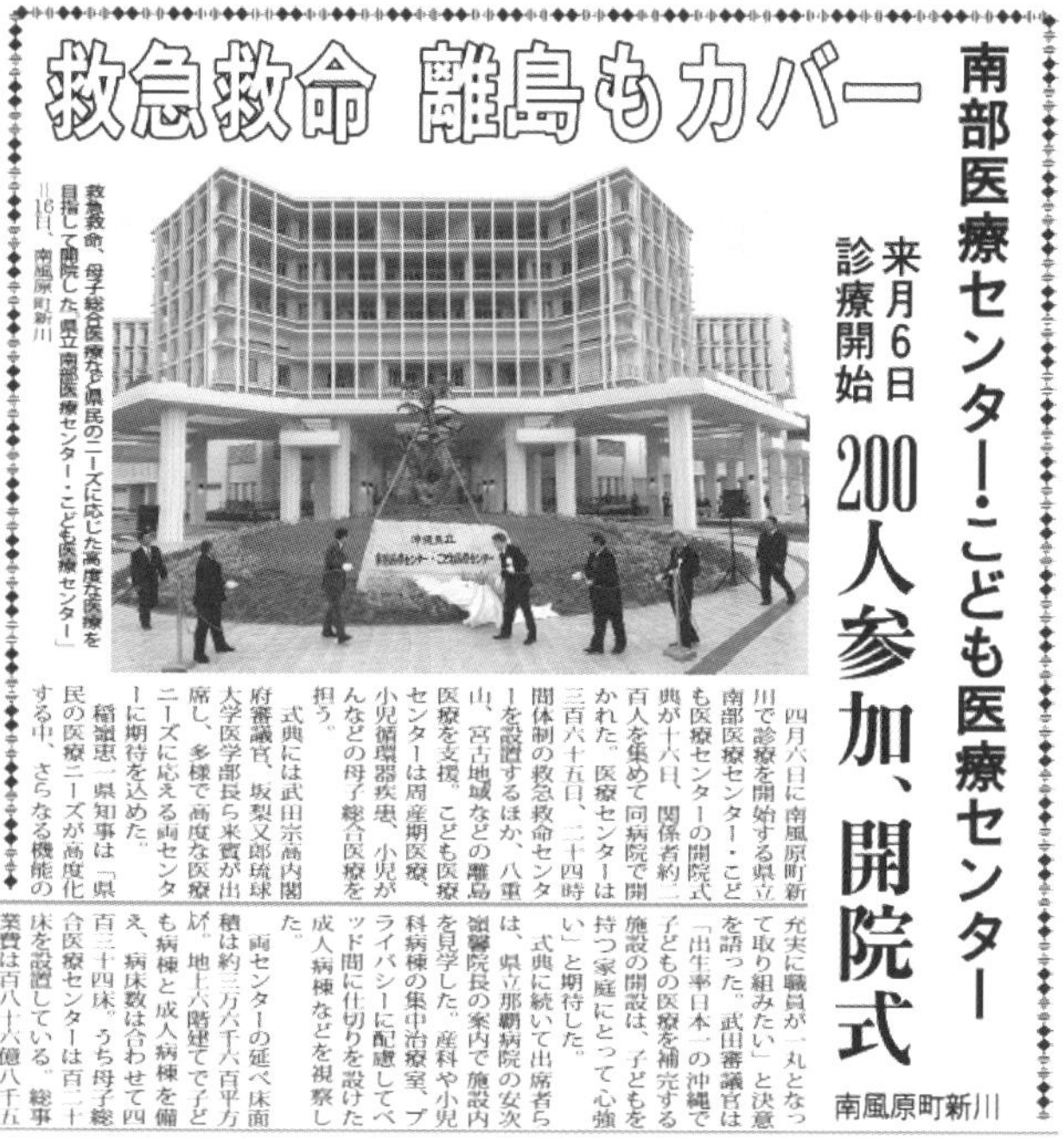

南部医療センター・こども医療センター

開院式

来月6日診療開始

200人参加、

南風原町新川

救急救命 離島もカバー

救急救命、母子総合医療など県民のニーズに応じた高度な医療を目指して開院した「県立南部医療センター・こども医療センター」＝16日、南風原町新川

四月六日に南風原町新川で診療を開始する県立南部医療センター・こども医療センターの開院式典が十六日、関係者約二百人を集めて同病院で開かれた。医療センターは三百六十五日、二十四時間体制の救急救命センターを設置するほか、八重山、宮古地域などの離島医療を支援。こども医療センターは周産期医療、小児循環器疾患、小児がんなどの母子総合医療を担う。

式典には武田宗高内閣府審議官、坂梨又郎琉球大学医学部長ら来賓が出席し、多様で高度な医療ニーズに応える両センターに期待を込めた。

稲嶺恵一県知事は「県民の医療ニーズが高度化する中、さらなる機能の充実に職員が一丸となって取り組みたい」と決意を語った。武田審議官は「出生率日本一の沖縄で子どもの医療を補完する施設の開設は、子どもを持つ家庭にとって心強い」と期待した。

式典に続いて出席者らは、県立那覇病院の安次嶺馨院長の案内で施設内を見学した。産科や小児科病棟の集中治療室、プライバシーに配慮してベッド間に仕切りを設けた成人病棟などを視察した。

両センターの延べ床面積は約三万六千六百平方㍍。地上六階建てで子ども病棟と成人病棟を備え、病床数は合わせて四百三十四床。うち母子総合医療センターは百二十床を設置している。総事業費は百八十六億八千五百万円。

こども病院開院式の記事（『琉球新報』2006 年 3 月 19 日）

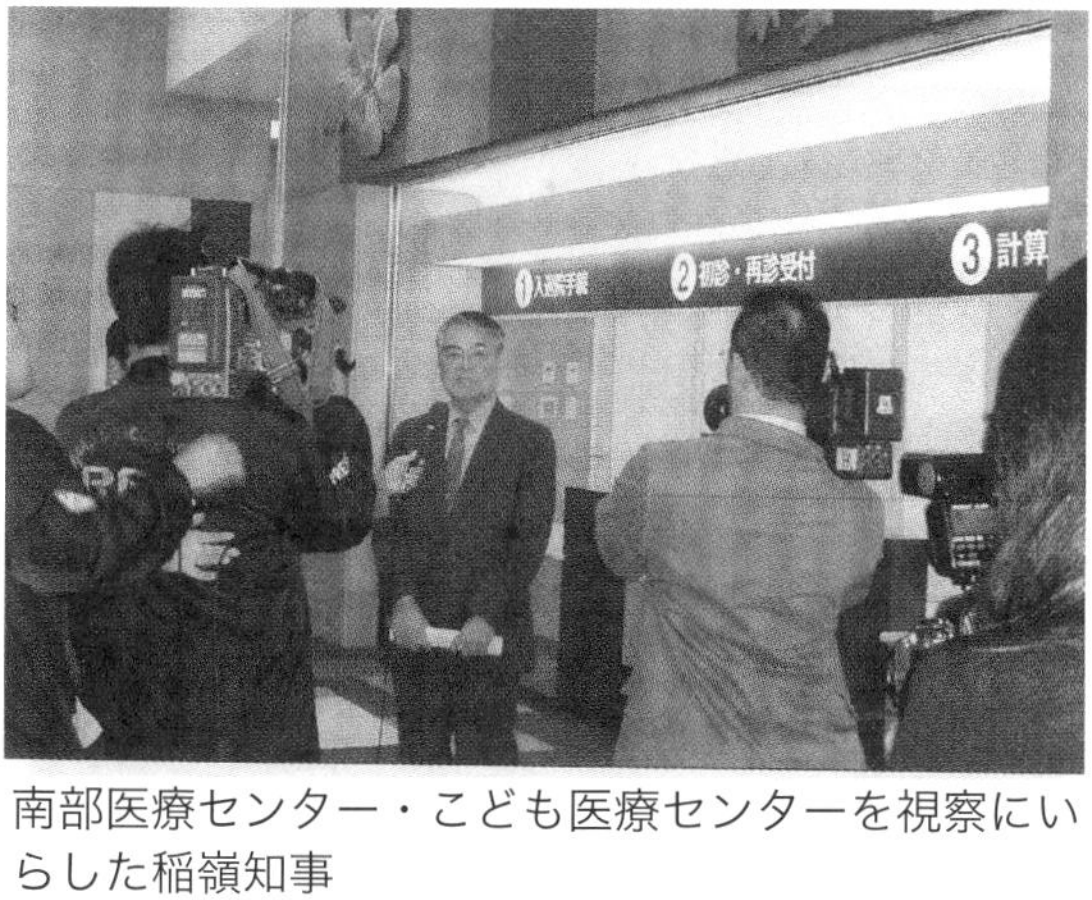

南部医療センター・こども医療センターを視察にいらした稲嶺知事

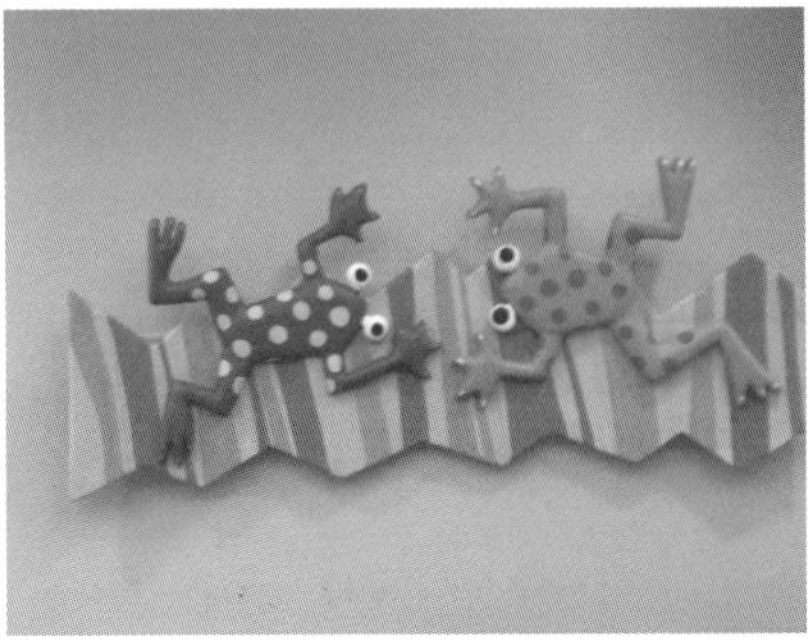

こども医療センターの外来受付は明るく楽しいインテリアで、くつろげる空間です。

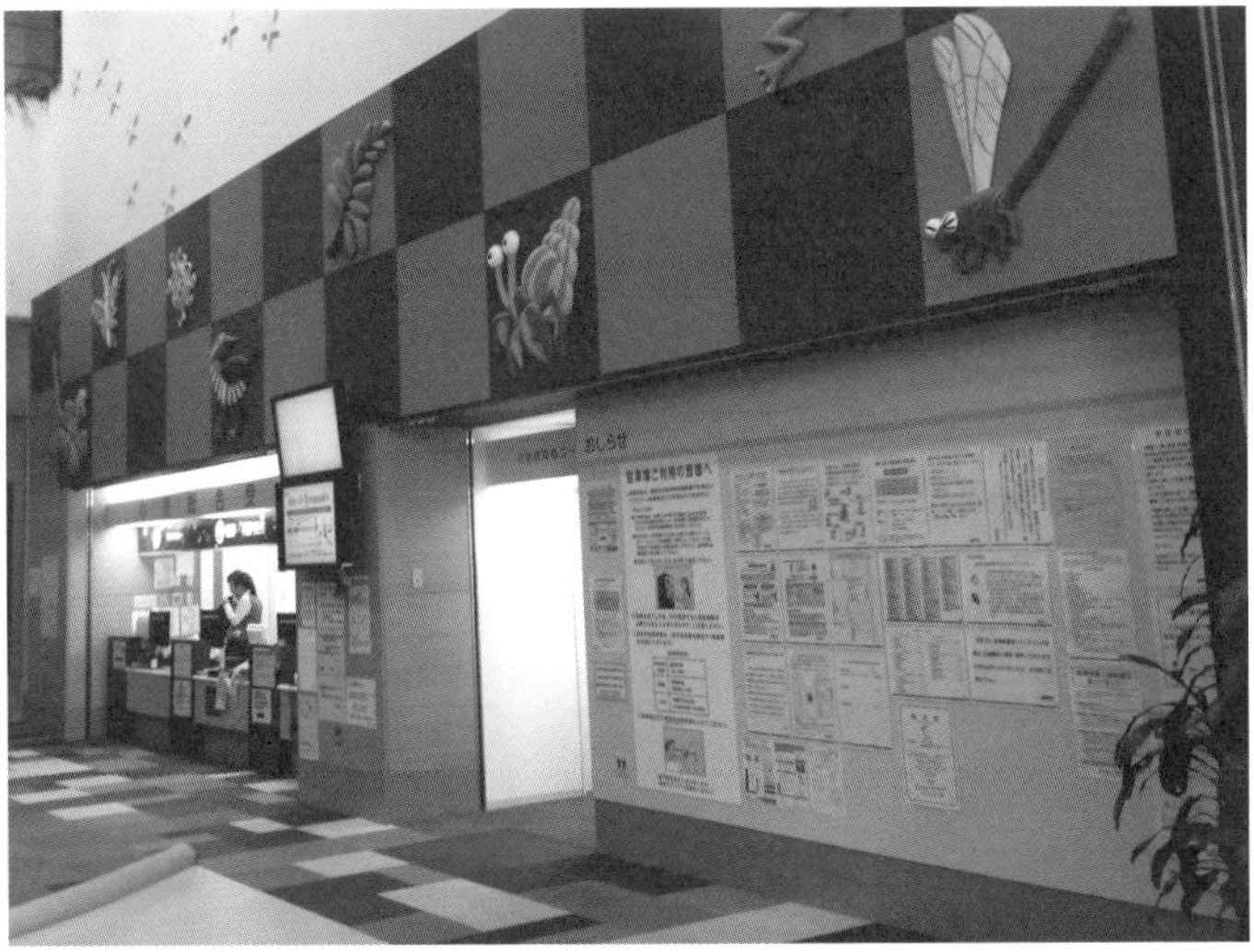

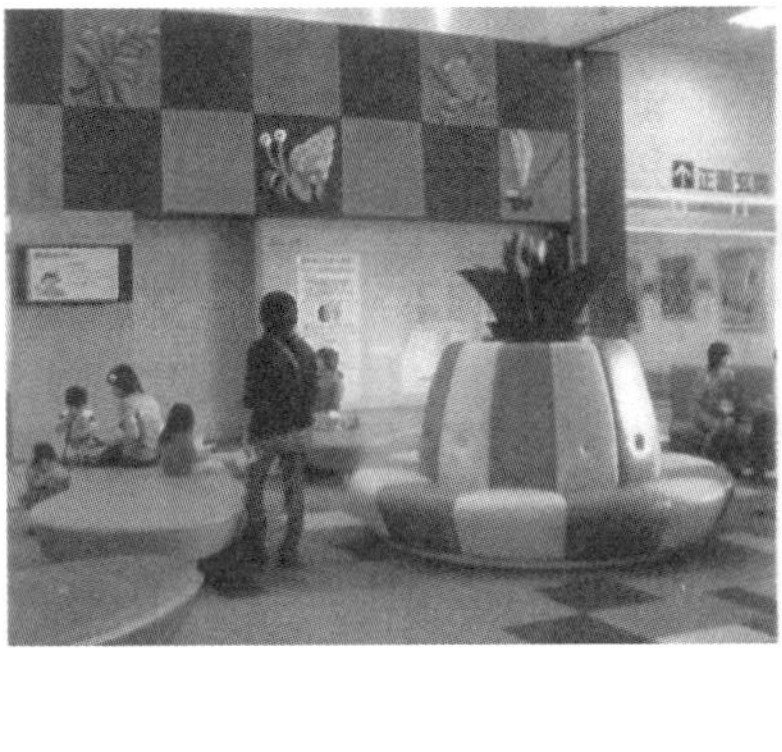

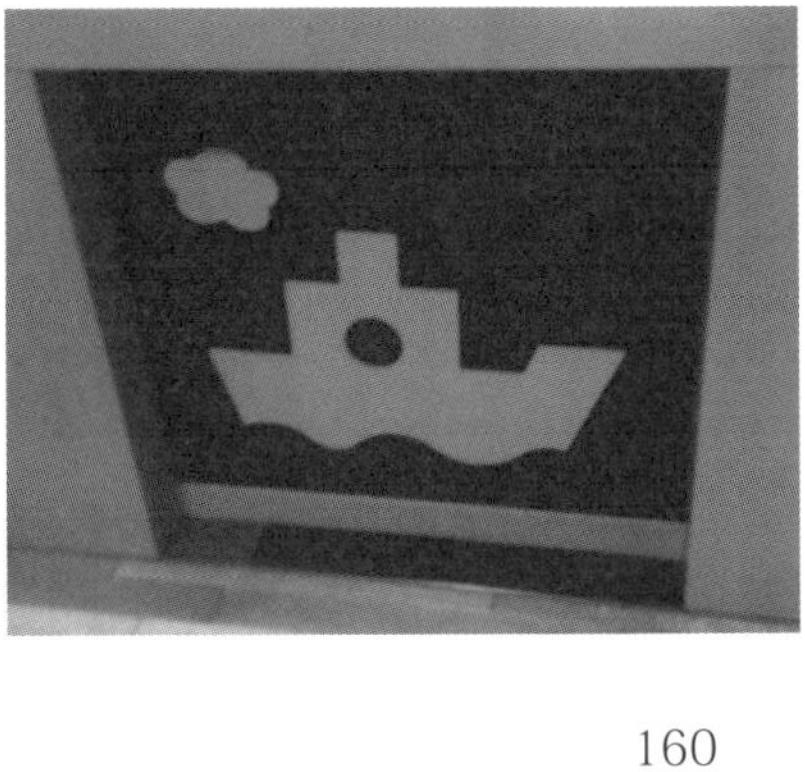

ラフルな花や鳥や昆虫の絵があり、まるでおとぎの国のようです。こどもたちが安心して来院できるように配慮されております。この病院は、こども医療センターとして周産期医療をはじめ、重度・難病の子ども達へ高度・先端医療を提供する母子総合医療施設で、南部医療センターに併設されました。成人になっても継続して同じカルテを用いての医療を受けられるようになっており、「赤ちゃんから一〇〇歳までの治療を行うことができる病院」です。

第二節　こども病院設立運動を振り返って

南部医療センター・こども医療センターの決算状況（病院概要より）

決算は病院全体の数字で示されており、残念ながら「こども医療センター」独自の状況はつかめませんでしたが、四年目から黒字になっていることが示されており、ホッとしています。しかし、私達の運動で「こども病院は赤字」という大きな壁の前で、行政も患者も悩み苦しんでやっとできた病院ですから、こども医療センターの経営状況も県民の前に明示していただきたいと、切に願っています。

私達は次の文章から推測して、何とか胸をなでおろしている状況です。

「こども病院機能であるが，内科系、外科系及び周産期医療の全てにおいて従来には無い充実した診療体制が敷かれ、周辺からの評価は高く、県民の期待に違わぬ大活躍である。成人との統合による医療資源の活用効果も大きいと思われるが、当初懸念された収支への危惧も殆ど無く、経営的にもこども部門の健闘が光っている。」（参考・『南部医療センター・こども医療センター雑誌Ｖｏ４』Ｎｏ１「センター五年目の点検と今後」副院長　當銘正彦）

更に、県病院事業局長伊江朝次氏が「県立病院再建計画の中で最も経営改善が厳しい病院ではないかと懸念されましたが、二〇一一年（平成二三）の『頼れる病院ランキング』では県内第一位にランクされました。特に一般病床当たりの医師数と専門医数が評価されたのです」の文にホットしております。（参考「沖縄の県立病院過去一〇年から学ぶこと」）

南部医療センター・こども医療センターの決算状況（病院概要より）　　（単位千円）

年　度	決算　△は赤字
平成 18 年度	△ 2,579,461
19	△　172,000
20	△ 1,760,027
21	△　591,722
22	528,984
23	455,932
24	443,132
25	380,735

すべてのことに時がある

一九九五年に「沖縄県にこども病院を」との運動に取り組んだ時には大きな壁やさまざまな不安材料がたくさんありました。開院して九年が経った今、冷静に振り返って検証してみますと、いろいろな時や縁が重なり追い風となっていることを感じます。それらは次の七点です。

①県立那覇病院の建て替えの時期
②南部病院の民間への移譲
③診療報酬改正で小児科への手厚い配慮があったこと
④二〇〇一年に落成した県立中部病院のスタッフからの助言
⑤復帰三十周年事業への追加事業になったこと
⑥県立病院再建計画の実施による改善への取り組み
⑦七対一看護の実施により、診療報酬のランクが上がったこと

聖書の中に「すべてのことには時がある」とありますが、私たちが運動を始めた時、様々な活動をした時、そして建設が決定した時のことを思うと一つひとつがふさわしい時になされたのだと、ただただ感謝です。

さて課題として議論されたことは今、どうなっているでしょうか。

○「こども病院は赤字である」

運動のはじめから行政も医療者も開口一番、心配していたこの大きな壁は、開院二年後の二〇〇八年四月の診療報酬改定によって乗り越えることができたようです。その背景には、二〇〇〇年頃全国の小児科の存続が危機状態になったこと、小児科医の過酷な勤務が表面化し、小児科医を希望す

る若い医師が大幅に減少したことで厚生省は診療報酬の改善を決意したと思います。また、そのために全国の小児科医による働きかけがあったと聞いています。

○手術件数は大丈夫か

小児の心臓手術件数が一〇〇件以上なければ、外科医の技術が向上せず、重症、複雑な手術が行えないと言われていましたが、それも充分クリアしているようです。他県の病院と比べても上位の手術成績であるとの外科医の話にホットしています。

○医療スタッフ、専門医の確保

県立南部病院が二〇〇五年に民間に移譲されたことで南部病院のスタッフの大半が新病院へ配属。医師、看護師が確保できたと聞いています。専門医に関しても新病院への期待によって優秀な医師が集まり、また、小児科への研修医希望が増えているそうです。

○小児病床の不足

計画の段階で、小児部門は全県を対象としているので一〇〇床では不足ではないかと心配していましたが、開院してすぐに不足が発生し、入院の必要な患児を那覇市立病院や赤十字病院へ送らなければならず、患児や家族にとっても不安が大きかったようです。二〇一三年に成人病床から二〇床を小児病床に変更し、また、ＰＩＣＵも二床増加させることが決まったそうです。

○センター長を置くこと

こども医療センターは併設ではあってもできるだけ独立型に近い状態にするためには、管理責任者（センター長）のポストを作って欲しいとの要望に県は応じて下さったことに感謝しています。

元国立小児病院院長の小林昇氏は、「二一世紀の子ども病院のとるべき道は生命の誕生から、次世代への生命の伝承までを考える医療である」と述べておられ、沖縄の母子総合医療センターも成育医療の方向へ進んでいくでしょうから、そのためにも併設型で良かったと思っています。本年度、成人先天性循環器内科外来が開設されたことは一つの進展であり、今後もセンター長への期待が大きくなるでしょう。

○専門医の集まりはチーム医療を困難にする

こども病院は専門医の集まりなのでそれぞれの主張が強く、セクト主義に陥りやすいのではないかと心配していた医療関係者もおられましたがこれに関して困っているという声は私共には聞こえてきません。この病院に集まったスタッフが子どもへの優しさと医療技術への謙遜な思いを持った方々である証しなのだと感謝しています。

第Ⅱ部
こども病院へのメッセージ

こども病院ができるまでには多くの方が関わり、多くの方の協力がありました。これらの関係者の皆様にこども病院に寄せるメッセージを寄せていただきました。

また、医療を受けた方々の声もお読みいただきたいと思います。

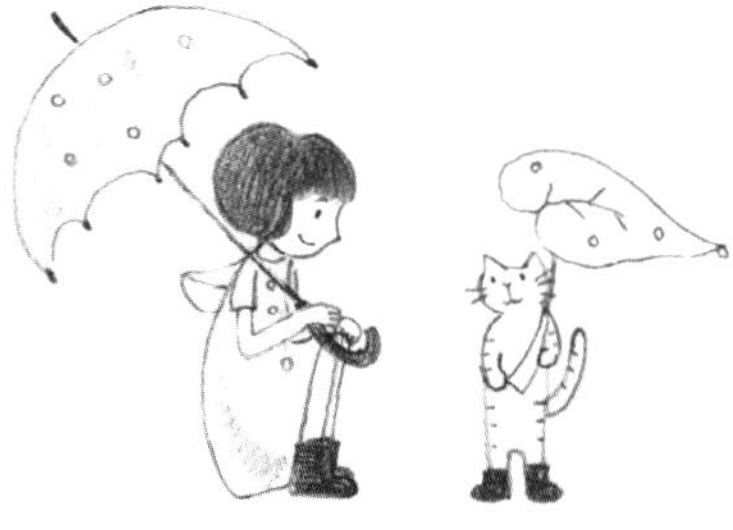

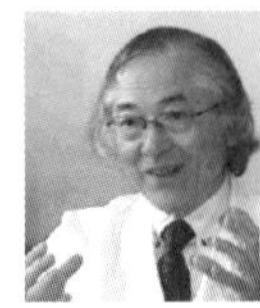

初代病院長として思うこと

南部医療センター・こども医療センター　初代院長
県立中部病院・ハワイ大学卒後医学臨床研修事業団　ディレクター　安次嶺　馨

沖縄に「県立こども病院」の建設を求める運動を熱心に進める人々がいました。戦後の劣悪な医療環境の中で、沖縄県の医療を支えてきたのが県立病院であったことは誰しも認めるところです。六総合病院と一精神病院をかかえた県の病院事業は大幅な赤字で、その上、新たな県立こども病院を作るのは不可能というのが、多くの人々の考えることでした。

しかし、「全国心臓病のこどもを守る会沖縄県支部」会員の方々は、本土のこども病院で手術を受け、さらに経過観察で何度も本土に渡るという辛酸をなめた経験を他の病児の家族にはさせまいとして、沖縄に心臓病の手術ができる専門病院を作りたいと、熱心に運動を展開しました。私の勤務した県立中部病院は、未熟児や心臓病の子どもの手術など、重症児を治療していましたが、中部病院だけでは、すべての病児を診ることはできませんでした。

こども病院設立運動の核になったのは、「心臓病の子どもを守る会」でした。田頭妙子、儀間小夜子、玉城よし子、親川武司の各氏をはじめ、守る会の方々の揺るがぬ信念と行動力には、本当に頭が下がりました。病児とその家族を守るために、体を張って行動するという真摯な姿勢に、私は心から敬意を表します。「守る会」の運動がさらに力を得たのは、他の障害児・者団体と連携して「母子総合医療センター設立推進協議会」を結成したことでした。

やがて、老朽化した那覇病院を閉じ、新たにこども病院を併設した県立高度多機能病院の建設構想が出来上がりました。病院の建設が始まる前に、私は中部病院から那覇病院へ異動を命じられ、二〇〇四年四月に着任しました。地鎮祭、基礎工事、鉄筋の組み立てと、建物が次第にその姿を現していくのを二年間、つぶさに見てきました。県は巨額の資金を投入し、全国に誇れるこども病院を建設しました。しかし、私が最も誇りに思うのは、優秀な病院スタッフと、ボランテイア活動、ファミリーハウス「がじゅまるの家」を運営する「こども医療支援わらびの会」の存在です。こども病院の初代院長を務めた私が、なんとか職務を全うできたのは、このような方々のご支援があったからだと思い、心から感謝申し上げます。

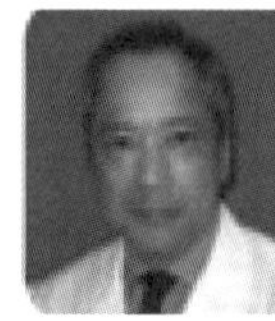

子どもから大人までの総合病院

県立南部医療センター・こども医療センター院長
我那覇　仁

「沖縄にこども病院を創る」と言う、県民の熱い思いで設立に到った当院は、来年で開院から一〇周年の節目を迎えます。総合周産期母子医療センターを含めた、こどもから大人までを同一の病院で診療するユニークな病院として、今や全国に知られるようになりました。また平成二四年、建築美と地域に根ざした公共施設に贈られる、公共建築賞を受賞し、南部保険医療圏のランドマークとなっています。

特にこども部門は、沖縄県のこども医療の最終病院として位置付けられ、急性期から長期的なケアを必要とする小児の総合病院としての役割を果たす事が求められます。また心疾患を始めとする、成人期に達したこども達を、如何にスムーズに成人に引き継いで行くか、など今後の課題となります。多くの内外の方々のご協力を頂き、人材確保や医療機器などの医療資源をさらに充実させ、将来の沖縄を担う子どもたちのために、名実とも沖縄県の小児医療に貢献する病院を目指したいと思います。

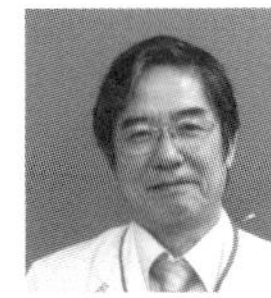

こども医療センターの光と影

県立南部医療センター・こども医療センター母子センター長
仲間　司

南部医療センター・こども医療センターができて、九年が経過しました。

二〇万人の署名を集めて県民が初めて自分たちが望む病院を作ったことは、この運動を強力に推進し、運動の核になった心臓病の子どもを守る会のメンバーの方々の尽力に敬意を表したいと思います。私は当時那覇病院に勤務しており、小児外科医としてこの運動に関われたことを誇りに思います。また那覇病院の老朽化に伴い、こども病院機能を取り入れた、総合病院構想を当時の長嶺功一先生を中心に計画し、那覇病院の案として県に提出、当センターの基本構想となりました。詳細は公医会ジャーナル第一七号に掲載されていますので、興味のある方はご参照ください。

さて、新病院の建設が始まり、病院名の決定は成人とこどもの両方を診る病院として様々な紆余曲折を経て、現在の名前に決まりました。当時は随分、長い名前だなとしか思いませんでしたが、開院後、しばらくして、影響の大きさに驚かされました。一つはこども医療センターと付いたことで県内の小児医療の中心的な役割を当院が持つのだという意識が職員に生まれたことです。小児医療の最後の砦としての役割を目指すことが出来たのではないかと思います。また開院後も多くのボランティアの方に病院のサポートをして頂き、さらに、離島からのお子さんの為の「がじゅまるの家」の設立運営も行われ、文字通り、こども病院機能が県民、企業、自治体の協力の下に維持されたことは感謝の念に耐えません。

しかし、こども病院機能がクローズアップされることによる、負の側面も出てきました。それは、病院内の、成人と小児との溝でした。何か事あるごとに、小児側と成人側を比較する議論が絶えない状況が続きました。成人側には、ボランティアの制度や、離島からの宿泊施設もありません。ましてや、成人側医師は子供を診ていないという事実があり、学会発表などでも所属を南部医療センターとだけ書き、こども医療センターを省く状況もみられました。組織としての形態を考えるならば、一つの建物に二つの組織が混在して活動しているような状況です。何とか職員の一体感を醸成しようと院内でも努力しているのですが、職員の意識は一朝一夕には変えられず、いまだ苦慮している現状です。個人的には病院名を変更することも一つの解決手段に成るのではないかと考えています。病院名を総合医療センターに変え、その中にこども医療、成人医療、救命救急医療、などのセンターを作ると良いのではないかと思っています。将来精和病院が移転できれば、文字通り総合医療センターとしてすべての職員がひとつの組織の仲間であることを実感し、見えざる壁が壊される日が来ることを夢見ています。

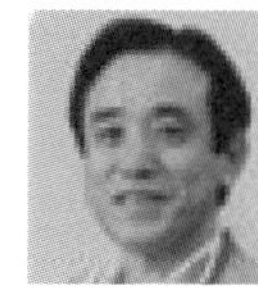

小児心臓血管外科の紹介

南部医療センター・こども医療センター小児心臓血管外科部長
長田　信洋

私は生まれも育ちも石垣島で、今こうして沖縄の小児医療に関われている幸運をありがたく思っています。

二〇〇六年に南部医療センター・こども医療センターが開設されてから早や九年の月日が経ちますが、小児心臓血管外科診療の全体像をご紹介したいと思います。

現在、日本国内では年間約一万例の先天性心疾患の外科手術が行われています。そのうち約一二〇〇例は一八歳以上の患者さん達ですが、今後成人先天性心疾患の手術数は再手術例も含め確実に増えていきます。全国のこども病院がそのことへの対応に苦慮している中、沖縄のこども医療センターは成人の医療センターとの併設型ですので、成人後も同じ施設で同じカルテで診ていけるという極めて理想的な医療施設であることを強調しておきたいと思います。今年から成人先天性心臓病科（高橋一浩部長）も開設され、これまで県外で手術を受けたままフォローが途絶えていた患者さんたちには大きな福音となることでしょう。

当センターにおける小児心臓血管外科の年間手術例は約一六〇例で、人工心肺を用いる症例は約一一〇例前後で推移しています。県民の人口比は全国の約一％ですが、手術数は全国例の約一六％を占めており、こどもの人口割合が多い沖縄県ならではの数字だと思います。

手術成績は全国上位クラスで安定しており、手術内容においても、最先端の三Ｄ立体心臓模型を用いたシミュレーション技術を全国に先駆けて取り入れるなど、トップランナーの心意気を忘れずに頑張っています。

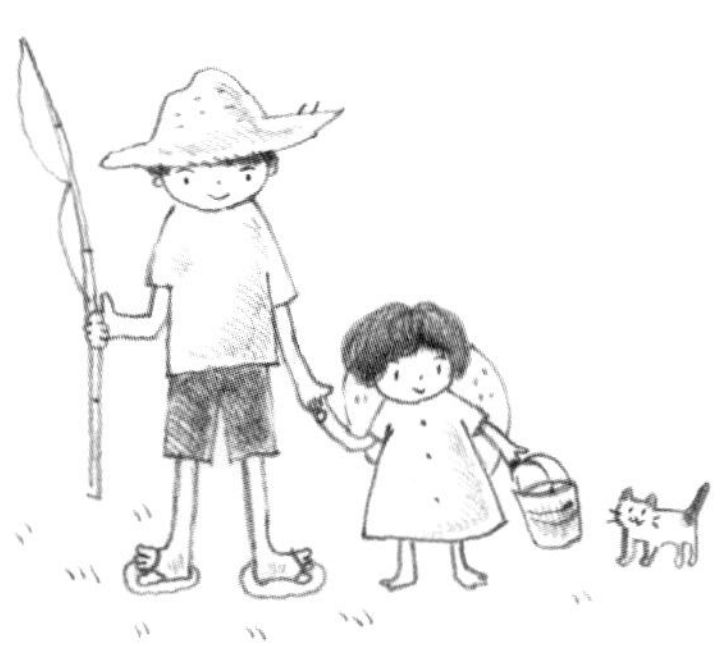

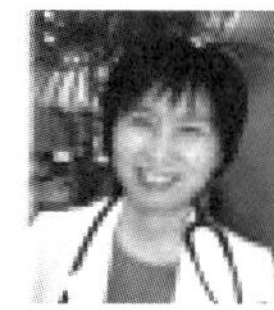

小児循環器医療の現状

沖縄県立南部医療センター・こども医療センター小児循環器部長
中矢代　真美

沖縄県立南部医療センター・こども医療センターは沖縄県内で唯一の小児循環器センターとして、県内すべての小児循環器科疾患が集中しています。当院の特徴としては、次の四点が主なものです。

一、定期的なカンファレンス

小児循環器医師と小児心臓血管外科医とで毎週カンファレンスを開き、年間約一五〇例の小児心臓手術、小児カテーテル治療も年々増えており、年間五〇例近く行っています。

二、小児科各専門部門とのコミュニケーション

県内唯一の小児集中治療部（ＰＩＣＵ）があり、手術前後のきめ細かい管理はもちろんのこと、人工心肺装置を必要とするような重篤な心臓のケアを専門的に行っています。又、各専門科と良好なコミュニケーションを図りながら共同して心臓病のこどもの全身の治療を行っています。

三、成人部門に併設の利点

成人先天性心疾患の管理を総括的に行う環境があります。成人となった先天性心疾患を持つ女

性の妊娠・出産に関しても取り組む環境があり、最近はフォンタン術後の女性がお子さんを無事に出産されました
四、周産期センター併設
産科で胎児の心疾患を疑われた場合はすべて当院へ紹介され、小児循環器科医による胎児心エコーを行っています。出生前に診断された心臓病についてカウンセリングを行うことで出生後は十分理解された上でこどもの病気と向かい合うことが可能です。

更に、
五、二四時間オープンの一次〜三次までの救急受入れ
六、地域連携
七、離島を含めた地域医療の展開
八、教育施設（専門医研修修施設）
以上の働きをチーム全体で取り組んでいます。

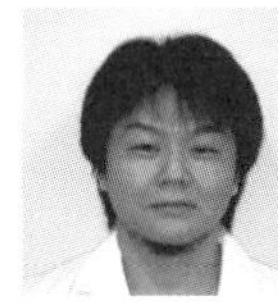

成人先天性心疾患

沖縄県立南部医療センター・こども医療センター
成人先天性心臓病科部長　高橋　一浩

ここ三〇年の先天性心疾患における医学の進歩は目覚ましく、以前は助からなかった重症の先天性心疾患患者さんも救命できるようになりました。更に、小学校に入る頃になってようやくできた手術が、最近は一、二歳で行われます。従って、小学校に入る頃には、大きな問題なく通常の子供と変わりなく、学校生活を送れる子供たちが増えてきました。しかし、手術後も、元々の病気から派生する問題や、不整脈など新たな問題が生じて、〝生まれつきの〟心臓病を思春期や大人に持ち越すこと（キャリーオーバー）になり、成人になってから身体的、心理的、経済的問題を抱える事が多いことが分かってきました。

一般に、こども病院では成人患者さんを入院診療することができません。従って、キャリーオーバーした先天性心疾患の患者さんをどこで診療していくかが全国的に問題になっています。沖縄県では、二〇〇六年に県立のこども病院併設の医療センターができ、県内で小児から成人まで先天性心疾患の治療がほぼ完結する体制が整いつつあります

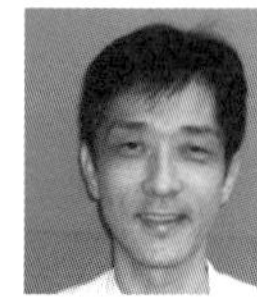

こども医療センターの九年雑感

沖縄県立南部医療センター・こども医療センター
小児腎臓科部長・臨床研修センター　吉村　仁志

二〇〇六年当院が新開設されてから早や、九年が経とうとしている。思えば風のように駆け抜けた日々であった。設立までも関係各位が大変な苦労をされたが、始まってからも正直、「こども病院」としては小児循環器疾患、小児血液腫瘍疾患、新生児疾患、小児外科疾患の管理以外の将来構想のあまり見えない中、それ以外の小児腎臓科・小児内分泌科・小児神経科・臨床遺伝科などの臓器専門医に一般小児科医を加えて寄せ集めで構成される医師群が、小児総合診療科というくくりでまとめられ、それぞれの専門診療をこなしながら、二四時間の小児救命救急診療・それにつながる小児集中治療・重度心身障害児の在宅診療・初期臨床研修・および小児科専攻医の臨床教育をこなす、という混沌とした診療体制で、過剰とも思える期待を背負って「走りながら考える」というおよそ手作り感の強い、悩みながらの小児医療の運営であった。

そんな中、小児腎臓科は北部病院小児科から来てくれ、現在も苦楽を共にし、開設以来当院小児内科部門に勤続している数少ない同僚である喜瀬智郎先生と初めて複数体制で専門診療ができる喜びもかみしめることができた。小児腎臓科はそれ以来、譜久山滋、上原正嗣の優秀な人財を迎え、専門診療の質を大幅に改善し、同時に小児科一般診療を担い、初期臨床研修・小児科専門医研修の研修医教育にも人一倍真剣に取り組んできた。ただ、同時並行で行ってきた懸命な診療体制確立の試行錯誤と人財確保により、各小児専門科がこの九年で充実するとともに、我々小児腎臓科の役割も変わりつつある。

小児泌尿器科医・小児腎移植外科医の不在など課題も多いが、さらなる専門領域の質を追求しつつ、臓器専門を離れた「小児科医」としての気概も今まで通り持ち続けて診療、臨床研究、そして特に若手の教育に力を入れたい。

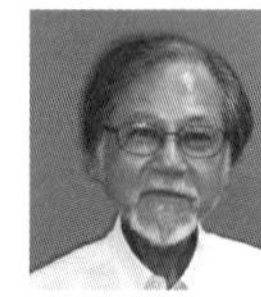

南部医療センターの出自

前南部医療センター・こども医療センター副院長
沖縄県職員健康管理センター室長　當銘　正彦

県立南部医療センター・こども医療センター（以下、新病院または南部医療センター）の開院は二〇〇六年であるが、建物本体一八〇億円、総工費二五〇億円の巨費を投じる一大プロジェクトが開始されたのは二〇〇〇年八月、沖縄サミットの喧騒が去った直後からであった。丁度その年、那覇病院から病院管理局に異動となった私の三年間は、どんな病院を作るのか、どんな病院ができるのか、正に新病院建設の諸問題との格闘に明け暮れる毎日であった。

先ず新病院を建設するにあたって挙げられた基本的な論点

一　老朽化した那覇病院の立て替えが前提ではあるが、二次医療圏である南部に二つの県立病院があることをどう整理するのか

二　人口六〇万人余を擁する南部医療圏に救命救急センターを創ることの必要性

三「全国心臓病の子どもを守る会」を中心とした患者会からの強い要請であるこども病院機能をどう実現するか

以上の三点が主眼であった。加えて、中部病院の研修制度だけでは解決できていない離島支援を補強するものとして、新病院においても臨床研修を導入する視点は当初から織り込まれていた。

これらの命題をもとに、県の医療に関わる各界の代表からなる「新病院のあり方検討委員会」が福祉保健部の主管で開催され、論議が重ねられた訳であるが、九〇年代に検討され、そして頓挫した中部病院と那覇病院を統合する基幹病院構想の経緯を踏まえ、新病院は基本的に中部病院と並ぶ二極体制の基幹病院として建設をするというコンセプトで、基本構想・設計が進められることになった。

さて、ここからがすったもんだの大騒動である。言わずもがなであるが、医療者側の良い病院を作ろうという熱い志向と、なけなしの袖を振る県・財政当局のせめぎ合いである。一般に病院の建設費用は、病床一床当たり、幾らのスペースを取るかで表現される。財政課としては二〇〇一年に落成した中部病院と同等の一床当たり七四㎡を想定し、落とし所と踏んでいたようであるが、病院管理局が基本設計を委託した病院管理研究所の提案を受けて、病院管理局が描いた図面は一床当たり九四㎡であった。一㎡につき約五〇万円の建築費用がかかると言われていた当時、四三四床を有する新病院で計算すると、一床当たり二〇㎡の差は約四〇億円の違いが出て来るものである。四分の三は国庫補助があるとはいえ、残り四分の一は起債という形で病院が借金する訳だが、累積赤字が嵩む県立病院事業の状況に対し、財政課の姿勢は非常に厳しく、一歩も譲らない勢いであった。

最終的には一床当たり八四㎡で決着するのであるが、頑なな財政課を揺さぶり、硬直した状況を打開したのは、大きな二つの力であった。その一つは、できたての中部病院である。一床当たり七四㎡で建てられた現場からの声は散々なものであった。これこそ悪しき見本の典型であると、中部病院の仲間達が声高に叫んくれた。そしてもう一つは、二〇万人余の署名を集め、こども病院の実現を目指す「母子総合医療センター設立推進協議会」の強力な後押しである。これは幾多の「こどもを守る会」の団体が結集をして立ち上げたものであるが、全国のこども病院や関連施設等々を実際に視察したデータをもとに、九四㎡でも狭小であると強力な論陣を張った。これには流石の財政課も妥協を余儀なくされ、八四㎡で決着を迎えたのであるが、財政課としては当初の査定より約二〇億円の超過予算となったのである。

以上、南部医療センターの出自について記憶の断片を紡いでみたが、出来上がった病院を見ると、中々に立派なものである。自分が実際にその中で働いてみて、空間の広がりや機能性はほぼ満足のいくものであり、従来の県立病院とは格段の差があるのみならず、少なくとも県内に比肩しうる病院は無いであろう。よく箱モノ行政の非が世論の的となるが、こと医療に関しては論外である。人命を与る安全・安心な医療の提供、そして日進月歩する現代医学の恩恵を享受できる医療設備への公共投資は、重要な社会的共通資本である。一九九〇年代にバブルが弾けた後、政府は長期にわたり低医療費政策を慣行してきた。その結果、医療崩壊・病院崩壊とも云える冬の時代が続く中、この新病院建設は沖縄県にとって相当の重圧であったと思われるが、当時の稲嶺惠一知事、新田宗一病院管理局長の勇断には心からの敬意を表したい。そして何よりも讃えるべきは、「こどもを守る会」の皆さんの献身的で粘り強い運動であり、これこそが県トップのご両人の背中を押した一番に大きな力であったと思う。「子どもを守る会」の皆さんには改めて、心から感謝の意を申し上げたい。

私自身、泥まみれの思いで南部医療センター産みの苦しみを経験したのであるが、その出自に些かでも貢献できたことは、今では忘れ得ぬ、私の嬉しい記憶である。

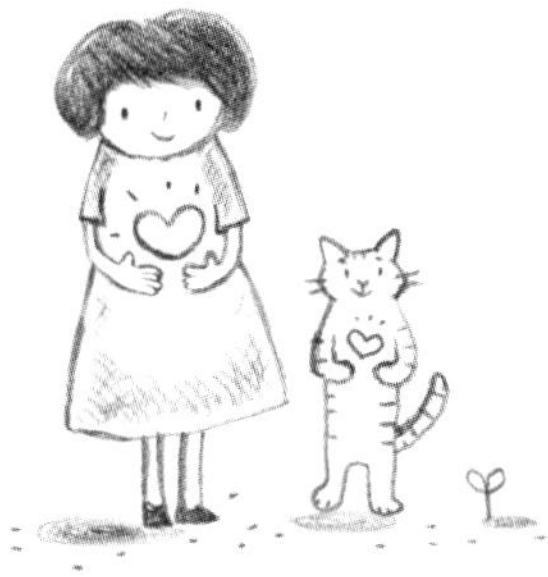

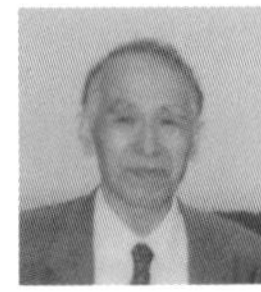

沖縄にこども病院ができて

長野県立こども病院名誉院長
川勝　岳夫

長野県立こども病院の一九九三年開院後、若いスタッフと理想を追う日々は人生最高に充実した六〇歳代でした。退職後、田頭妙子さん、金城清美さんからお話があって初めて那覇に行きました。戦争末期の工場で働く中三の春、このままでは負ける、我々が立ち上がらねばと挺身隊を結成して東京都内の中学に檄文を書きアメリカ軍が上陸したら突撃するつもりでいたので、戦後は沖縄に行く気にはなれませんでした。那覇では田頭ご夫妻に案内していただき、こども病院の設立経過について話させていただきました。

長野県に不足している診療科を中心としたセンター型でよいと思っていましたが、三年目から小児の総合病院でなければと考えて一〇〇床から二〇〇床への増床を計画し、財政困難の県庁の反対は強かったのですが、当時の吉村午良知事（故人）が認めてくれました。沖縄の小児医療センターが多くの方の熱意と努力で立派に発展されていることを嬉しく思っています。

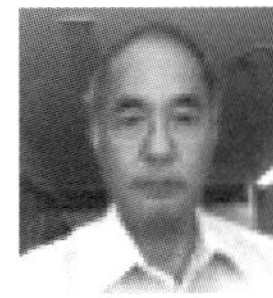

こども病院と小児科のある病院

元県立那覇病院心臓血管外科
現公立八鹿病院組合管理者　細川　裕平

こども病院と小児科病院はどう違うのかという疑問を持ったことがあったでしょうか。こどもの医療を実施している病院とこどもの診療科である小児科のある病院の違いです。もっとはっきりするのは、小児救急と小児科救急の違いです。もうお気づきのことと思いますが、小児科というのは生まれてから一五歳までの年齢層の「ひと」を小児と呼称し、その対象者に対する内科治療を実施する診療科を小児科と呼んでいます。小児救急というくくりでは、救急対応するのは小児科に限りません。(小児)外科も麻酔科もその他の内科医師＝ここでは小児科医師もみんなが対応する体制をいいます。

ここまでの文章を辛抱強く読んでいただいた読者には、すでに〝こども病院〟がなぜ必要であるのかを率直にご理解されたことと思います。

総合病院、これは成人の医療を実施する診療科が集まった病院です。その一部の診療科である小児科が小児医療を担当しているのと、こども病院が小児医療を担当しているのが、天と地ほどの違いがあることをわかっていただけたと思います。

さらに医療は医師だけで実施するのではありません。看護師さんのケアの部分や遊び（リハ）の面、学習・保育や食事等々すべてがこどもを中心として整備している病院でしかも、患者さんであるこどもの気持ちになって、病院に来て少なくても恐怖心を持たない、白衣を着た悪魔に注射されたり、拘束されて検査を受けて痛い目に合わされるとう恐怖心を持たない、持たせない工夫が満ちた病院がいいと思えます。そんな夢を実現できるのは、こども病院しかないということがわかると思います。

そんな思いが、私が沖縄で心臓血管外科医として働き、新生児の心臓手術やこどもの心臓病の治療に携わったときに「なぜこども病院が必要か？」と問われた時の説明であり答えでした。

こどもの医療に対する理解を自分の物にするには、こどもの気持ちになって考える、感じることが必要です。おそらく多くの読者である親御さんは、それぞれこどもを授かったときには、健康であれ、病気であれ、自分のこどもの気持ちになって考えたり、感じることができていたと思います。

こどもは、めったなことで大きな病気になりません。こども病院で扱う対象疾患については、生まれついていろいろな病気がある場合が多いですが、そんなことから対象患児の数も少なく、従ってその様な病気の専門家が少なく世界的レベルの治療のできる医師や施設がまだまだ少ないのも、当然のことかと思います。そんな中で、偶然に生まれついて「病気」を持ったこどもに、社会として何かしてあげることは、その時点での最高の治療とケアだと考え、こどもの立場で感じることのできた親御さん達が立ち上がりました。その方々が、周囲を説得して沖縄の社会を動かし、県行政を動かし、さらにできあがった病院に入りこんで、壁やディスプレイやこどもが病棟へ入院する時に、楽しい時間の過ごし方まで考えてくれた人たちが、沖縄にはいました。それが今回のこの本の出版企画にあたったメンバー達です。その想像力のたくましさに感銘します。またその行動力と団結力に感嘆しました。でもそんなすごいことができたのは、おそらく病気のこどもを持った経験とそのこどもの気持ちになって、考え、感じたことを心の中でいつまでも炎として燃やし照らし続けたからだと思います。

この人の立場に立って考える力と想像できる能力は、現在も将来も多くの人間が集まって暮らす社会では大変必要な要素を思います。そして今も、他人の立場に立てる想像力が求められています。多くのこどもの患者さんが受診している現状を見ると、多くの病気のこども達が感じることや困っていることを想像して、それに対応することで、毎日医療機関の何かが変化してゆき沖縄にはじめてできた「こども病院」が、真に「こどもに求められる医療機関」としての姿になってゆくのだと思います。こどもに育ててもらうことのできる医療機関をめざしてもらいたいと思います。

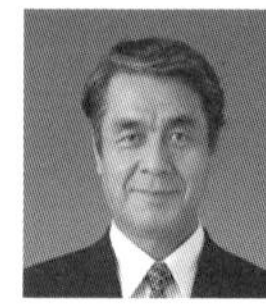

こども病院開院を振り返って

母子総合医療センター設立推進協議会初代会長
全国心臓病の子どもを守る会沖縄支部支部長　親川　武司

一九九六年五月、守る会の第二四回支部総会で「沖縄県にこども病院を作ろう」という方針が再確認され、この時まで空席であった支部長を引き受けることになりました。その後当時県立那覇病院心臓外科細川先生のアドバイスを受けながら県内の障害児家族団体に呼びかけ、四万七千余名の署名を携え太田知事に要請しましたが県の対応は県民のコンセンサスがないとのことで挫折、これを機に今度は一〇万署名を集める決意で「母子総合医療設立推進協議会」を一九九七年四月、一一団体で結成、目標をはるかにこえる二〇万県民の願いに稲嶺知事の英断もありついに実現しました。設計を巡って県担当者との苦闘も今となってはいい思い出となっています。沖縄の子ども達が安心して最高の医療を受けることができること感無量です。

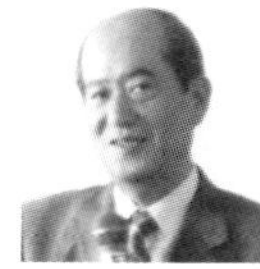

平山清武先生へ

（母子総合医療センター設立推進協議会第二代会長・琉球大学名誉教授）

平山会長ありがとうございました。私たちの運動を記録として残そうと資料を整理しながら、改めて先生のお力の大きかったことを思い出しております。

「沖縄にこども病院を」の運動は患者家族の強い思いではじまりましたが、高良吉広先生はじめ小児科医、産婦人科医の先生方と話をしている内に、医療者側と患者との思いは同じであることを感じました。そのことを県民に知ってもらうために、推進協の会長には是非、平山先生にお願いしたいとお訪ねしたのです。先生は、琉球大学での二五年間にわたる小児医療と人材育成という大きなお働きを終え、沖縄整肢療護園園長をしておられました。その一年前、琉大病院の院長室に講演依頼でおたずねした時と比べ、先生の雰囲気がすっかり柔らかくなり、私たちの話を快く引き受けて下さいました。新聞社への挨拶、街頭での署名活動、県知事への要請、議会への陳情など、先頭に立って私たちを引っ張って下さいました。特に二〇万近い署名を稲嶺恵一知事へお渡しした時の感動は忘れることはできません。

先生が少し体調をくずしておられるとお聞きしましたが、どうぞ一日も早くお元気になられますようにお祈りしています。

（感謝を込めて　編集委員一同）

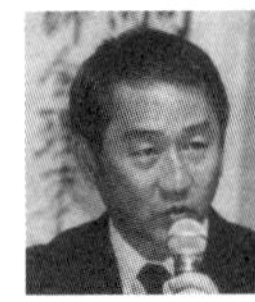

どうすればできる母子総合医療センター

母子総合医療推進協議会第三代会長
NPO法人こども医療支援わらびの会理事長　真栄田　篤彦

私の初めての接点は「どうすれば出来る母子総合医療センター」と言う表題のシンポジウムに参加したことから始まりました。平成一三年当時の頃、私は沖縄県医師会理事と那覇市医師会理事の両団体を掛け持ちしており、また小児科医院を開業していました。私は県医師会理事会で、この母子総合医療センター設立推進協議会に協力するべきと発言し、当時同じく産婦人科医会の名城嗣隆先生と一緒に前述のシンポジウムに参加したのでした。

二代目の同協議会会長の平山清武琉大医学部小児科前教授が一生懸命設立にご尽力をされ、市民運動を開始してから七年目にほぼ設立が決定した後に、平山先生は鹿児島の郷里に御帰りになったのを受けて、私が三代目の同会会長に推挙されました。当時、県行政に在っては、医療センター設立を決定した稲嶺恵一知事の下、福祉保健部長は私の高校時代の同級生の稲福恭雄先生で、私は行政とのパイプ役として動いてきました。一九万七千名もの署名を集めてきた同団体の熱意は、これまでの過去に於いて、沖縄県内で小児重度心臓病の手術が十分でない時期に、県外で手術を受けざるを得なく、しかし自分たちの子供の死を県外で迎えた悲しい出来事を、今日の病児を持つ家族には、決して自分達と同じ悲しい目に、同じ苦労を掛けさせたくないという、重い決意で活動してきた事に私は敬意と共感を持っていて、県内に小児専門病院設立を切望していました。

設立が決まった後は、設計段階での交渉が主な活動で、私たちの要望がついつい理想を求めての要求であったので、当時の新田病院管理局長の下、副参事として当銘正彦先生（私の幼馴染で、那覇高同期生）から私に「篤彦、彼女たちのスカートに後ろから釘を打ってくれないか？」、つまり、要望に対応しかねるとのことでしたが、私は同会の熱意と高い希望を承知していたので、ブレーキをかけることはできませんでした。

病院の完成間近になって、病院の名称は県病の先生方からのご提案の「南部医療センター」との決定を病院管理局から課長さんが私の診療所まで来て、名称決定理由の説明を受けました。「母子総合医療」の文字が消えており、ビックリしたことを記憶しています。今日までの苦労してきた同会の意に反しての名称には、私たちは納得しかね、急遽、三日間で全国の病院で複合名称の事例を集め、当時の副知事である嘉数昇明氏に直ちに電話をし、翌日に緊急面会のアポイントを要求しました。実は嘉数昇明氏と私は旧知の中で、嘉数氏が那覇市長か副知事かの瀬戸際の時からの知り合いで、また嘉数昇明氏の妹さんが私の高校時の同期生としての縁があり、更には稲嶺知事も平成一〇年から私の患者さんであり、この偶然の一致として裏ホットラインで私たちの絆は深く繋がっていました。副知事の面前で、同会のメンバーが真意を熱く述べ、そして、副知事にも深いご配慮頂き、行政部内でも相当の混乱と反対が噴出したそうですが、最終的には私たちの要望である「こども医療センター」と並列の病院名称に決定して頂きました。嘉数副知事から当日九時三〇分に「真栄田先生、皆さんのご要望を通しましたよ、南部医療センター・こども医療センター」と命名します。これから記者会見を開きます。見て下さいね！」と実に温かい、慈悲深い声でお電話頂いたのを生涯忘れません。心から感謝申し上げます。

ところで、平成一七年には「母子総合医療センター設立推進協議会」を発展解消し「こども医療支援わらびの会」を設立し、今度は病院の見える場所に患者家族が廉価で安心して宿泊できる「ファミリーハウス」の設立運動を展開していきました。資金調達をどうするか、当初は沖縄小児保健協会に会館と併設して建てて頂く予定でした。別ラインで、私はマクドナルドから運営資金一千万円を提供する約束を二年掛かりで交渉し、まとめてきました。私は二年間日本医師会の学校保健委員を務めていたので、上京の度に新宿のマクドナルドファミリーハウス事務所を訪問し、運営資金提供のお願をしてきました。その甲斐があって、マクドナルドファミリーハウス事務局長の長瀬淑子さんからやっと、協力できる旨のお話を頂き、至急当会のメンバーに連絡し、また県福祉保健部長の喜友名朝春氏にも連絡しました。今は無き郷土劇場会館にある沖縄小児保健協会で、当会との協議で、私のマクドナルドの提供案を提示しましたが、当時の安次嶺馨先生が猛反対でした。生活習慣病の元凶であるファストフードの資金提供を拒否したのです。当会のメンバーの落胆した状況は今でも忘れません。帰り際に私はエレベーターの前で、メンバーに「心配することはない、建設に関しては、すでに沖縄電力にも交渉しており、何とか協力出来そうだから」と励ましたのを思い出します。

この時も実は、私の那覇高同期生の石嶺伝一郎氏（沖縄電力の副社長）に多大なご理解ご協力を頂きました。沖縄電力百添会の創立一〇周年記念事業にこのファミリーハウス建設費用を提供して頂きました。当初六千万円の建設費用でしたが、設計開始と共に予算が膨らみ一億三千万円まで了解を得て、いよいよ建設がスタートしたのです。

運営資金の在り方については、県でも喜友名朝春部長が直々に上京して、マクドナルドの長瀬淑子事務局長に御断りの旨のお詫び申し上げました。最後の問題である運営の方針で、当時の副知事仲里全輝氏のご配慮で、当時行革の推進で沖縄保健医療福祉事業団を廃止するところ、その定款を変更して頂き、宿泊施設の運営を事業内容に追記して頂き、それを持って、私たちＮＰＯ法人こども医療支援わらびの会に委託運営の道筋をつくって頂きました。

仲里全輝副知事も実は平成三年からの家族そろっての私の患者さんで、ホントに不思議な絆がここでも生きていました。仲里全輝副知事の言葉で「他人のために一生懸命働くことは、こんなに尊いものはありませんよ！」とボランティアの心得に私たち当会のことを褒めて頂いたことを今日でも忘れることができません。

今日までを振り返ってみると、私にとって、先輩、同期生・同級生・患者さん、そして当会のメンバーとの繋がりはほんとに不思議な絆の連続でした。心から皆様方に感謝申し上げます。

沖縄の将来を背負ってリードしてくれる子供たちの病気からの回復を心から願って、この反省記を収めます。本当に行政の関係各位には心から感謝しております。

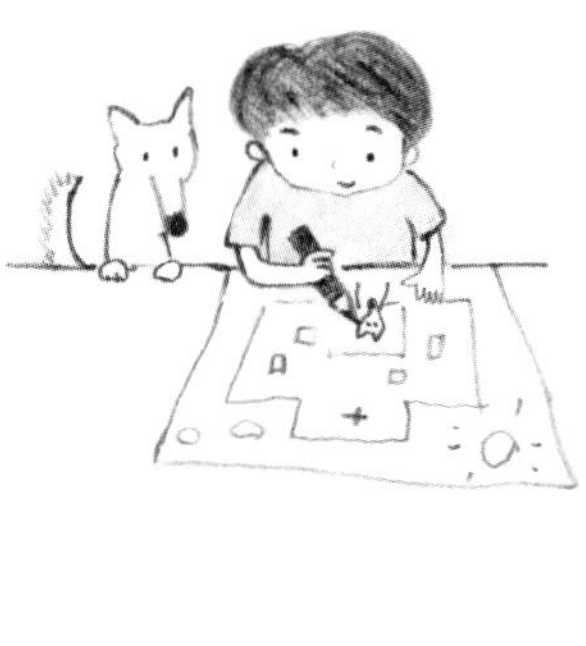

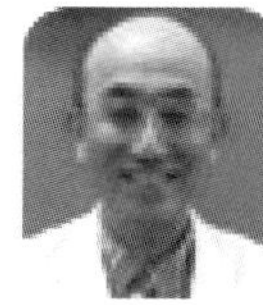

新しい医療の出発点となったこども医療センター

母子総合医療センター設立推進協議会副会長
県立宮古病院　医療部長　宮城　雅也

沖縄県立南部医療センター・こども医療センターが設立されてから、九年目になります。少ない紙面では、語りつくせないので、その設立された意味を改めて考えました。

約二〇万の署名で県民と行政が一緒になり、貧乏県である本県でも不採算部門のこども病院ができる証明をしました。全国でも初めてこども病院の欠点（合併症のある妊婦が診れない）を補う総合病院と併設した新しい形の病院（副院長とは別に母子センター長の設置）となりました。沖縄全体の小児医療の在り方を考え、そこからの役割が、こども医療センターの基本構想となりました。小児医療がまとまったので、沖縄医療界でも認められる立場を確保できました。病院建設で、業務だけではない患者家族のアメニティーを考えた施設になりました。病院の近くに離島の患者家族の為の滞在施設ができ、沖縄県全ての病児たちが医療を受けやすくなりました。ボランティアと病院がつながり、多くの県民が医療支援に参加できる県民病院になりました。病気だけではなく患児の発達支援も重要な治療の一環であることの認識が高まり多職種の連携ができました。小児科医となる人材を多く育成できるようになりました。

多くの視点から新しい医療の出発点となりましたが、今後も継続発展するためには、上記のことを理解した大きな視野をもった人材の育成と確保が必要となるでしょう。

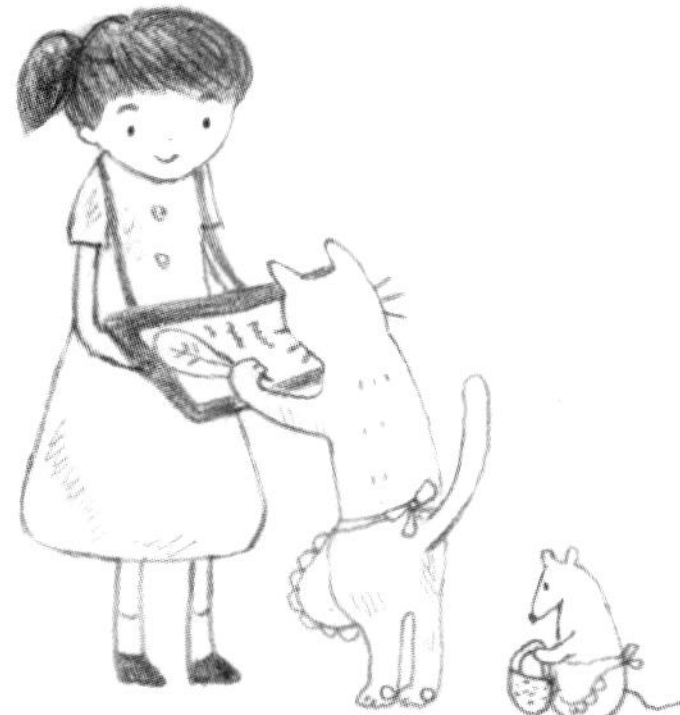

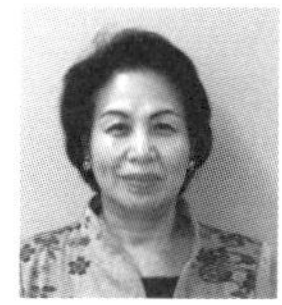

「母子総合医療センター設立推進協議会」事務局長として

母子総合医療センター設立推進協議会
全国心臓病の子どもを守る会沖縄支部副支部長　儀間　小夜子

心臓病の子どもを守る会が「こども病院設立を」と呼びかけスタートした運動は、一九九七年「母子総合医療センター設立推進協議会」を発足させ、一一の障がい児者団体、後に一五団体が一緒になって運動を推進しました。こども病院実現までの一〇年間、私は本業をもつ傍ら協議会の事務局を担当させていただきました。一〇年間の運動は親の会自らの行動が多くの共感と賛同をいただき、支えられた運動でした。事務局担当として忘れられない数々の事がありました。

まず活動には資金が必要でした。賛助会員や寄附の協力呼びかけに多くの方がチャリティーコンサートやイベントを開催して収益を寄附下さる等一〇〇人余の方からの支援、また匿名での多額の寄附に感激した事等。運動の大きな支えとなりました。

運動を進めるにあたり、毎月の定例会を夕方から開催し運動の進展を確認しつつ勉強会や議員との懇談会、シンポジウム開催、そして、県知事・県議会への要請書や陳情書を作成し提出、その都度、必ず県議会へ傍聴に行きその後、県の担当部署へ出向き状況の確認をするというスタンスでした。当時の県の担当者は協議会の行動を「ここぞとばかりにごり押しの連続パンチ、…大小を問わぬ総花的要望が次々と提出された…」このように回想記しています。

運動を大きく後押し力づけてくれたのは、約二〇万人の署名でした。県内外・外国からも応援のメッセージを添えて事務局に届きました。署名と請願書を当時の稲嶺惠一県知事へ提出後二〇〇〇年九月に沖縄タイムス、琉球新報の両紙に初めて一ページの大きな広告を掲載して、第三回シンポジウム「どうしたらできる沖縄こども病院」を開催しました。広告掲載では予定者のキャンセルが出る等不安の連続でしたが九〇人の賛同をいただき広告が完成した時は感無量でした。当日は約四〇〇人の参加者に、こども病院への関心の高さを強く感じると同時に県民に支えられていることに感謝し勇気をもらったシンポジウムでした。

二〇〇一年、知事の英断で病院建設が決定され、その後も患者家族の意見を基本・実施設計に反映させていただくよう、粘り強く要請し続け、夜遅くまで県の病院担当者との会議へ参加させて頂き真剣に討議しました。当時、シンポジウムで登壇下さった先進県の小児科医や勉強会等でご指導下さった多くの方が設計に対しても助言や励ましを下さいました。小児病棟のモデルルームの見学会では協議会メンバーが子どもと一緒に子どもの目線となっているか等、チェックしたのは初の試みで県の計らいに感謝しました。

開院間近に迫り病院の名称に「こども」がついていないことがわかり、緊急役員会により「南部医療センター」に「こども」を併記することを要望、同時に併記が可能であることを資料を添えて副知事に懇願し、「こども医療センター」の名称がつけられ安堵したことが思い出されます。

　二〇〇六年四月、念願のこども医療センターが開院しました。患者団体自らが行動し大きな和(輪)となり、医療環境を改善、夢が実現しました。大きな喜びと共に新たな使命感を感じずにはおれませんでした。一五団体の志は、ＮＰＯ法人こども医療支援わらびの会へ継承され、小児医療支援を目的に二〇〇五年新たにスタートしました。

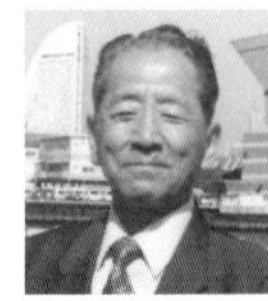

ご健闘を讃える

元沖縄県重症心身障害児者を守る会
沖縄県療育園父母の会会長　運天 政一

「沖縄に〝こども病院〟ができるまで」の記録誌刊行を決意する趣意書を、編集委員代表ご三名の顔を懐かしく思い出しながら拝読しました。

「ご感想を」とのことですが、まず思うことは「皆さんがよく頑張る」の一言です。求めに応じて一八年前に論壇投稿した「母子総合医療センター設置を」を再読玩味、感慨を新たにしました。当時、皆さん方の「心臓病の子どもを守る会」はすでに設立二四年目を迎えていたことを思うと、活動はやがて半世紀に及び、まさに生涯活動ですね。

思えば、皆さんにはお世話になることばかりだったような気がします。おずおずと要請活動の支援団体に加わり、肢体不自由児父母の会や自閉症児者親の会の代表者たちとの交流で私の視野が広がり、周産期医療の言葉も知った。おそまきながら、改めて感謝申し上げます。

医療センターが開院して八年、経営も黒字転換して安堵しているとのこと、何よりです。刊行される記録誌が、病院の内容充実と諸活動の糧にならんことを願い所感の一端といたします。

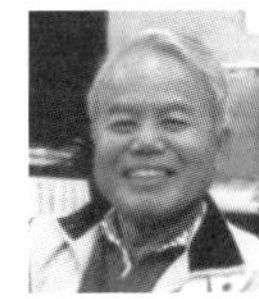

「子ども病院」設立に向けての活動

日本ダウン症協会　沖縄県支部　支部長
上江洲　幸雄

こども病院設立運動がスタートした当時、私達の団体は「小鳩会」と「こやぎの会」が合流し「ダウン症協会」になって間もない頃でした。

ご存知の方も多いと思いますが、ダウン症は他の疾病との重複児（者）が多く、特に心疾患の割合が高いのです。以前から先輩会員達は手術のため本土に行かなければならず「経済的にも家族の生活の面でも大変だ」と聞かされていました。

こども病院設立運動がスタートして間もなく、心臓病のこどもを守る会より呼びかけがあり、私達も署名活動の手伝いを始めました。

今、振り返ってみると、ダウン症協会として主体的な活動は出来なかったと反省しています。それでも微力ながら協力できたと自負しています。

これからも「こども病院」と宿泊滞在施設「がじゅまるの家」の発展と充実に向けての活動をつづけてまいりたいとおもいます。

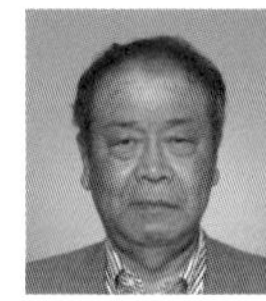

こども医療センター設立記念

沖縄県肢体不自由児父母の会連合会会長
新里　吉弘

旧社会福祉センター（旭町在）の狭隘な会議室で、「全国心臓病の子どもを守る会沖縄県支部」の呼びかけで〟母子総合医療センター設立推進協議会〟が立ち上がり、心臓病のこどもを本県でも手術が出来るような病院の設立を目指し、沖縄県へ要請する街頭署名活動がスタートしました。本会も会員の翁長米子さん、城間米子さんが会議への参加や街頭キャンペーンや署名活動で街頭へ親子共々暑い中、師走の街へ繰り出し切実な想いを県民に呼びかけました。そして多くの県民の協力を得て、二〇万人の署名が集まり、幾多の苦難を乗り越えて県立南部医療センター・こども医療センターが八年前に開院されました。

本会は「全国心臓病の子どもを守る会沖縄県支部」に「おんぶにだっこ」されていた想いが強く申し訳ない気持ちでいっぱいでした。母子総合医療センター設立推進協議会会議参加の案内に事務局の儀間小夜子が熱心に呼びかけていたことや、私のスケジュールの関係で私自身が会議に参加することは殆ど出来ず、翁長、城間両氏に頼っていた申し訳なさは今もあります。私が本格的な活動したのが病院の建設が決まった後のことで、不甲斐ないのヒトコトです。今は当時を猛省し、遅ればせながら「こども医療支援わらびの会」の活動に積極的に関わるようにしています。

「こども医療支援わらびの会」の真骨頂は、病院の開院運動を始め、病院ボランティア養成やファミリィーハウス運営等根気のいる医療・福祉の部門でしっかり根を張った継続活動です。この活動は県内外からも高い評価を得ており、わらびの会の一理事として、本会の若い会員に繋いでいこうと思います。

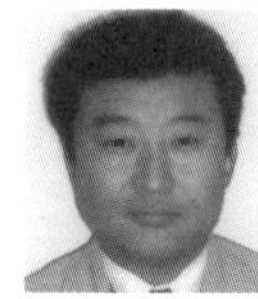

こども病院に寄せる想い

公益財団法人がんの子どもを守る会　沖縄支部支部長
片倉　政人

我が子が、小児がんと告知されてから、患児とその家族はさまざまな問題を抱えることになってしまうのが実状です。病状を知って衝撃と不安、先の見えない治療に及ぶ中で患児と家族は不安・不満、ストレスを持ちながらともに闘っていきました。平成三年（一九九一年）当時の闘病中では、病院での情報が少なく、どこへ相談すれば良いのか、情報も機関もまったく分からない状況で、毎日が不安な生活を送っていました。

病気の事、学校の事、将来の事、きょうだいの事、闘病中の子ども本人や家族の悲しみや苦しみ、不安な思いでいっぱいでした。治療は一年六ヵ月の長期に渡りました。その後、普段の生活に戻りましたが五年後再発し八ヵ月間の治療が行われた後、県内での治療対応が難しくなり九州に渡り六ヵ月後に治療の甲斐もなく残念な結果になりました。

その経験で得たことを小児がんで悩んでいる患児とその家族が直面している問題や悩みを少しでも軽減、同じ経験をされた方にお話を聞きたい等で何でも話せる場所があれば少しでも軽減してあげられるのではないかとの思いで、二〇〇四年（平成一六）六月に沖縄支部を設立いたしました。

そんな中、県立看護大学小児保健看護学藤村真弓先生のご紹介で二〇〇四年（平成一六）七月に、母子総合医療センター設立推進協議会に加盟致しました。当時、仮称母子総合医療センターの建設は着工されている状況で、この母子総合医療センター建設の実現に至るまでの約一〇年もの歳月に及ぶ、推進協議会の地道な活動の継続と努力があって、実を結んだことを知り、これまでのご苦労を察すると同時に頭が下がる思いでした。二〇万人及ぶ署名は多くの県民の悲願だったことと思います。

二〇〇六年（平成一八）四月県民の期待を受けて南風原町にこども病院が開院されました。待望のこども病院は、小児における一般医療を実現する他、総合周産期母子医療を支える一八診療科目を整えるということで、これまでにはないかなり充実したものになることは間違いなく、私共も大きな期待をよせておりました。一方立派な建物と診療科目は増えるもの、より良い小児医療という観点から考えた時、優秀な医者の確保と安全で良質な看護（小児専門看護師）の提供はもちろん、医療サポートをするケースワーカー、チャイルド・ライフスペシャリスト、保育師、ボランティアコーディネーター、教師、小児心理士などの専門家配備等の人材確保が県に求められています。

医者や看護師・専門職種の方々と連携をとり、治療を受ける子どもや見守る家族やきょうだいへのサポートの面ではまだまだ難しい状況ですが今後に期待したいと思っております。私たち家族が、ボランティアが、地域が、小児医療において告知の問題から始まり、長い治療期間に伴う患児・家族・きょうだいへの精神的な支援、治療を尽くしても治らないケース（ターミナルケア）に至っても、患児・家族・きょうだいへのトータルケアの視点を持つことはとても大切な事だと痛感しております。またこれからの小児医療では、病棟でのホスピスケアを内在する事も真剣に考えていただきたいと望みます。

病院は、基本的には病気を治療する場所ではありますが、入院患児の一日は、睡眠、食事、入浴などを始め治療を受けながら遊んだり学習をしたりし、子どもの成長過程にとっては、遊びも学習も決して軽視できることではありません。遊びをはじめ入院中のこどもの生活の質を保つケアは、医療においても基本的に大事な事だと思います。小児治療では痛いことやつらいことの連続の中、生と死の不安の中できるだけ楽しいことを、入院中も子どもらしく過ごせたいと望んでいます。そういったことが、闘病の支えになることを、ぜひ知っていただきたいと思います。

病院には、病院ボランティア導入で子ども達の遊び相手、学習の支援といった点でも今後に期待しているところです。子ども達は、病気を治して学校に戻ることを、家に帰るのと同様に楽しみにしていることで、病気が治ることを確信し勇気を持って病気と闘う原動力にもなっています。病児にとっての教育もとても重要な事の一つであり、そういったことも含め、こども病院とは高度な医学的治療と看護的ケアが提供されなくてはいけないということは、大前提でありますが、子どもにとって何が一番かを考える、子どもである為に必要なこと、子どもが子どもらしくいられる場所でなくてはいけないと思います。

医療者と保育・学校と連携をとることはもちろんケースワーカーや小児心理士などのスペシャリストも加え包括的なケアが成されることを望み同時に出来る病院であって欲しいと強く願います。安心して治療が受けられ、この病院で本当に良かったと心から想えるようなこども病院になることを期待しています。

沖縄の子どもたちに安心できる医療の充実。

子どもに寄り添うより良質医療が県内で受けられることを！

天国の娘と共に！

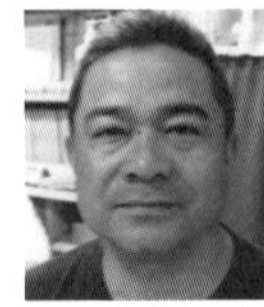

沖縄に〝こども病院〟ができるまで

沖縄県聴覚障害児を持つ親の会会長
真栄城 守信

今から一八年前の一九九七年四月に「全国心臓病の子どもを守る会 沖縄支部」の呼び掛けで県内の各障がい児、病児を持つ親の会が加わり「母子総合医療センター（こども病院）設立推進協議会」が立ち上がり活動がスタートした。

県外で手術や治療を受けなければ助からない、改善しないなど、重い障がい、病気を持った子ども達が両親の愛情をいっぱい必要とする時期に離れ離れで県外へ渡る。両親も兄弟もバラバラ・・・精神的な不安や二重生活で歪む家族。両親の心の安定が病児や障がい児、その兄弟にとっていかに大切なことか！

県内の子ども達が安心して最先端の治療を受けられるように沖縄県にもこども病院が必要との強い思いで突き進んだ。二度にわたる署名活動で二〇万名もの署名を集め、当時の県政を動かし現在の「県立南部医療センター・こども医療センター」が開院しました。

私たち「沖縄県聴覚障害児を持つ親の会」でも前会長の意思を引き継ぎ、私が活動に関わらせていただき、早や一三年の歳月が経とうとしています。当初は、右も左もわからず、皆さんの足を引っ張りご迷惑をお掛けることが多く、心が折れそうになることばかりでした。

県民の強い要望で建設された「南部医療センター・こども医療センター」が開院するまでにはいくつもの紆余曲折がありました。診療科の問題、病床数、小児科医やスタッフの充実、病室のレイアウトや小児科外来フロアーの構造、病院ボランティア室の確保、病院外観の意匠（ペイント）など多岐に渡る様々な問題、課題が出てきました。一つ一つの問題を解決するために幾度となく県や県議会等へ足を運び医療を受ける側の思いを伝え、また講演会を開催し広く県民の皆さん、そして、各マスコミの方々に問題の重要性を問い掛けるなど日々奔走したのが昨日のように思いおこせます。

県民念願の病院が完成したときの喜びはひとしおでした。「県立南部医療センター・こども医療センター」が開院して九年が過ぎ、わらびの会の活動も一〇年と一つの節目の年を迎えようとしております。ファミリーハウス「がじゅまるの家」の開所、病院ボランティアの育成、ピアサポートの開始と着実に運動の成果が実を結びつつありますがこれも多くの県民の力と様々な企業、個人の方々からのご寄付やご協力のおかげと感謝の気持ちでいっぱいです。

さて、全国に誇れるこども病院をと願い続け立派な病院は開院しましたが、まだまだ道半ばで問題点や改善点が山積しているのではないでしょうか？　医療スタッフの皆さん、病児を抱えた家族は、藁にもすがる思いで病院の入口をくぐります。皆さんの一言一言で一喜一憂するものです。それぐらい皆さんの影響は大きいのです。

少ない職員数と過酷な労働条件下で頑張っている医療スタッフの皆さん、全国に誇れる病院で仕事をしている誇りと自信を持って、病児や障がいを持った子ども達、そして、その家族の支えとなれるよう更に精励なさっていただきたいと思います。

皆さんの頑張る後姿を県民一人一人が見ています。頑張る姿を応援しています！

県民の皆さん、「県立南部医療センター・こども医療センター」は県民の願いでできた病院です。皆さんの声が病院の改善に繋がり、そして、治療を受けるこども達が恩恵にあずかることができるのです。

可能性を秘めたこども達の未来のためにも、こども医療センターが沖縄県内の小児医療の中心的な役目を担い、質の高い小児医療を提供するとともに常に患児、家族の視点で治療・医療ケアのできる全国に誇れるこども医療センターを目指して欲しいと切に願います。

わらびの会の活動をとおし沖縄の小児医療の現実を知ることができ、また、沖縄の未来を担うこれからの子ども達にとって最善の医療とはなにか？　真剣に考えることができる機会になりました。

これからも、わらびの会は一人でも多くの病児とその家族の幸せのために、そして、医療スタッフの良き応援者となれるよう頑張っていきたいと思います。

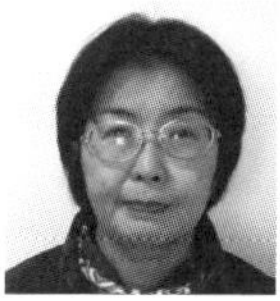

母子総合医療センター設立推進協議会への思い

沖縄県自閉症協会
谷口　曜子

私が協議会へ参加するようになったのは「自閉症児者親の会」の会計を任された時からです。協議会が設立された時は横浜に住んでいたため、「こども病院」設立運動の事を全く知りませんでした。当時、少ない会員から年会費とは別に一人一〇〇〇円を推進協議会へのカンパとして徴収していました。『一体、この支出は何だろう』と思い、集めたカンパ金を届けていました。『お金だけ届けるのも何だし』という事になり、会議へも徐々に参加するようになりました。

参加して驚いたのは、活動なさっている方たちが自分のお子さんのためでなく、これから生まれ育っていくよその子のための活動だったことです。大変熱く粘り強い活動をしている事に深い感銘を受け、自分自身の人生観が変わるほどの学びとなりました。

私は障害を持った自分の子の事や自分の親の会の事しか考えていなかったことを反省しました。この活動へ共に参加できたことを大変感謝しています。諸先輩の皆様、ありがとうございました。

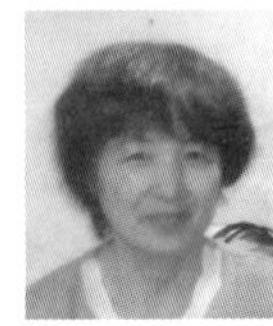

こども医療センター設立運動に参加して

沖縄訪問教育親の会会長
城間 米子

私達の会が、「母子総合医療センター設立推進協議会」のメンバーになったのは、心臓病のこどもを守る会の会長さんからお電話を頂いたのがきっかけでした。協議会には他の団体の方々も参加しておられました。こども病院について皆で何度も協議を重ね、諸々の活動を行ってきました。診療科のこと、駐車場のこと、トイレや手洗い、診察室の入り口の大きさやドアのこと入院室のこと、エレベーターの大きさ等々。これまで通院や入院の経験のある患児家族の声を行政の方や設計士にも聞いていただきました。

完成されたこども医療センターには私達の声が反映されたところがいっぱいあります。たくさんの方々の思いと声と協力によってできたこども医療センター。皆様への感謝の気持ちでいっぱいです。これから、子ども達にとってより良い病院になっていくことを願ってやみません。

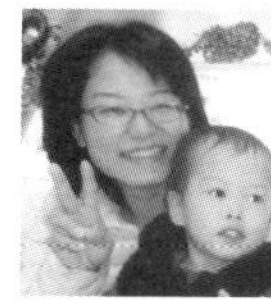

こども医療センターで助かった娘の命

心臓病の子どもを守る会
安次富　美花

結婚して八年目に待ちに待って生まれた娘は、重度の先天性心疾患と診断され、私には大きなショックでした。毎日泣いてばかりいましたが、助産婦さんや家族に励まされ、又頑張っている娘の笑顔に「母ちゃん、いつまでも泣いてばかりいられない」と思うようになりました。

ＧＣＵでもＰＩＣＵでも、先生方と看護師との信頼関係によるチームワークはすばらしく、安心して娘を託そうと思いましたし、親にとって辛い日々もスタッフの心配り、気配りによって乗り越えることができました。

沖縄は小さい島ですが、県立南部医療センター・こども医療センターのＰＩＣＵは全国でもトップレベルだと思います。技術だけでなく、患者や家族に対しての心配りもとても感動しました。娘が生まれて根治手術を終えるまでの一年半、とても過酷な日々でしたが今では良き思い出です。普通では経験できないことを経験させて頂き、人の優しさ、命の素晴らしさを学びました。

こども医療センターの設立のために働きかけをして下さった心臓病の子どもを守る会の皆様や、

設立のために尽力して下さった皆様に感謝の気持ちでいっぱいです。皆様のおかげでこども医療センターが設立され、娘の命が助かりました。本当にありがとうございました。

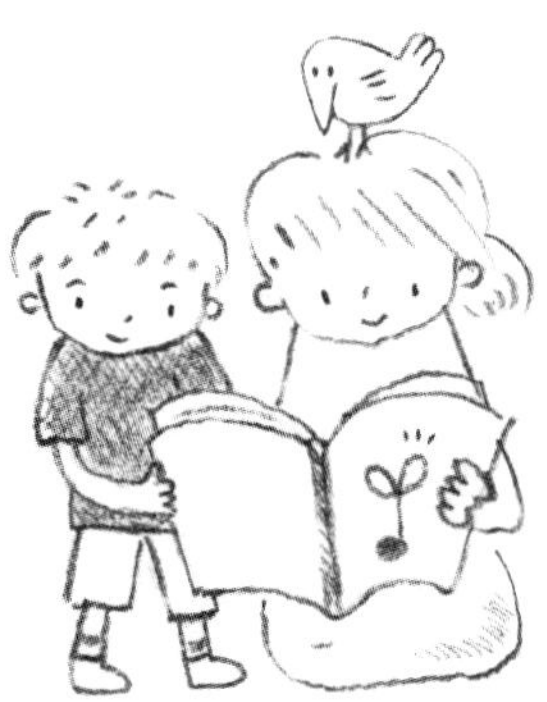

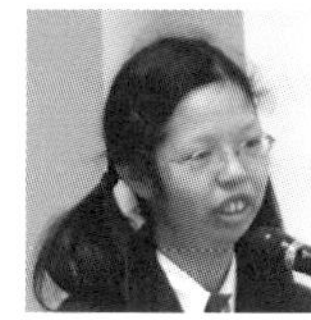

こども病院ができて思うこと

心臓病の子どもを守る会
嶺井　そよか

私は、先天性の心臓病です。現在、県立南部医療センター・こども医療センターへ検査のため定期的に通院しています。病名は「大動脈弁上狭窄」というそうです。体調は良好で現在高校三年生、高校生活最後の年を楽しく過ごしています。

私は、今から八年前、小学校五年生の夏休みに、この県立南部医療センター・こども医療センターで心臓の手術を受けました。

その当時は開院したばかりで、とても立派な建物だなと感じました。手術を控え不安で一杯だった私に父は「ここは、沖縄で一番の設備が整い先生がたも素晴らしいから、安心していいよ。」と言ってくれました。その言葉を聞いて気持ちが少し軽くなったのを覚えています。

その年の夏休み、手術も無事終わり元気になって退院することができました。今は、年二回の定期検査でお世話になっています。入院した時もそうでしたが、お世話になったお医者さんや看護師さんもとっても優しくていつも温かく接してくれます。

私の病気は、これまで県外の病院でしか手術ができなかったそうです。でも幸いに二〇〇六年、ちょうど県立南部医療センター・こども医療センターができた年に手術を受けることができました。本当によかったです。今でも感謝の気持ちで一杯です。

私もそうですが、これから生まれてくるであろう心臓病の子どもたちや、その他の病気で苦しんでいる方たちのためにも安心して治療が受けられる病院がこの沖縄にできて良かったと思います。

これからも私たちの健康を見守ってください。

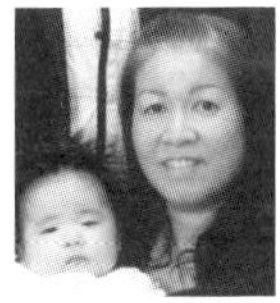

リスクをかかえての出産

勝野 香織

私は現在、結婚して東京に住んでおります。結婚一一年目にして念願の赤ちゃんを授かり、里帰り出産を望んでいました。高齢、持病、肥満というハイリスク出産となるため、母に県立南部医療センター・こども医療センターを勧められました。私も、公式ホームページを拝見して「ここなら、安心して産めそうだな」と思いました。

私は聴覚障害者です。出産するにあたって心配していたのは、お医者さんや看護師さんとのコミュニケーションです。これまでは「手話通訳者を連れてこないの?」「ご家族の方は?」とばかりで本人と直接にコミュニケーションを取りたがらないケースが多いのですが、南部医療センターではきちんと向き合って積極的に時間をかけて筆談で応じてくれました。担当の井上先生は筆談を大変心得ていて、診察のたびに事前に質問を書いておいてくれたり、入院中では看護師さんが筆談用にとグリップボードに挟んだ白紙を用意してくれました。おかげで、安心して出産できました。また、我が子は予定日より一ヶ月早く生まれた未熟児のため、新生児科の名嘉山先生にもお世話になりました。母になった私に不安を取り除くように丁寧に説明していただいています。このことから、常に患者の立場に立って患者一人ひとりを尊重して向き合ってくれているという印象を受けました。県立南部医療センター・こども医療センターの皆様には大変感謝しております。ありがとうございました。

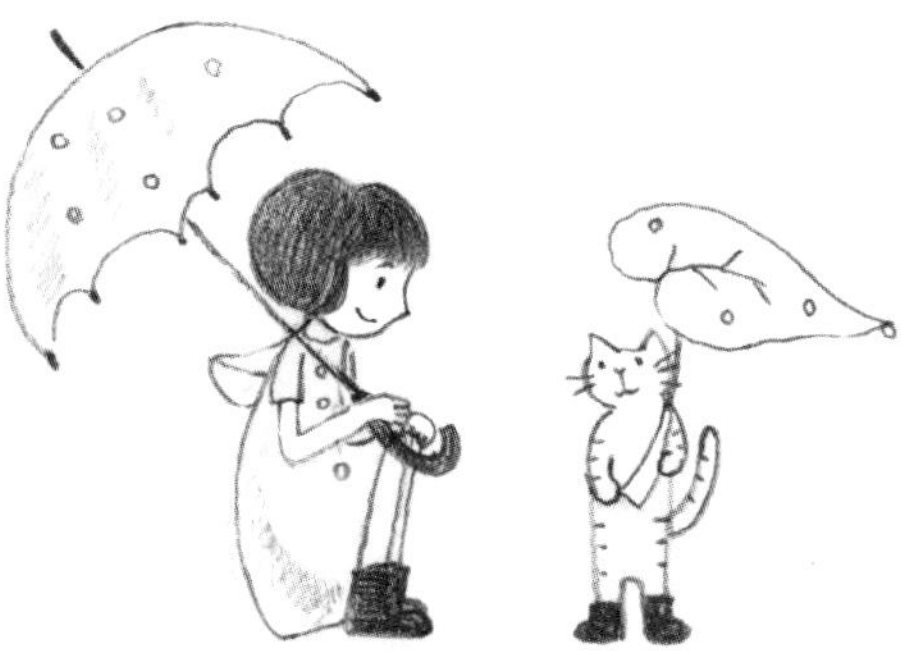

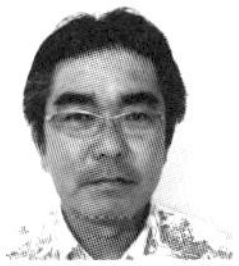

術後四五年、成人先天性心臓病の外来で受診して

会社役員　我那覇　修

二〇一四年、姉から「南部医療センター・こども医療センターに成人の先天性心臓病の外来ができたと聞いたから、受診してみては？」と言われ、受診することにしました。

そこでの、心エコー、心電図、レントゲン、造影剤投与のCT、経口食道エコーの検査の結果、高血圧、心房細動、不整脈とのことでした。エコーを見ながら、医者が「穴がなにか人工物でパッチされているようなかんじで見えますね。それから、弁に少し逆流があります。弁も手術した形跡があり、中隔欠損ではなくて心内膜床欠損症ではないかと思います。心房細動は脳梗塞になる可能性が高いので、血栓ができにくくなるお薬を処方しましょう」と言われました。自分の心臓を最新の映像でみながら、初めて聞くことばかりなので映像にも検査結果にも大変驚きました。

先天性心臓病の患者が幼いころ手術をし、回復して日常の生活に慣れていくと検診から遠のいていきます。私も高校生の頃からまったく検診していませんでした。手術後数十年たってから先天性心臓病から派生する症状と、成人してからの後天性心臓病は根本的に違うということを痛感しました。

心臓カテーテルの検査も勧められていましたが、カテーテル検査には苦い思い出があり怖くて躊躇していました。しかし、ここまできっちりと診断して下さったので、この際、自分の病気に向き合おうと思い、カテーテル検査もすることにしました。

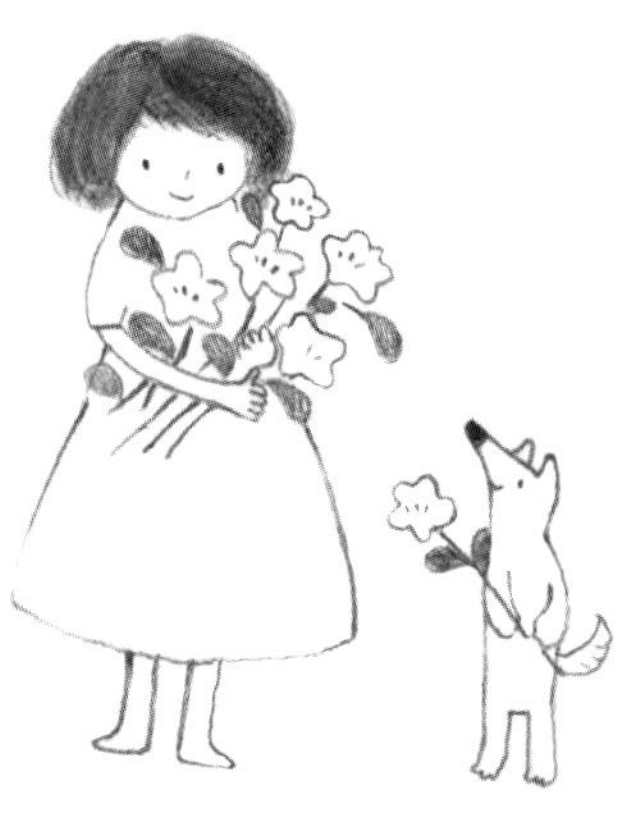

付録　資料

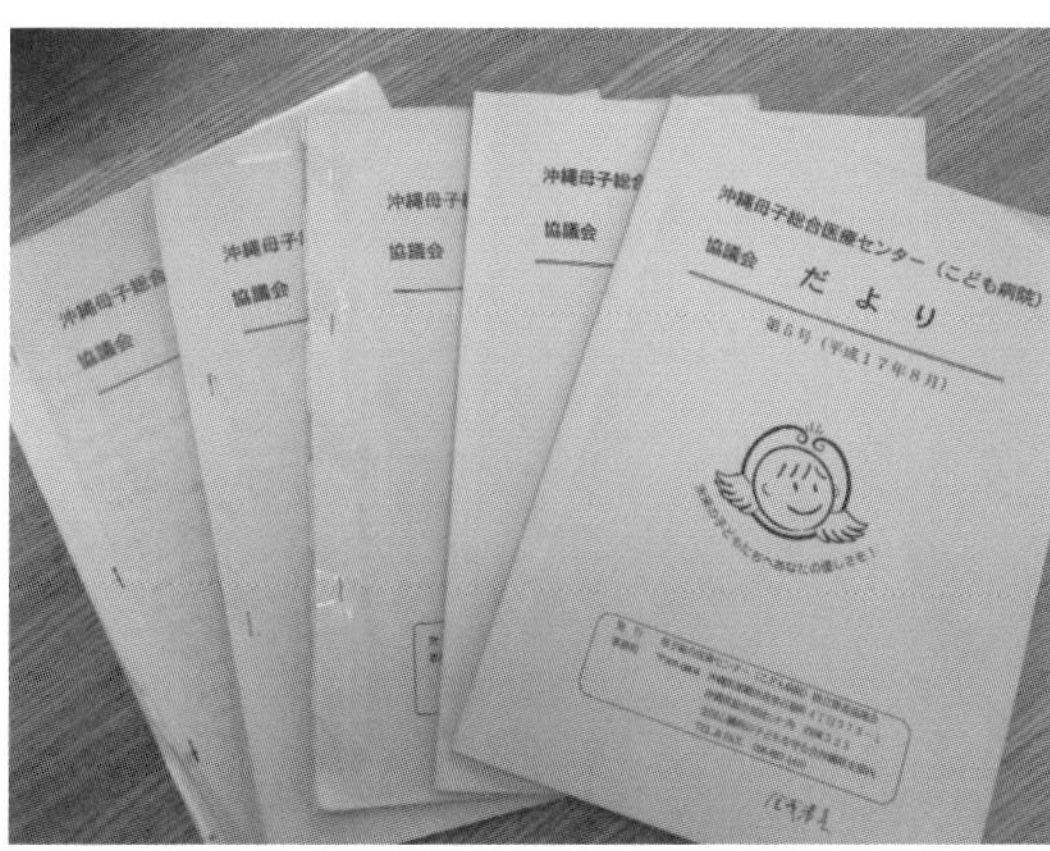

推進協の「協議会だより」は第１号（平成 13 年７月）より第５号（平成 17 年８月）まで発行された。

請願・陳情・提言・要請一覧

請願・陳情先		年月日	請願団体
沖縄県知事 沖縄県議会議長	沖縄県に「母子総合医療センター」!設立を!	1996（平8） 9月	請願団体代表　親川武司
沖縄県知事　大田昌秀	沖縄県に「母子総合医療センター」!設立を!	1996（平8） 12月18日	請願団体代表　親川武司
厚生大臣　小泉純一郎 沖縄開発庁長官　稲垣実男	沖縄県に「母子総合医療センター」設立要望書	1997（平9） 2月20日	全国心臓病の子どもを守る会 沖縄県支部親川武司
沖縄県知事　大田昌秀	「母子総合医療センター」設立について	1997（平9） 12月24日	母子総合医療センター設立推進 協議会会長　親川武司
沖縄県知事　稲嶺惠一	「沖縄県にどのような母子総合医療センターが必要か」提言	1999（平11） 6月22日	母子総合医療センター設立推進 協議会会長　親川武司
沖縄県知事　稲嶺惠一	「沖縄県にどのような母子総合医療センターが必要か」要請	1999（平11） 7月30日	母子総合医療センター設立推進 協議会会長　親川武司
沖縄県知事　稲嶺惠一	沖縄県に「母子総合医療センター（子ども病院）」の早期設立に関する提言書	2000（平12） 3月13日	母子総合医療センター設立推進 協議会会長　親川武司
沖縄県知事　稲嶺惠一	沖縄県に「母子総合医療センター（子ども病院）」の早期設立に関する提言書	2000（平12） 9月21日	母子総合医療センター設立推進 協議会会長　平山清武
沖縄県知事　稲嶺惠一	沖縄県に母子総合医療センター（子ども病院）設立を！要請	2000（平12）	母子総合医療センター設立推進 協議会会長　平山清武
沖縄県議会議長　伊良皆高吉	沖縄県に「母子総合医療センター（子ども病院）」の早期設立に関する陳情書	2000（平12） 12月6日	母子総合医療センター設立推進 協議会会長　平山清武

沖縄県議会議長　伊良皆高吉	「母子総合医療センター（子ども病院）」の別棟建設に関する陳情書	2001（平13）2月27日	母子総合医療センター設立推進協議会会長　平山清武
沖縄県福祉保健部病院管理局長　新田宗一	母子総合医療センター（子ども病院」の建設に関する要望書	2001（平13）5月28日	母子総合医療センター設立推進協議会会長　平山清武
沖縄県知事　稲嶺惠一	母子総合医療センター（子ども病院）建設に関する要請	2001（平13）11月28日	母子総合医療センター設立推進協議会会長　平山清武
沖縄県議会議長　伊良皆高吉	母子総合医療センター（子ども病院）建設に関する陳情書	2001（平13）12月5日	母子総合医療センター設立推進協議会会長　平山清武
沖縄県福祉保健部病院管理局長　新田宗一 高度・多機能病院（仮称）建設プロジェクトチーム責任者	高度・多機能病院（仮称）基本設計へ反映させることについて要望	2002（平14）5月24日	母子総合医療センター設立推進協議会会長　平山清武
沖縄県議会議長　伊良皆高吉	高度・多機能病院（仮称）における母子総合医療センター（子ども病院）の建設に関する陳情書	2002（平14）6月11日	母子総合医療センター設立推進協議会会長　平山清武
沖縄県福祉保健部病院管理局長　新田　宗一	沖縄県立高度・多機能病院（仮称）新築工事設計建家レイアウト（8／22案）に対する要望について	2002（平14）9月12日	母子総合医療センター設立推進協議会会長　真栄田篤彦
沖縄県知事　稲嶺惠一	沖縄県立高度・多機能病院（仮称）新築工事設計建家レイアウト（8／22案）に対する要望について	2002（平14）9月12日	母子総合医療センター設立推進協議会会長　真栄田篤彦
沖縄県議会議長　伊良皆高吉	沖縄県立高度・多機能病院（仮称）新築工事設計建家レイアウト（8／22案）に対する要望について	2002（平14）9月30日	母子総合医療センター設立推進協議会会長　真栄田篤彦
南風原町町長　城間俊安	県立高度・多機能病院（仮称）建設に関する要請について	2002（平14）10月7日	母子総合医療センター設立推進協議会会長　真栄田篤彦
沖縄県議会議長　伊良皆高吉	「母子総合医療センター（子ども病院）の基本設計について」陳情	2002（平14）12月10日	母子総合医療センター設立推進協議会会長　真栄田篤彦
沖縄県福祉保健部病院管理局長　新田宗一	県立高度・多機能病院（仮称）実施設計へ向けての要望について	2003（平15）1月15日	母子総合医療センター設立推進協議会会長　真栄田篤彦
沖縄県議会議長　伊良皆高吉	「母子総合医療センター（子ども病院）の実施設計・運営に向けて」陳情	2003（平15）2月12日	母子総合医療センター設立推進協議会会長　真栄田篤彦
沖縄県議会議長　伊良皆高吉	「母子総合医療センター（子ども病院）の実施設計・運営に向けて」陳情	2003（平15）6月27日	母子総合医療センター設立推進協議会会長　真栄田篤彦

沖縄県議会議長　伊良皆高吉	陳情書　母子総合医療センター（子ども病院）の診療体制・運営計画等ソフト面について	2003（平15）10月1日	母子総合医療センター設立推進協議会会長　真栄田篤彦
沖縄県知事　稲嶺惠一	要請書　母子総合医療センター（子ども病院）の診療体制・運営計画等ソフト面について	2003（平15）10月9日	母子総合医療センター設立推進協議会会長　真栄田篤彦
沖縄県福祉保健部病院管理局局長　平井哲夫	要請書　母子総合医療センター（こども病院）における「小児精神科」設置、及び発達障害の専門家配置のお願い	2003（平15）11月19日	沖縄県LD児・者親の会　はばたき　代表　岡崎綾子
沖縄県福祉保健部病院管理局局長　平井哲夫	こども病院について要望「てんかん専門医」について	2003（平15）11月19日	社団法人日本てんかん協会沖縄県支部代表　上門トシ子
沖縄県福祉保健部病院管理局局長　平井哲夫	要請書　母子総合医療センター（こども病院）に「小児眼科」設置のお願い	2003（平15）11月19日	視覚障害児親の会会長　宮城美幸
沖縄県議会議長　伊良皆高吉	陳情書　母子総合医療センター（こども病院）の整備等について	2003（平15）12月2日	母子総合医療センター設立推進協議会会長　真栄田篤彦
沖縄県福祉保健部病院管理局局長　平井哲夫	県立高度・多機能病院（仮称）診療体制（素案）に対する要望	2004（平16）3月	母子総合医療センター設立推進協議会会長　真栄田篤彦
沖縄県小児保健協会会長　玉那覇栄一	遠隔地の患児・家族を支援するための宿泊施設（ファミリーハウス）建設について（要請）	2004（平16）5月11日	母子総合医療センター設立推進協議会会長　真栄田篤彦
沖縄県福祉保健部病院管理局局長　平井哲夫	「母子総合医療センター（子ども病院）モデルルームを見学して（要望）	2004（平16）10月28日	母子総合医療センター設立推進協議会会長　真栄田篤彦
沖縄県議会議長　外間盛善	陳情書　母子総合医療センター（こども病院）開院に向けて	2004（平16）12月6日	母子総合医療センター設立推進協議会会長　真栄田篤彦
沖縄県議会議長　外間盛善	陳情書　母子総合医療センター（こども病院）開院に向けて	2005（平17）3月10日	母子総合医療センター設立推進協議会会長　真栄田篤彦
沖縄県議会議長　外間盛善	陳情書　母子総合医療センター（こども病院）スタッフ確保について	2005（平17）3月10日	母子総合医療センター設立推進協議会会長　真栄田篤彦
県立病院監　知念建次	新病院におけるボランティア室の窓及び入口ドアの改修について（お願い）	2005（平17）7月29日	母子総合医療センター設立推進協議会会長　真栄田篤彦

平成１２年９月21日

沖縄県知事
稲嶺　恵　一　殿

母子総合医療センター（子ども病院）設立推進協議会
会長　　平　山　清　武

母子総合医療センター設立推進協議会会長之印

沖縄県に「母子総合医療センター（子ども病院）」の早期設立に関する
請　願　書

貴職におかれましては、沖縄県民の生活・福祉の向上のために日々ご精励の段、敬意を表するとともに厚く感謝申し上げます。

私どもはすべての子どもたちが県内で高度の医療を受けられるように沖縄県に母子総合医療センター（子ども病院）の設立を願って平成８年以来、県及び県議会に要請してまいりました。平成８年９月には４万７千人余の署名とともに県知事に要請し、二度にわたるシンポジウムを開催し、その都度県に提言を行って来ております。また県議会文教厚生委員会においても二度全会一致で設立請願が採択されました。しかしながら不採算等の行政上の理由によりなかなか進展せず今日に至っております。

この度、私どもは子ども病院は未来への投資であることを広く県民によびかけ、子ども病院設立１０万人署名を目標に取り組んだところ、予想をはるかにこえて実に１９万人余の県民が賛同し、署名して下さいました。県内のほとんどの企業、職場、団体、地域から是非支援、協力したいとの声が寄せられ、子ども病院設立の関心の高さを示してくれました。このことは特に重症、難病の病気を持ち日々苦しんでいる子どもやその家族、これから子どもをうみ育てなければならない若い方々など県民が、将来を担う子どもたちのために大きな声を発し、沖縄県に大いなる期待を示したものと考えております。これほどまでに多くの方々が声を一つにして県に要請した例は（サミット開催以外に）あったでしょうか。この数は県民のコンセンサスが十分得られたものと確信するものであり、沖縄県がこの声を重く受け止め、実現のためあらゆる努力をして下さいますよう衷心よりお願い致します。

沖縄の子どもたちが病気になっても将来にわたって安心して暮らしていけるように、そしてまた不幸にして病気を持って生まれたすべての子どもたちが十分な高度医療が県内で受けられるように、そのために最大の努力をするのが県民の代表である県知事の役割であると私どもは考えます。

沖縄の子どもたちの将来のために、子ども病院が早期に設立できるよう知事のご英断を、重ねがさねお願い申しあげます。

沖縄県議会
議長　伊良皆　高吉　殿

母子総合医療センター（子ども病院）設立推進協議会
会　長　　平　山　　清　武
事務局　那覇市旭町35　社会福祉センター
全国心臓病の子どもを守る会沖縄県支部内
TEL&Fax：098-866-6381

沖縄県小児科医会
会　長　　野　原　　薫
事務局　南風原町字兼城258　のはら小児科内
TEL：098-888-2111，Fax：098-8

「母子総合医療センター（子ども病院）」の別棟建設に関する陳情書

県議会におかれましては，県民の要請に対し誠心誠意を尽くしておられますことに衷心より感謝申し上げます。

さて，「子ども病院」設立に対する要請に対し，県においては検討委員会を立ち上げ，母子総合医療センター（子ども病院）の設立が検討されています。昨年，県会議員と行政が視察された他県の二か所の小児総合医療施設は，私たちが目指す母子総合医療センター（子ども病院）とは機能的にかけ離れており，それをモデルにしたワンフロアー型の構想は機能的に発展性のないものであります。私たちが望んできたものは，以下の理由により，併設型であっても同敷地内で独立した別棟の母子総合医療センター（子ども病院）です。

併設独立型であり，管理責任者が置かれ，人事，予算を独立で管理する．

1）小児は発育途上にあり，小児の視点に立った医療環境を整備し，治療を受ける小児に安らぎを与えることのできる病院であるためには，別棟独立型がより適当である。
2）医学が進歩し，医療がますます高度になってくる将来に向けて対応ができる施設として，発展性のある別棟独立型が適当である。
3）小児医療は不採算部門であり，一般病院では縮小されつつありますが，少子化対策の観点からも政策医療として取り組む必要があり，別棟独立型として，はっきり位置づけることが大切である。
4）優秀な小児専門医の確保には，別棟独立型の子ども病院の方が容易である。

限られた予算を如何に有効に活用するか，県財政の厳しい今こそ，将来をも視野に入れた施策が求められています。県議会におかれましては沖縄県にふさわしい全国に誇れる「母子総合医療センター（子ども病院）」が実現されるように，更なるご尽力を頂きたく陳情致します。

こども医療センター設立運動のあゆみ〈一九九四年～二〇〇六年〉

一九九四年（平成6）

5月　福岡市立こども病院見学（守る会 役員2名）

11月　守る会沖縄支部と細川裕平医師（県立那覇病院）とで「県外で手術を受けた会員へのアンケート」実施

一九九五年（平成7）

5月　守る会沖縄支部第23回総会で年度活動計画「沖縄県にこども病院を」重点課題と決定

一九九六年（平成8）

3月4日　『琉球新報』うちなー健康歳時記—県医師会編「負担大きい先天性心疾患 県内に専門施設が必要」（細川裕平）

5月　守る会沖縄県支部第24回総会において母子総合医療センター（子ども病院）設立に向けて具体的活動開始　支部長に親川武司就任

6月27日　『沖縄タイムス』へ投稿「母子医療センター設立を—難病の子が県外へ行く現実」（田頭妙子）

6月28～29日　街頭署名（パレットくもじ前、三越前）を皮切りに署名運動を実施

7月1日　『琉球新報』へ投稿「母子医療センター設立を—乳児死亡率全国2位の汚名晴らせ」（儀間小夜子）

8月14日　『沖縄タイムス』へ投稿「母子医療センター」（高良吉広：安謝小児クリニック院長）

9月14日　『琉球新報』へ投稿「母子医療センター設置を、県政に弱者への視点を期待」（運天政一：沖縄重症心身障害児者を守る会）
9月19日　4万3747名の署名を携え、大田昌秀県知事、友寄信助県議会議長へ請願書および署名を提出
10月25日　県議会臨時文教厚生委員会にて全会一致で母子総合医療センター設立の請願書が審議採択

一九九七年（平成9）

1月4日　『沖縄タイムス』へ投稿「母子医療センター設立を─医療の地域格差解消に貢献」（玉城よし子）
1月30日　「夢を語ろうの集い」小児科、産婦人科医と守る会で話し合い
2月20日　下地幹郎衆議院議員と共に、小泉純一郎厚生大臣、稲垣実雄沖縄開発庁長官を訪問し母子総合医療センター（子ども病院）設立について要請
4月12日　**「母子総合医療センター設立推進協議会」を結成　会長に親川武司就任**
4月18日　『琉球新報』へ投稿「母子医療センター設立を─離島県・沖縄にこそ必要」（親川武司）
7月5日　**第1回シンポジウム「なぜ、沖縄県に母子総合医療センターが必要か」開催**（参加者180余名）
12月24日　「母子総合医療センター」設立について大田昌秀県知事へ提言書提出

一九九八年（平成10）

1月　『沖縄タイムス』キャンペーン「子供のいる風景─沖縄社会を見つめて」
2月21日　下地議員の提案で県医師会主催の「国際医療協力の在り方」意見交換会を開催
9月2日　県母子保健医療実態調査の公表を踏まえ、県に母子総合医療センターの必要性を再度要請

10月　兵庫県立こども病院見学（守る会役員2名）
※この頃、全国で小児科が減少
※宮城こども病院の開院決定

一九九九年（平成11）

3月16日　医療を受ける側の代表として県周産期保健医療協議会委員の委嘱を受け参加（田頭妙子）
4月13日　長野県立こども病院名誉院長　川勝岳夫先生訪問及び長野県立こども病院見学（守る会役員2名）
5月12日　『沖縄タイムス』へ投稿「沖縄にこども病院を」（金城清美）
5月14日　『琉球新報』へ投稿「沖縄にもこども病院を―心臓病の子らに必要な施設」（親川武司）
5月14日　神奈川こども医療センター見学（守る会役員2名）
5月16日　第2回シンポジウム「沖縄県にどのような母子総合医療センターが必要か」開催（参加者150名）
6月29日　『沖縄タイムス』へ投稿「沖縄に小児専門病院を―高度医療提供に不可欠」（高良吉広）
7月8日　尚弘子元副知事訪問
7月9日　第2回「夢を語ろうの集い」こども病院設立について小児科医、産婦人科医と懇談
7月30日　稲嶺惠一沖縄県知事へ「第2回シンポジウム提言書」を直接提出
10月9日　静岡こども病院見学（守る会役員2名）
10月27日　「おきなわ子ども病院設立支援チャリティーコンサート」開催（実行委員長：知花幸子）
12月15日　第2回「おきなわ子ども病院設立支援チャリティーコンサート」開催

二〇〇〇年（平成12）

2月12日　推進協議会開催
2月26日　公明党白保台一衆議院議員訪問
2月26日　チャリティーコンサート「子供たちの健全育成に役立てよう」開催（浦添ウエストライオンズクラブ）
3月9日　太田孝男（琉大附属病院小児科教授）訪問
3月14日　2月定例県議会へ「こども病院（母子総合医療センター）」設立に関する陳情書提出
4月8日　推進協臨時総会　新会長に平山清武（琉大名誉教授）就任
4月17日　神奈川こども医療センター訪問　（守る会役員数名）
4月26日　第一回議員との勉強会50名参加
6月15日　『沖縄タイムス』へ投稿「県にこども病院設立を」（宮城雅也：県立那覇病院医師）
6月16～17日　第二回街頭署名運動　三越前、パレットくもじ前
6月16～9月29日　沖縄タイムスキャンペーン（全15回）「語る小児医療―『こども病院』を目指して」
6月18日　『琉球新報』へ投稿「小児病院の設立を―医療水準を高めた長野県の事例」（新崎康彦：県立那覇病院医師）
7月3日　第二回議員との勉強会（50名参加）「推進協を支援する議員の会」発足
7月29日　こども病院設立支援ボランティア・ライブ&街頭署名運動　ザ・ブルドックバンド（お父さんバンド）
8月5日　こども病院テーマソング　宮里善次（中頭病院副院長）が作詞作曲
8月9日　小児科医への「子ども病院設立について」アンケート調査実施
8月22日　下地幹郎衆議院議員訪問
8月24日　平良健康県福祉保健部長訪問
9月4～10月4日　琉球新報キャンペーン（全16回）「小さな命守って―沖縄にこども病院を」

9月15日　小児科医会会長他役員と推進協との懇談会
9月20日　第1回「地域医療を支援する高度で多機能な病院」検討委員会、幹事会に推進協会長、副会長参加
9月21日　稲嶺惠一沖縄県知事へ直接「子ども病院早期設立を要請する」請願書と署名19万916名を提出
9月28日　『沖縄タイムス』記事掲載（3回）「こども病院―署名の重み」
　　　　　『沖縄タイムス』へ投稿「こども病院の早期設立を」（平山清武）
9月30日　第3回シンポジウム「どうしたらできる沖縄こども病院」開催（参加者400名）
9月30日　両新聞へ全面協賛広告掲載
10月5日　『沖縄タイムス』へ投稿「こども病院19万人の署名―小児にこそ高度医療を」（田頭妙子）
10月22日　「こども病院設立チャリティーコンサート」（沖縄ヨーガンレール　田原あゆみさん）
10月24日　「地域医療を支援する高度で多機能な病院」幹事会委員 山田芳弘（山田小児科内科医院長）訪問
10月26日　文教厚生委員会委員長訪問　行政、県議の県外病院視察に対する要請
10月30日　野原薫（小児科医会会長）へ「母子総合医療センターのあるべき姿を考える会」（仮称）立ち上げについて依頼文書発送
11月10日　小児科医会会合　母子総合医療センターの具体的診療内容、規模、小児科施設間での診療機能の役割分担等について話し合う
11月24日　野原薫会長訪問　運動への理解と協力要請
12月3日　白保台一衆議院議員訪問
12月5日　東門美津子衆議院議員訪問
12月6日　伊良皆高吉県議会議長へ「母子総合医療センター（こども病院）」の早期設立に関する陳情書提出
12月11日　下地幹郎衆議院議員訪問

二〇〇一年（平成13）

1月20日　県立那覇病院母子総合医療センター部門小委員会と懇談
1月21日　下地幹郎衆議院議員訪問　小児専門部会立ち上げについて県へ要請
2月10日　當山護幹事会会長訪問
2月18日　県発表「高度多機能病院の整備基本計画」を発表　母子総合医療センターは新病院に併設（120床）
　平成18年4月開院予定　県は小児部会（小児医療あり方検討委員会）を立ち上げ、5回開催
2月22日　野原薫（小児科医会会長）訪問　2月県議会、陳情書について
2月28日　伊良皆高吉（県議会議長）へ「母子総合医療センター」の別棟建設に関する陳情提出
3月8日　本田悳（福岡市立子ども病院名誉院長）と懇談　子ども病院建設、運営等について助言頂く
3月19日「地域医療を支援する高度で多機能な病院検討委員会報告書」が知事へ提出される
3月19日　文教厚生委員会委員（伊波洋一、伊波常洋）訪問　こども病院の独立別棟、1床当たり110㎡必要、
　情報公開を求め県へ要請
3月22日　文教厚生委員会医療部会傍聴
3月29日　宮城県こども病院建設・運営検討会議傍聴（守る会2名参加）
4月13日　病院管理局訪問、意見交換
4月27日　病院管理局意見交換　基本計画、敷地・建物面積、職員数等
　伊波常洋議員訪問
5月11日　稲嶺惠一県知事へ母子総合医療センター建設に関する要請
5月17日　病院管理局與儀次長と県と協議会との相違点の整理について話し合う
5月21日　下地幹郎衆議院議員訪問　こども病院経過報告と要請（1床当たり面積の確保、併設独立型等）

5月26日　下地幹郎衆議院議員と空港のVIP室にて面談
5月28日　新田宗一（病院管理局局長）へ母子総合医療センター建設に関する要望書提出。こども病院のあるべき姿を検討する委員会立ち上げについて要望
5月31日　安次嶺馨（県立中部病院副院長）と懇談
6月5日　県庁にて病院管理研究会による高度多機能病院（仮称）基本構想・基本計画報告の説明会に平山会長出席
6月18日　病院管理局長へ小児部門プロジェクトチーム（仮称）委員（6名）の推薦、報告
6月29日　第三回議員との勉強会（文教厚生委員会）「沖縄母子総合医療センターの基本構想」（第1案）について
7月2日　高度多機能病院（仮称）建設検討班会議、推進協参加
7月5日　小児部門プロジェクトチーム第1回会議。於：県庁病院管理局　必要面積の検討
7月9日　第5回高度・多機能病院（仮称）建設検討班会議へ参加　部門ごと必要面積算出
7月17日　第6回高度・多機能病院（仮称）建設検討班会議へ参加　部門ごとの必要面積算出
7月21日　母子総合医療センター設立推進協議会第2回総会
7月27日　第7回高度・多機能病院（仮称）建設検討班会議へ参加
8月6日　県は平成14年度予算の概算要求に国庫支出金要請、新病院総事業費試算250億、国庫支出金要請（総額33億2千万円、来年度分8億3千万円）
10月3日　病院管理局による推進協への概算要求経緯説明　最終内示　1床当たり84㎡
10月9日　県議会文教厚生委員会傍聴　新病院の基本構想について
10月13日　伊波洋一（文教厚生委員会）議員訪問
10月19日　高良政彦副議長訪問　新病院の基本構想について、1床あたり84㎡では小さい旨要請
10月31日　50万円寄付を頂く（匿名希望）

11月〜翌年　『沖縄タイムス』キャンペーン「医の今」
11月5日　病院管理局長、次長との懇談　県予算の内示に対する公開質問状提出について
11月7日　『琉球新報』投稿「どうなるこども病院」（親川武司　4回連載）
11月12日　『沖縄タイムス』投稿「こども病院はどうなった―欠かせない県の基本構想・役割の位置付け明確に」（平山清武　2回連載）
11月16日　小児部門プロジェクトチーム委員会へ参加　県は新病院の1床当たり84㎡の最終内示を説明
11月24日　東門美津子衆議院議員訪問　準備室の立ち上げについて要請
11月27日　小児部門プロジェクトチーム委員会こども部会へ参加　県管理局、中部・那覇病院小児科医師、推進協参加　基本方針検討
11月28日　比嘉茂政副知事へ「母子総合医療センター建設に関する要請―新病院建設準備室設置、こども病院あるべき姿検討委員会設置」要請書を提出
11月30日　病院管理局、福祉保健部健康増進課による「こども病院あるべき姿検討委員会」設置について打ち合わせ会へ推進協参加
11月30日　小児部門プロジェクトチーム委員会へ参加
12月5日　伊良皆高吉（県議会議長）へ「母子総合医療センター建設に関する陳情書」提出。1床当たり最低94㎡にすること、準備室の設置要請
12月8日　こども病院建設に向けて、障害児者団体との懇談会
12月17日　県周産期保健医療協議会開催、小児医療専門部会設置
12月25日　比嘉国郎（県医師会長）訪問　専門部会設置報告、準備室立ち上げについて要望
12月25日　第1回小児・周産期医療部会へ参加

二〇〇二年（平成14）

1月17日　小児部門プロジェクトチーム委員会参加　設計業者選定方法について
1月23日　第2回小児・周産期医療部会へ参加
2月4日　県は「高度・多機能病院（仮称）」復帰30周年記念事業に追加
2月5日　小児周産期専門部会小児循環器検討部会へ参加
2月8日　講演会「宮城県が創るこども病院―すべてのこどもに命の輝きを―そのかたち、財政、その思い」
2月13日　第3回小児・周産期医療部会へ参加
2月18日　県病院管理局が「県立高度・多機能病院（仮称）整備基本計画」発表　設計業者は、日建設計、国建、沖創建の共同企業体に決まる
3月6日　第4回小児・周産期医療部会へ参加
3月13日　第1回設計業者小児部門プロジェクトチームとの話し合いへ参加
3月26日　第5回小児・周産期医療部会へ参加　母子総合医療センターの整備について
3月28日　設計業者と小児部門プロジェクトチーム委員との打ち合わせ参加
4月10日　第6回小児・周産期医療部会へ参加
4月16日　設計業者と小児部門プロジェクトチーム委員との打ち合わせへ参加　新病院の配置図・平面図が提示
4月25日　知念病院管理局次長訪問
4月30日　沖縄県周産期保健医療協議会から比嘉茂政副知事へ「新病院における母子総合医療センター（仮称）の整備について」報告書提出
5月1日　小児部門プロジェクトチーム委員会へ参加
5月7日　小児部門プロジェクトチーム委員会へ参加　ゾーニングと広さの検討

5月13日　小児部門委員会へ参加　県、小児科医、看護師、推進協参加
5月15日　設計業者と小児部門プロジェクトチーム委員との打ち合わせへ参加　修正図面提示、全体説明会
5月24日　小児部門プロジェクトチーム委員会へ参加　新中部病院の問題点について
5月24日　新田宗一病院管理局長及び建設プロジェクトチーム責任者へ「高度・多機能新病院（仮称）基本設計へ反映させることについて」要望書提出
5月30日　伊波洋一県議訪問
6月5日　県病院管理局による新病院について、医師会へ説明　オブザーバーとして参加
6月11日　伊良皆幸吉県議会議長へ高度・多機能新病院（仮称）における母子総合医療センター（こども病院）建設に関する」陳情書提出
6月27日　県議会文教厚生委員会傍聴　新病院建設について
7月18日　『沖縄タイムス』へ投稿「こども病院の救急医療」（宮城雅也）
7月19日　『琉球新報』へ投稿「母子総合医療センターの進捗状況―24時間体制の小児救急医療を―」（儀間小夜子）
7月20日　母子総合医療センター設立推進協議会第3回総会・特別講演　新会長に真栄田篤彦（西町クリニック院長）就任
8月6日　新垣幸子（県福祉保健部長）、新田宗一（病院管理局長）表敬訪問
8月27日　病院管理局長と面談　修正図面について
8月28日　基本設計修正図面に対するヒアリングへ参加
9月2日　基本設計修正図面に対するヒアリングへ参加　小児病棟、ＰＩＣＵについて
9月12日　稲嶺惠一知事、病院管理局長へ基本設計の修正図面に対する要望書を提出
9月12日　花城清和南風原町議、大湾剛新川区長訪問

9月30日　沖縄県議会議長へ「沖縄県立高度・多機能病院（仮称）新築工事設計建家レイアウト（母子総合医療センター）に関する」陳情書提出
10月7日　県議会文教厚生委員会傍聴
10月7日　城間俊安南風原町長へ要請書提出「高度・多機能病院（仮称）建設に関する要請」
10月9日　「高度・多機能病院（仮称）新築工事設計」ヒアリングへ参加
10月12日　国立成育医療センター見学（守る会役員2名）
10月14日　茨城県立こども病院見学（守る会役員2名）
10月21日　「高度・多機能病院（仮称）新築工事設計」中間ヒアリングへ参加
10月28日　南風原町議会訪問
12月2日　病院管理局と「母子総合医療センターの基本設計に関する」話し合い
12月10日　県議会議長へ「母子総合医療センターの基本設計について」陳情書提出
12月13日　「高度・多機能病院（仮称）新築工事設計設備関係補充ヒアリング」へ参加　外来の階段変更、ICUの家族控え室の設置を要望
12月17日　県議会文教厚生委員会傍聴
12月26日　県による「高度・多機能病院（仮称）基本設計」の公表　協議会へも説明

二〇〇三年（平成15）

1月15日　病院管理局長へ「県立高度・多機能病院（仮称）実施設計へ向けての要望」要望書提出
1月17日　守る会、及び推進協事務所移転（那覇市首里石嶺町4―373―1　沖縄県総合福祉センター内）
2月1日　沖縄ゾンタクラブ（当山桂子会長）より寄付を頂く
2月12日　県議会議長へ「母子総合医療センターの実施設計・運営に向けて」陳情書提出

2月14日　文教厚生委員会委員への説明会　母子総合医療センターの設立推進室の必要理由について
2月14日　病院管理局との話し合い　協議会の要望に対する回答の説明
3月5日　第7回小児・周産期医療部会開催へ参加
3月7日　管理局、共同企業体による実施設計へ向けての内装・インテリア説明会参加
3月22日　竹永和子マザーリング＆ファミリーナーシング研究所代表との懇談会
3月25日　病院管理局、共同企業体による実施設計のインテリア計画打ち合わせへ参加
4月2日　沖縄タイムスへ投稿「こども病院〝推進室〟設置を」（親川武司）
4月21日　平井哲夫（病院管理局長）、稲福恭雄（福祉保健部長）表敬訪問
5月9日　病院管理局、共同企業体によるインテリア計画打ち合わせ会へ参加
5月12日　南風原町長表敬訪問
5月19日　仲里利信（自民党議員）訪問
6月20日　『琉球新報』へ投稿「こども病院のボランティア室―患者や家族も多様に利用―」（翁長米子）
6月20日　『沖縄タイムス』へ投稿「こども病院―院内で複数の情報源が必要―」（伊礼仁美）
6月22日　第4回シンポジウム開催「これからのこども病院ボランティア―患者・家族を支えるもの―」
6月27日　県議会議長へ「母子総合医療センター（こども病院）の実施設計・運営に向けて」陳情書提出
7月8日　県議会文教厚生委員会傍聴、「母子総合医療センター（こども病院）の実施設計・運営に向けて」陳情書提出
7月18日　病院管理局長訪問　ボランティア室の活用について県の考えを聞く
7月21日　母子総合医療センター設立推進協議会第4回総会　講演「中頭病院における病院ボランティアの現状と展望」玉城恵子　現況報告「母子総合医療センターの概要」喜屋武博行

8月6日　伊波洋一宜野湾市長表敬訪問
9月22日　県立高度・多機能病院（仮称）起工式　南風原町新川
10月1日　県議会議長へ「母子総合医療センター（こども病院）の診療体制・運営計画等ソフト面について」陳情書提出
10月9日　稲嶺恵一知事へ「母子総合医療センターの診療体制・運営計画等ソフト面について」要請書提出
10月18日　第1回子ども病院ボランティアワーキンググループ勉強会
10月27日　こども病院の進捗状況と問題点についての勉強会（沖縄タイムス記者他6人）
10月31日　稲福恭雄（県福祉保健部長）訪問「こども病院に小児精神科、小児眼科の設置と設備機器の充実を」要請書を提出　當眞正和（県病院管理局課長）訪問、「県立高度・多機能病院（仮称）診療体制（素案）」の現況を聞く
11月6日　安次嶺馨（中部病院院長）と懇談　こども病院の機能充実やスタッフの確保等について
11月19日　病院管理局の説明「県立高度・多機能病院（仮称）診療体制（素案）」について　病院管理局長へ「小児精神科、小児眼科の設置要請書」提出
11月25日　県周産期保健医療協議会委員の委嘱承諾（田頭妙子）
12月2日　県議会議長へ「母子総合医療センターの整備について」陳情書提出
12月3日　県議会一般質問傍聴
12月5日　特別講演会「こども病院の役割—沖縄の高度小児医療を担うために—」細谷亮太（聖路加国際病院小児科部長）
12月15日　第2回「高度・多機能病院（仮称）運営体制検討委員会」へ参加「高度・多機能病院（仮称）診療体制（素案）に対する要望書」提出

二〇〇四年（平成16）

1月8日～5月29日　『沖縄タイムス』キャンペーン（木・金・土）「小さな宝」連載　第1部「新生児医療」第2部「小児救急」　第3部「小児病棟から」　第4部「先進地の小児医療」
1月31日　第3回ボランティアワーキンググループ勉強会
2月25～27日　宮城県こども病院・宿泊施設（マクドナルドハウス）、東海大学付属病院宿泊施設（かもめの家）見学（2名）　県小児保健協会主催
3月6日　第4回ボランティアワーキンググループ勉強会
3月8日　県病院管理局長へ母子総合医療センター（こども病院）名称（「おきなわ　こども医療センター」）提案
3月11日　高度・多機能病院（仮称）運営体制検討委員会より「高度・多機能病院（仮称）における診療体制の基本方向」公表
3月19日　県小児保健協会と共に、「宿泊施設に関するアンケート」調査実施
3月29日　県病院管理局は「県立高度・多機能病院（仮称）診療体制（素案）に対する要望」への回答を説明
3月30日　「あそび環境より見た小児医療施設」についての勉強会　仲綾子（仲建築研究所：工学博士・一級建築士）
4月12日　ドナルド・マクドナルドハウス財団本部事務局訪問　當山幸光（守る会）
4月20日　「こども病院名称募集」インターネットホームページ（てぃんさぐの会、西町クリニック、守る会沖縄支部）掲載
4月27日　実施設計ヒアリング参加：日建・沖創建による説明　3階NICU、家族控え室等について
4月28日　『沖縄タイムス』へ投稿「沖縄にもファミリーハウスを」（親川武司）
5月5日　こども病院の名称募集について琉球新報と沖縄タイムスへ掲載
5月7日　宿泊施設について県小児保健協会との話し合い
5月11日　玉那覇栄一（県小児保健協会長）へ「遠隔地の患児・家族を支援するための宿泊施設建設について」要請

5月20日　ボランティア室ヒアリングへ参加　コーディネーター室、相談コーナーの配置提案
5月29日　第5回ボランティアワーキンググループ勉強会
5月31日　ドナルド・マクドナルドハウス財団本部事務局訪問　真栄田篤彦
6月10日　小児病棟（4・5階）総合図ヒアリング参加　家族面会室が狭いので更衣室との変更を要望
6月24日　小児病棟医療機器・備品等ヒアリングへ参加
6月28日　安次嶺馨（県立那覇病院長）と懇談
7月18日　母子総合医療センター設立推進協議会第5回総会　特別講演「医療をサポートする社会の力」講師：
　長瀬淑子氏（財団法人ドナルド・マクドナルド・ハウス・チャリティズ・ジャパン　デン・フジタ財団事務局長）
8月21日　堺武男先生（宮城県立こども病院副院長）との懇談会
8月25日　新病院外構設計と色彩計画について日建設計の説明及び意見交換会
9月4日　臨時運営委員会　こども病院の色彩選定
9月9日　こども病院の色彩選定（暖色系）案を県病院管理局へ提出
9月24日　NPO法人について勉強会　講師：大城理孝氏（県文化環境部）
10月14日　新病院モデルルーム見学会（12名参加）
10月28日　母子総合医療センターモデルルーム見学し、要望書を平井哲夫病院管理局長へ提出
11月16日　女性合唱団「那覇コールコスモス」古堅恒子団長より寄付（20万円）頂く
11月29日　母子総合医療センターモデルルームへの要望に対する県の対応を聞く
11月29日　稲福恭雄（県福祉保健部長）に県小児保健協会より「宿泊施設に関する調査報告書」を提出
12月6日　外間盛善（県議会議長）へ「母子総合医療センター（こども病院）開院へ向けて」陳情書提出

二〇〇五年（平成17）

1月29日　こども病院ボランティア講演会　講師：伊藤洋子（成育医療センターボランティア）、地蔵愛子（前成育医療センター副看護部長）
2月12日　NHK取材、報道　病児を抱える家族の現状と課題、当事者の声、会の活動紹介
2月14日　「ファミリーハウスに関する調査報告書」マスコミへ公開
2月23日　新病院の外壁色彩計画打合せ会
3月4日　長瀬淑子氏が、嘉数昇明（副知事）、稲福恭雄（県福祉保健部長）を表敬訪問　宿泊施設への資金支援について
3月4日　宿泊施設の運用計画（案）を県福祉保健部福祉保健企画課と小児保健協会へ提出
3月10日　外間盛善県議会議長へ「母子総合医療センター開院へ向けて」陳情書提出
4月16日　「特定非営利活動法人こども医療支援わらびの会」設立総会　真栄田篤彦（理事長）、宮城雅也・親川武司（副理事長）、尚弘子顧問就任　理事11人、監事2人
5月6日　小児保健協会と宿泊施設建設について懇談
5月10日　喜友名朝春県福祉保健部長、知念建次県病院監　表敬訪問
5月14日　第1回「こども病院ボランティア養成講座」開講（受講生116人）
5月11日　沖縄電力へファミリーハウス資料提出
5月16日　「わらびの会」申請書県知事へ提出
5月30日　沖縄電力へファミリーハウスの図面、模型提出
6月11日　第2回こども病院ボランティア養成講座「私たちが望むボランティア」講師：安次嶺馨（県立那覇病院長）高屋澄子（県立那覇病院看護部長）

6月30日　外間盛善県議会議長へ「母子総合医療センタースタッフ確保について」陳情書提出
6月30日　『週刊レキオ』（琉球新報の副読紙）に「こども病院に宿泊施設を—がんばる医師や父母たち—」掲載される
7月5日　新病院アート計画打合せ会
7月8日　財団法人マクドナルド理事長開原成允へ宿泊施設の支援について依頼
7月16日　第3回「こども病院ボランティア養成講座」開講
7月16日　「おきなわマーチ・オブ・ダイム—子どもたちを健やかにはぐくむ行進—」主催：新生児医療連絡会沖縄県支部、共催として参加、宿泊施設運営資金として募金を頂く
7月28日　小児保健協会、県、推進協との宿泊施設建設について懇談　小児保健協会は宿泊施設建設はとり止める（県の土地等価交換困難なため）
7月29日　新病院アート計画最終打ち合わせ
7月29日　知念建次県病院監へ「新病院におけるボランティア室の窓及び入り口ドアの改修について要望書」提出
8月　「協議会だより5号」最終号発行

二〇〇六年（平成18）

3月26日　南部医療センター・こども医療センター開院式
4月6日　診療開始　初代病院長に安次嶺馨先生就任

【参考資料】

1、『日本小児科学会雑誌第 93 巻 12 号』「小児総合医療施設（いわゆる小児病院）の現状と将来のあり方に関する中間報告概要　日本小児科学会将来計画委員会委員長　川田義男」（平成元年 10 月 29 日）
2、『こども医療センター医学誌第 25 巻第 2 号』「これからの小児病院」 日本小児総合医療施設協議会会長　小林登
3、『心臓病のこどもを守る会機関誌』（第 34 回総会）
4、『神緑会学術誌第一一巻』「沖縄県における小児先天性心臓疾患治療体系の研究―小児専門施設の設置に向けて―」 県立那覇病院心臓血管外科　細川裕平
5、『公医会ジャーナル第 17 号』「様々なる意匠：高度・多機能病院（新病院）への思惑と思い」 病院管理局　當銘正彦、「高度多機能病院について　那覇病院の立場から」 県立那覇病院　仲間司
6、『公医会ジャーナル第 19 号』「新病院の建設作業班に加わって」 県立那覇病院医療部長　當銘正彦
7、『沖縄県立南部医療センター・こども医療センター雑誌 vol .1』「県立南部医療センター・こども医療センターが完成するまでの本庁の対応について」 沖縄県病院事業局次長　當眞正和
8、『沖縄県立南部医療センター・こども医療センター雑誌 vol .4　No .1』「センタ 15 年目の点検と今後」 副院長　當銘正彦
9、『沖縄県立南部医療センター・こども医療センター雑誌 vol .5　No .1』「沖縄の県立病院の過去十年から学ぶこと」 県病院事業局長　伊江朝次
10、「沖縄県立南部医療センター・こども医療センター病院概要」「収益的収支決算状況」（平成 21・23 年・24 年）
11、『協議会だより 1 ～ 5 号』

◇編集後記◇

■全国心臓病の子どもを守る会沖縄支部が、「こども病院をつくってほしい」という具体的目標を掲げて運動をはじめて一三年目、他の病児団体、障害児団体と「母子総合医療センター設立推進協議会」を立ち上げ、無我夢中で運動を繰り広げて一〇年目に「こども病院」が開院、感無量です。思えば、先天性の心臓病の子どもを抱えて、為す術もなくただ途方にくれるばかりの親たちが「子どもを救いたい」の一心で沖縄支部を立ち上げ、「沖縄の子どもは沖縄で守って欲しい」とさまざまな活動を始めてから二三年の歳月です。

全国の二五のこども病院のすべてが赤字経営であり、沖縄県の試算による年間一〇億円～三〇億円の赤字が予想される中、「こども医療センター」建設を決断して下さった県に感謝です。そしてこの決断のもとになったのは、二〇万人の方々の署名であり、マスコミ各社の取り組みであり、国会議員、県議会議員、市町村議員の方々、シンポジウムや講演会を通してご助言を下さった他県の先生方の力であったと思います。

毎年発表される「県立病院大幅な赤字」の新聞報道に、つい弱気になりそうな時、私たちを支えて下さったのは、新聞の投稿、電話やメールで応援して下さった方々、また様々な企画で寄付を下さった皆様、匿名で新聞社に寄付を託して下さった方等、ほんとうにたくさんの皆様の励ましでした。そして「こども病院」は沖縄県にとって絶対に必要なものであり、この期を逃せば四〇年間は実現できないだろうという思いでした。振り返って、県の福祉保健部、病院管理局へは数え切れないぐらい訪問をしましたが、忍耐をもって私達の願いに耳を傾けて下さったことを感謝しつつ思い出しています。当時の病院管理局の當眞正和氏が「医療センターの整備に関しては関係団体との調整にも多くのエネルギーを費やしております」と記しております。

平成一〇年（一九九八）、全国の総合病院で小児科が廃止されたり小児病棟が閉鎖に追い込まれる報道が伝わる中、沖縄県でも小児科医が過労で退職したり、医師欠員のため小児科、脳神経科の外来制限、医学部の学生が小児科を敬遠等親にとっては不安が増す中だからこそ、「こども病院の必要性」を県や県民に理解してもらいたいと必死でした。

このような状況に厚生省は、平成一〇年に「小児救急医療の在り方に関する研究班」を、平成一二年に「周産期医療体制に関する研究班」を立ち上げ、病床数が必要数の六五％しかなく、専門医が大幅に不足と報告されました。そのような事が関係したのか後の診療報酬改定で小児科への手厚い配慮がなされたことにほっとしました。こども病院の開院の時期は健全経営を考えると一番ふさわしい時だったと思いました。（田頭　妙子）

■〝One for all, all for one〟という言葉があります。最愛の娘を心臓病で失った苦しみを誰にもしてほしくないという思いを胸に秘め、長い活動を経て出会った小児科医に突き動かされた一人の母が「こども病院」設立運動を提案しました。母親のこどもへの愛情を海の深さに例えますが、ただひたすら、沖縄の病気のこども達の幸せを願い、日々活動をつづける女性に魅かれて編集の仲間になりました。「善きことは、一人からはじまる」と言われていますが、「こども病院」設立運動はやがて周りの多くの障がい児親の会の皆さんの共感と賛同を得て、やがては県民へと、どんどん大きく輪が広がっていきました。また同時に、県内のみならず、県外の多くの医師の方がたをはじめ、関係する行政担当者や議員の皆さまの理解と協力も得ることができ、ついに「こども病院」

は沖縄に誕生いたしました。そこにいたるまでの過程をいろいろな記録をもとに、私たちはこの本の編集をして参りましたが、走馬灯のように当時のいろいろな出来事が思い出され、協力して下さったお一人おひとりの顔が次々と浮び上がり、懐しさと出会いの有り難さをひしひしと感じました。

力は出るもの、出せるもので、みんなの力が一つに合わされてできた「こども病院」です。はじめての編集作業は多くの困難の連続でしたが、記録に残したいとの強い思いで完成にまで漕ぎつけることができました。一人でも多くの皆さんに読んでいただきたいと心より願っています。（金城清美）

■本記録は、当初、「心臓病の子どもを守る会沖縄県支部」と「母子総合医療センター設立推進協議会」の共著で残したいと思いましたが、いろいろな意見がある中で、最初から運動に関わった守る会会員の田頭、玉城、金城が活動期間中の資料を基に活動の状況やその中で感じたことを中心に編集刊行を致しました。
当時、活動に関わった会員は子育て真っ最中でした。重度の病児を育てる中であり、また、子どもたちが思春期を迎え、育ての難しい中での活動でした。その期間に最愛のお子さんを亡くされて悲しみの中で活動を続けた方もお二人おります。他団体の方もご主人の突然の入院など、ご家族の問題を抱えながら、乗り越えて活動が続けられました。ただひたすら、こども病院設立を願って。

編集をするに当たって大量の書類、資料文書を繰って思いますことは、推進協事務局長の儀間小夜子さんの働きでした。請願・陳情文書や資料文書の作成は、もっぱらファックスなどのやり取りでの相談でしたが、儀間さんはそれを一手に引き受けておられました。また、「記憶よりは記録」と言われるように、運動の初期から十数年も経った今、記憶も曖昧な中で儀間さん編集の「母子総合医療センター設立推進協議会　だより」や、会議メモ記録は大変重宝しました。

また、推進協の事務局が心臓病の子どもを守る会事務所に置かれていた関係で、守る会事務局員の西江悦子さんの「守る会日日録」の協議会関係記録にも大変助けられました。

守る会を含め一五団体の方々や医療、行政に関わった方々、私たちの見えるところ、見えないところで沢山の方々が尽力して下さったことを感謝して思い出しています。

設立運動を客観的に振り返り記録したいということで最初、編集事務所ヴァリエの池宮照子さんに相談しご助言頂いたことが一歩を進めることになりました。後にボーダーインクの池宮紀子さんに関わっていただきました。本の出版に経験のない私たちに根気よくお付き合い下さり漸く体裁が整い、発行することができました。感謝するばかりです。

末尾になりましたが、本記録にご寄稿下さいました皆さまに心から感謝しお礼を申し上げます。（玉城よし子）

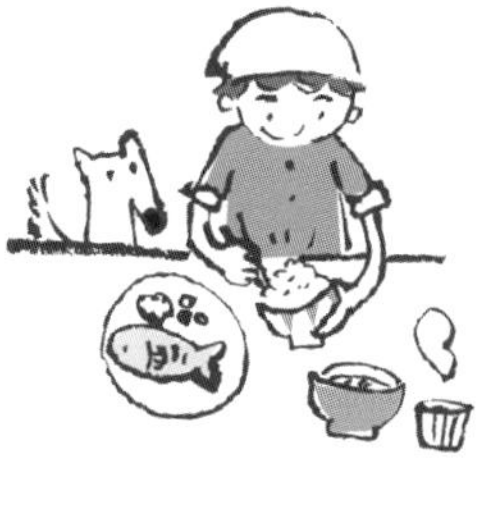

「母子総合医療センター設立推進協議会」参加団体

全国心臓病の子どもを守る会　沖縄県支部、沖縄県重症心身障害児（者）を守る会、日本ダウン症協会沖縄県支部、沖縄県難聴児（者）を持つ親の会、沖縄県小児在宅医療基金「てぃんさぐの会」、沖縄小児発達センター父母の会、骨形成不全友の会、日本てんかん協会沖縄県支部「波の会」、沖縄県肢体不自由児者父母の会連合会、沖縄自閉症児者親の会、人工呼吸器をつけた子の親の会（バクバクの会）、沖縄県訪問教育親の会、沖縄ＬＤ児・者親の会「はばたき」、（財）がんの子どもを守る会「のぞみ財団」、視覚障害児を持つ親の会

「母子総合医療センター設立推進協議会」賛助会員＆賛助団体

＜個人＞赤嶺清美、新垣冨士子、新垣安子、池村久美子、石川洋子、泉川寛、糸数慶子、伊波常洋、伊波洋一、伊礼恵子、伊礼恵子、上地安郁、上原敏則、内山靖彦、大城早恵子、大城敏男、大城弓子、大多和絵里、落合靖雄、翁長やよい、親盛悦子、上運天米子、神里良光、嘉陽宗儀、川上加奈子、喜舎場朝雄、京野佳代子、金城智成、金城宏子、金城守、金城理佳、小浜みゆき、小濱守安、座喜味美恵子、佐久田初枝、島袋利仁、島袋洋子、下地久雄、新里フミ、洲鎌忠、高里鈴代、田仲八重子、玉城仁章、玉城双善、玉城常子、知念博、知念正子、坪内恭子、照屋佐知子、照屋秀明、仲間司、仲嶺真理子、仲村明夫、仲本薫、仲本嘉公、仲本留美子、野原美弘、比嘉今子、藤村真弓、宮城寛松、宮城里子、宮城宣子、宮里清要、宮里トシ子、宮平典子、森田明、屋良栄作、与儀清春、横田京子、與座初美、ワクガワヒロミ、

＜団体＞(有)新崎技研、難病のこども支援全国ネットワーク

寄付者

＜個人＞安慶田秀樹、安次嶺馨、池間朋子、泉川寛、伊藤洋子、稲福恭雄、井上勝子、井上辰也、井上秀雄、井上三夫、井上吉雄、伊波悦子、大宜見義夫、大浜用克、翁長礼子、川勝岳夫、川上恵美子、河上親雄、金城マサ子、具志一男、後藤千春、小浜守安、佐久本哲朗、地蔵愛子、角谷嘉紀・尚子、高屋澄子、多嘉良文子、棚原勝也、田原あゆみ、玉城久美子、玉城朋彦、田村康夫、知念正雄、知花幸子、富原靖博、仲間司、名護タケ、名城嗣隆、西平守孝、西村弥生、花城可雅、平山清武、細川裕平、本田悳、真栄田篤彦、松川あきつ、三ツ堀祥子、源哲彦、宮城宣子、宮里あずさ、山口栄鉄、山城シゲ、山城雄一郎 、匿名、匿名希望、匿名希望の方（2名)、

＜団体＞新崎技研、浦添建設株式会社、浦添少年少女合唱団、浦添ウエストライオンズクラブ、沖縄ゾンタクラブ、沖縄テレビ労働組合女性部、沖縄バプテスト連盟（チャリティコンサート)、沖縄ヨーガンレール、こども病院設立支援凧販売（26)、子ども病院設立支援チャリティーコンサート実行委員会、ザ・ブルドッグバンド、自閉症児親の会（10名)、女性（声）合唱団「那覇コールコスモス」、てぃんさぐの会、中頭病院、のぐさ保育園、普天間高校19期生（22名)、YWCA沖縄グループ

＊敬称略させていただきました。皆様には、心より感謝してお礼を申し上げます。
なお、記録漏れの無いように注意を致しましたが、万が一ご記名落としがございましたらご容赦の程お願い申し上げます。

「奇跡のこども病院」編集委員プロフィール

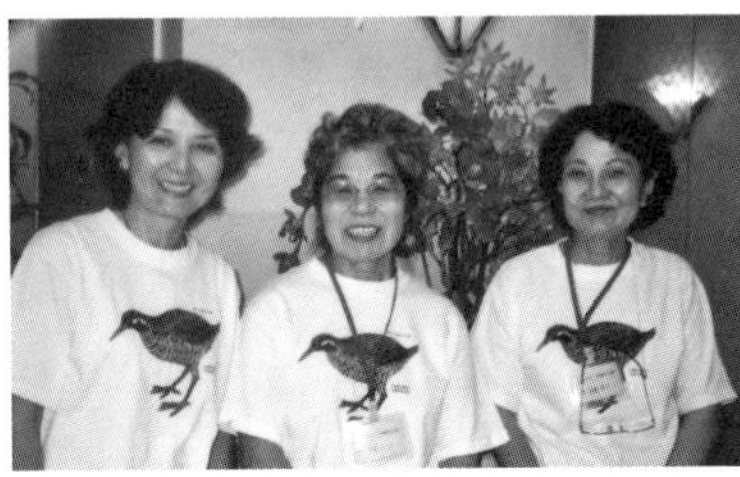

田頭妙子（たがみ　たえこ）

昭和12年生まれ。教職を経て医療法人アガペ会理事。昭和48年全国心臓病のこどもを守る会沖縄支部結成に関わり、現在まで運営委員。「母子総合医療センター推進協議会メンバー」みんなでつくったこども医療センターに役立ちたいと外来でのボランティアを続けている。

玉城よし子（たまき　よしこ）

昭和18年生まれ。司書資格取得。那覇市歴史史料室嘱託・古文書解読員（平成3〜18年)。昭和55年「心臓病の子どもを守る会沖縄支部」に入会､副支部長。「母子総合医療センター設立推進協議会メンバー」「ＮＰＯ法人こども医療支援わらびの会」理事。こども医療センターでピアサポート活動中。

金城清美（きんじょう　きよみ）

昭和26年生まれ。教職の傍ら、昭和61年娘が二才の時「全国心臓病の子どもを守る会沖縄支部」に入会し活動する。「母子総合医療センター推進協議会メンバー」先天性心臓病の娘を育てる中でお世話になった皆さまへの恩返しに障害を持つ親の手助けにと、現在こども医療センターでピアサポーターをさせていただいている。

＊本書は「奇跡のこども病院」編集委員による自費出版で、本書の経費を差し引いた売上金は「全国心臓病のこどもを守る会沖縄支部」と「ＮＰＯ法人こども医療支援わらびの会」へ寄付させていただきます。皆様のご協力を宜しくお願い致します。

本文イラスト　やのわたこ
表紙ジャケットイラスト／デザイン　やのわたこ

奇跡のこども病院
沖縄にこども医療センターができるまで

初版発行　2015年5月31日
編著者　「奇跡のこども病院」編集委員
発行者　宮城正勝
発行所　（有）ボーダーインク
〒902-0076
沖縄県那覇市与儀226-3
電話 098(835)2777 fax 098(835)2840
http://www.borderink.com

印刷所　（株）東洋企画印刷